カラーイラスト 生殖医療

（イラスト原案：松波和寿）

1 精巣

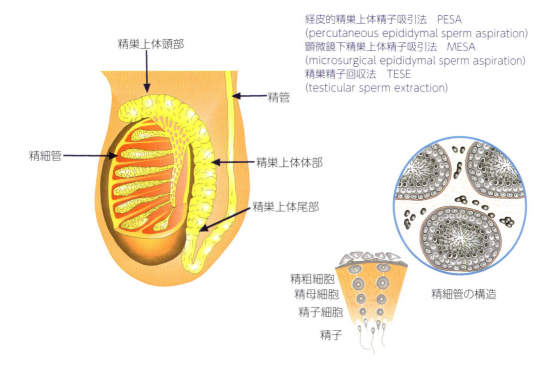

2 精子の発生

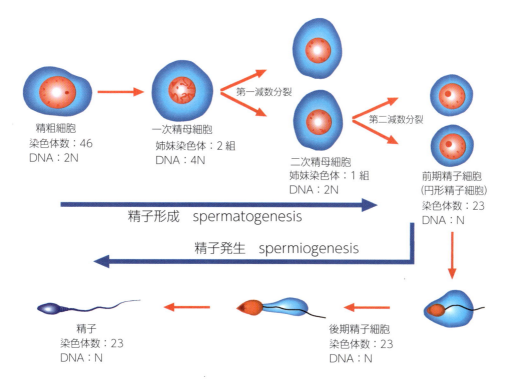

3 卵の成熟

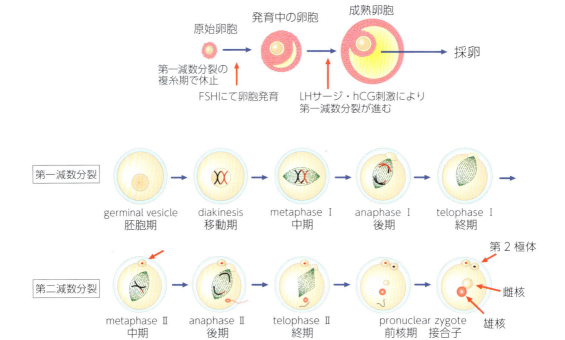

4 不妊症の主な原因

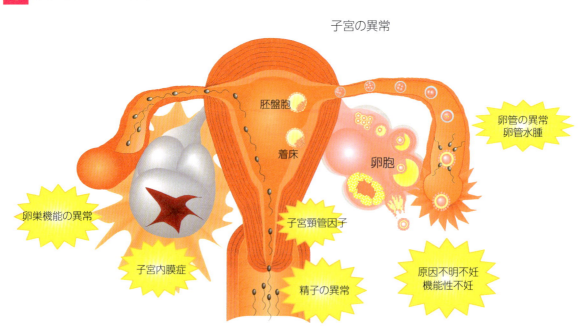

5 月経周期と各期に行う検査

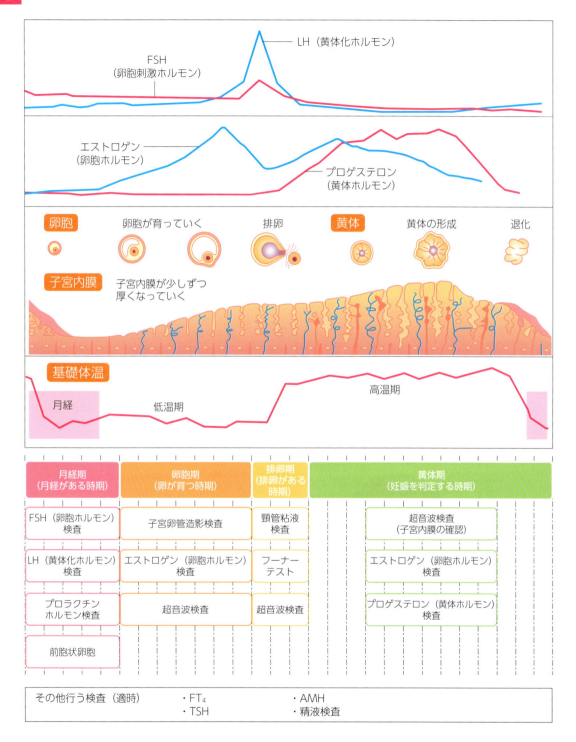

6 人工授精

人工授精（AIH）は，子宮内人工授精（IUI），子宮頸管内人工授精（ICI）などがある．
通常，洗浄精子を用いて行われる．

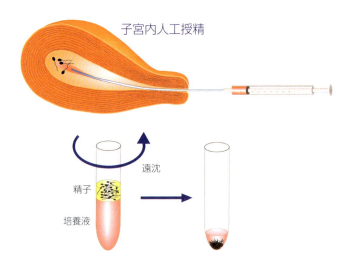

7 体外受精—胚移植の流れ

In Vitro Fertilization – Embryo Transfer（IVF-ET）

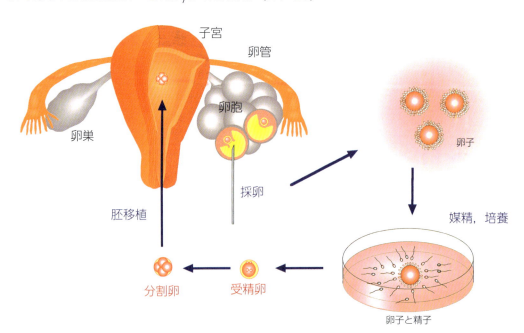

8 採卵　経腟超音波下採卵

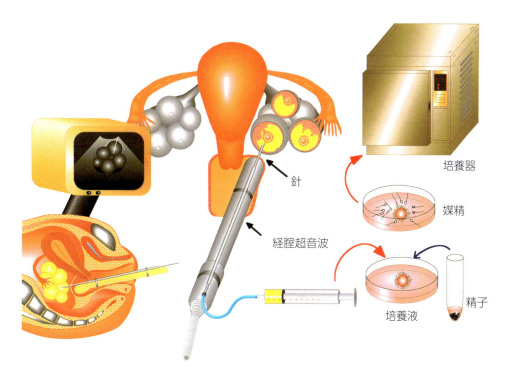

9 受精

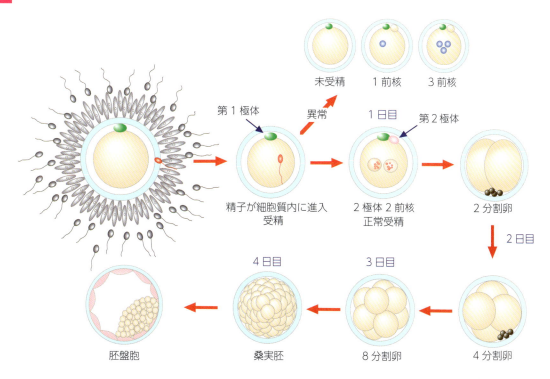

10 胚のグレード

Grade 1	Grade 2	Grade 3	Grade 4	Grade 5
卵割球は均等	卵割球は均等	卵割球は不均等	卵割球は不均等	卵割球は不均等
fragmentation: なし	fragmentation: 10%以下	fragmentation: 10%以下	fragmentation: 10–50%	fragmentation: 50%以上
妊娠率 25–30% (移植した胚の最良好胚)	20–22%	15–18%	10–13%	1–2%

11 胚盤胞のグレード

 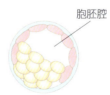

Grade 1
初期胚盤胞
胞胚腔は胚の半分未満

Grade 2
胚盤胞
胞胚腔は胚の半分を超える

Grade 3
完全胚盤胞
胞胚腔が胚を完全に満たす

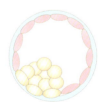 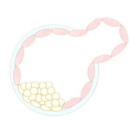 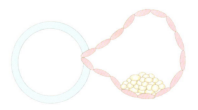

Grade 4
拡張胚盤胞
胞胚腔が大きくなり、透明帯が非薄化

Grade 5
孵化胚盤胞
孵化（外に向けて一部開口）を開始

Grade 6
孵化後胚盤胞
胚盤胞が完全に透明帯から脱出

12 全胚凍結ガラス化法

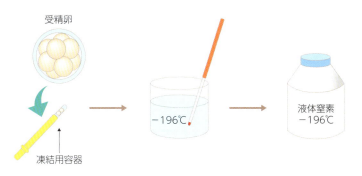

耐凍剤になじませた受精卵をクライオトップにのせ，液体窒素中に直接投入（ガラス化凍結保存）

13 胚移植　ET（Embryo Transfer）

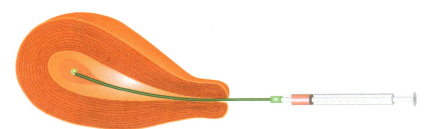

通常，良好胚を経頸管的に1個胚移植する．

子宮頸管から入らない場合は
経子宮筋層的に行う

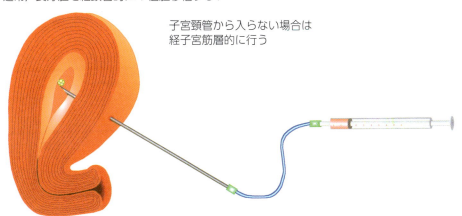

14 着床 胚移植後の卵

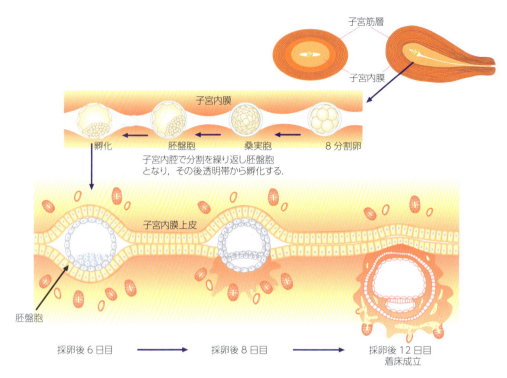

15 顕微授精　卵細胞質内精子注入法　ICSI（intracytoplasmic sperm injection）

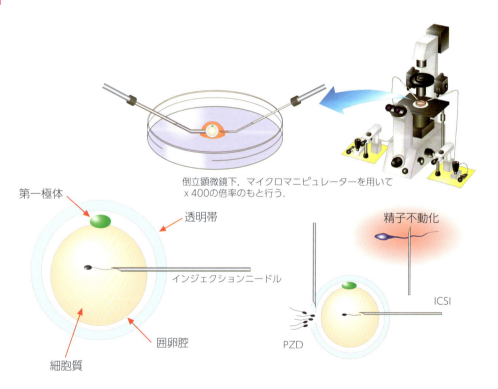

（口絵　8）

Conventional ICSI

Piezo-ICSI

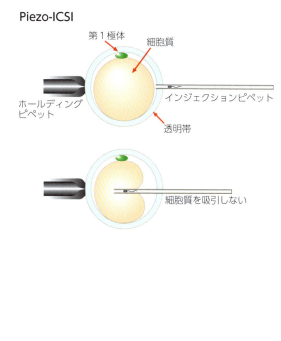

16 AHA（Assisted Hatching）

Laser AHA法
(zona thinning)
透明帯菲薄化法

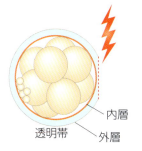

PZD法
(mechanical partial zona dissection)
機械的透明帯開孔法

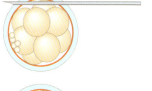

ZD法
(chemical zona drilling)
化学的透明帯開孔法

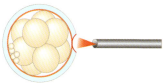

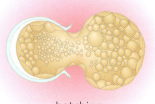
hatching
孵化

17 胚盤胞移植 (Blastocyst-ET)

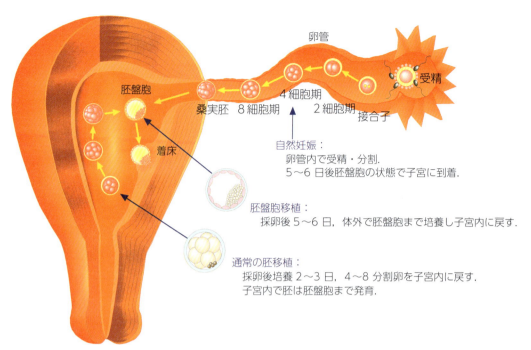

(口絵 10)

18 卵巣過剰刺激症候群 （OHSS ; Ovarian Hyperstimulation Syndrome）

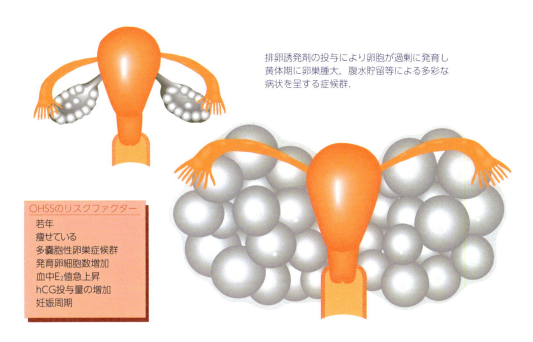

排卵誘発剤の投与により卵胞が過剰に発育し黄体期に卵巣腫大，腹水貯留等による多彩な病状を呈する症候群．

OHSSのリスクファクター
  若年
  痩せている
  多嚢胞性卵巣症候群
  発育卵細胞数増加
  血中E_2値急上昇
  hCG投与量の増加
  妊娠周期

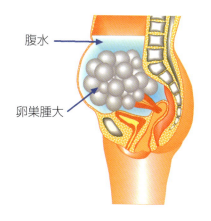

腹水
卵巣腫大

初期症状：卵巣腫大と軽度の腹水
　　　　　腹部不快感・膨満感・緊満感・圧迫感，口渇，体重増加

進行症状：卵巣腫大，多量の腹水，胸水
　　　　　悪心・嘔吐，下痢，腹部苦渋感，呼吸困難，心悸亢進，
　　　　　強度脱力感，頭痛，乏尿，血液濃縮，血栓塞栓症

新 不妊ケア ABC

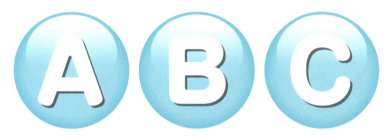

編集
鈴木　秋悦／久保　春海

編集協力
森本　義晴／齊藤　英和／塩谷　雅英／古井　憲司
大須賀　穣／岡田　英孝／鈴木　直

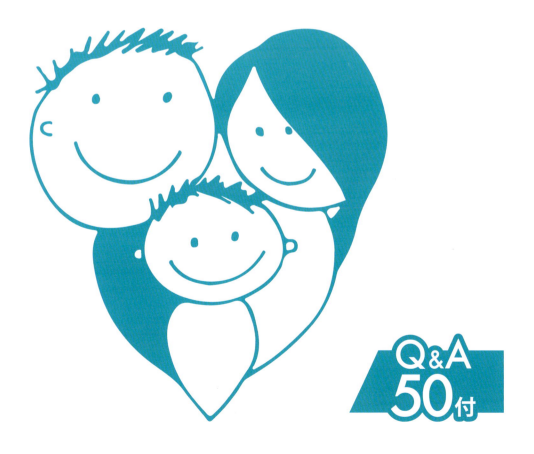

Q&A 50付

医歯薬出版株式会社

This book was originally published in Japanese
under the title of :

SHIN FUNIN KEA ABC
(Infertility Care-ABC)

Editors :
SUZUKI, Shuetsu
   President, Reproductive Biology
   Tokyo Symposium
KUBO, Harumi
   Professor emeritus, School of Medicine,
   Toho University

© 2019 1st ed.

ISHIYAKU PUBLISHERS, INC.
   7-10, Honkomagome 1 chome, Bunkyo-ku,
   Tokyo 113-8612, Japan

序

　1978 年のイギリスにおける体外受精の成功以来 40 年が経過し，1983 年の我が国における成功後，現在までに出生した体外受精児は 48 万 2,627 人を数え，2015 年の総出生数 100 万 5,677 人のうち，実に 5 万 1,001 人が生殖補助技術（ART）の応用によると報告されています．日本産科婦人科学会のデータによると，19.7 人に 1 人（日産婦 ART データブック 2015 年より）が体外受精で生まれた子供になります．そして 2010 年には，ノーベル医学・生理学賞をイギリスのロバート・G・エドワーズが受賞されて 8 年が経過しました．

　2005 年 7 月 20 日に「不妊ケア ABC」が発刊されて以来，本書は生殖医療に携わる数多くの医療従事者や学生の皆様にご愛読いただいて参りました．初版発刊から既に 13 年が経過し，医療を取り巻く環境も徐々に変化して参りましたことから，この度改訂版を発刊させていただくことになりました．大変好評をいただいております「カラーイラスト 生殖医療」は内容を改訂し本書のトップに残し，それぞれの Chapter は一部執筆者を変更し最新の内容も加えさせていただきました．また本年，国の定めるがん対策推進計画にもその必要性が掲げられました「がん・生殖医療」を，新 Chapter として加えております．同様に好評をいただいております「Q&A 50」も内容を一新して本書の最後を飾っております．初版の序に記されております，『ART クリニックは，生殖医学の基礎によって支えられていなければなりませんが，医師，ナース，エンブリオロジスト，カウンセラー，コーディネーターなどの協力によるチーム医療によって，初めて対応できる領域となっています．その意味において，コメディカルのスタッフは「医師が現在何をしているのか」ということに常に関心を抱き，また，臨床に必要な生殖医学の基礎知識をマスターしていくことが要求されてきます．本書は，チーム医療のための「不妊ケア ABC」として，先ず，生殖医学の必須知識を解説し，さらに，日常の外来で多い質問に平易に答えるという「Q & A」の項を付加して，より実践的なケアの指導テキストとして，お役に立つことを心掛けました．』という本書の主旨を継承し，引き続き臨床の現場でチーム医療としての不妊ケアを提供できるよう，文字通り不妊ケア指導書の旗手たらん書として生まれ変わりました．初版発刊時にも危惧されておりました我が国の少子高齢化の問題が今後ますます厳しくなる現状で，平成の時代も終わり新たな時代の到来と共に新たな「命」を繋ぐことができるよう，本書「新 不妊ケア ABC 鈴木秋悦／久保春海［編］」が少しでも皆様のお役にたつことができれば幸甚です．

　日常の診療でご多忙な執筆者の先生方には，素晴らしいご寄稿を賜り誠にありがとうございました．衷心より御礼申し上げます．また，発刊にあたり多大なるご援助とご助言をいただきました医歯薬出版第一出版部の五十嵐陽子氏に深謝申し上げます．

編者，ならびに編集協力者一同
2019 年（平成 31 年） 1 月

執筆者一覧

●編　集

鈴木秋悦　生殖バイオロジー東京シンポジウム　代表

久保春海　東邦大学医学部　名誉教授
　　　　　　NPO法人日本不妊予防協会付設渋谷橋レディースクリニック　院長

●編集協力

森本義晴　HORACグランフロント大阪クリニック　院長

齊藤英和　国立成育医療研究センター　周産期・母性診療センター　副センター長

大須賀　穣　東京大学大学院医学系研究科　産婦人科学講座　教授

塩谷雅英　英ウィメンズクリニック　理事長

古井憲司　クリニックママ　理事長

岡田英孝　関西医科大学　産科学婦人科学講座　教授

鈴木　直　聖マリアンナ医科大学　産婦人科学　教授

●執　筆（五十音順）

安藤寿夫　豊橋市民病院　総合生殖医療センター　センター長

五十嵐秀樹　京野アートクリニック　院長

石川智則　東京医科歯科大学　大学院医歯学総合研究科　茨城県小児・周産期地域医療学講座　講師

市川智彦　千葉大学大学院医学研究院　泌尿器科学　教授

井上朋子　HORACグランフロント大阪クリニック　副院長

今本　敬　千葉大学附属病院泌尿器科　非常勤講師

岩瀬　明　群馬大学大学院医学系研究科　産科婦人科学　教授

岩端威之　獨協医科大学埼玉医療センター　泌尿器科／同リプロダクションセンター

臼井　彰　臼井医院　不妊治療センター　院長

内田昭弘　内田クリニック　院長

江崎　敬　池袋えざきレディースクリニック　院長

太田邦明　福島県立医科大学　ふくしま子ども・女性医療支援センター　講師

岡田英孝　（編集協力）

岡田　弘　獨協医科大学埼玉医療センター　泌尿器科　主任教授

沖津　摂　三宅医院　生殖医療センター　培養室長

小田原　靖　ファティリティクリニック東京　院長

小野政徳　金沢大学附属病院　産科婦人科　講師

小野義久　埼玉医大総合医療センター　総合周産期母子医療センター　母体胎児部門

梶原　健　埼玉医科大学　産科婦人科　教授

片桐由起子　東邦大学医学部　産科婦人科学講座　教授

加藤恵一　加藤レディスクリニック　院長

加藤繭子　千葉大学大学院医学研究院　泌尿器科学

門上大祐　IVFなんばクリニック

鴨下桂子　東京慈恵会医科大学　産婦人科学講座

川井清考　亀田総合病院　生殖医療事業管理部　部長／亀田IVFクリニック幕張　院長

川崎彰子	筑波大学医学医療系　産科婦人科　講師
河野康志	大分大学医学部　産科婦人科　准教授
川村幸治	千葉大学大学院医学研究院　泌尿器科学　講師
菊野享子	岐阜大学大学院医学系研究科　産科婦人科学分野
北井啓勝	稲城市立病院　産婦人科　顧問
北村誠司	明大前アートクリニック　院長
木村文則	滋賀医科大学医学部　産科学婦人科学講座　准教授
草開　妙	富山大学医学部　産科婦人科学講座
久野貴司	東北大学医学部　産科婦人科学教室
久保春海	（編集）
蔵本武志	蔵本ウイメンズクリニック　理事長
栗林　靖	杉山産婦人科丸の内　院長
黒田恵司	杉山産婦人科新宿　難治性不妊症診療部長　内視鏡診療部長
桑原　章	徳島大学病院　産婦人科　准教授
己斐秀樹	田園都市レディースクリニック　二子玉川　副院長
小泉智恵	聖マリアンナ医科大学　産婦人科学
古賀文敏	古賀文敏ウイメンズクリニック　理事長，院長
小塙　清	小塙医院　院長
小林秀行	東邦大学医療センター大森病院　泌尿器科　准教授
小林真以子	関西医科大学　産科婦人科
小林未央	群馬大学医学部附属病院　産科婦人科
小松原千暁	IVF大阪クリニック　看護部門　看護師長
小宮　顕	千葉大学大学院医学研究院　泌尿器科学　准教授
齊藤和毅	東京医科歯科大学大学院医歯学総合研究科　茨城県小児周産期　地域医療学講座
齋藤　滋	富山大学医学部　産科婦人科学　教授
齊藤寿一郎	順天堂大学医学部附属順天堂東京江東高齢者医療センター　婦人科　先任准教授
齊藤英和	（編集協力）
佐々木拓幸	慶應義塾大学医学部　産婦人科
佐藤善啓	杉ウィメンズクリニック
塩谷雅英	（編集協力）
志賀友美	岐阜大学大学院医学系研究科　産科婦人科学分野
志賀尚美	東北大学医学部　産科学婦人科学教室
常樂　晃	茨城県立中央病院・茨城県地域がんセンター　泌尿器科　部長
白石絵莉子	東京慈恵会医科大学　産婦人科学講座
菅原延夫	いわき婦人科　理事長
杉　俊隆	杉ウィメンズクリニック　院長
杉山　隆	愛媛大学大学院医学系研究科　産科婦人科学　教授
鈴木達也	自治医科大学　産科婦人科学講座／同附属病院生殖医学センター　准教授
鈴木　直	（編集協力）
高江正道	聖マリアンナ医科大学　産婦人科学　講師
高島明子	東邦大学医療センター佐倉病院　産婦人科　講師
髙橋俊文	福島県立医科大学　ふくしま子ども・女性医療支援センター　教授
高橋奈津子	聖路加国際大学　成人看護学　准教授
髙見澤聡	杉山産婦人科新宿　副院長
竹下直樹	東邦大学医療センター佐倉病院　産婦人科　准教授
田中雄大	メディカルパーク湘南　院長
谷口久哲	関西医科大学　腎泌尿器外科　診療講師
辻　勲	近畿大学医学部　産科婦人科学教室　講師
出浦伊万里	聖マリアンナ医科大学　産婦人科学　講師

寺澤恵子	岐阜大学大学院医学系研究科 産科婦人科学分野
中岡義晴	IVFなんばクリニック 院長
中川 亮	慶應義塾大学病院 産婦人科
詠田由美	アイブイエフ詠田クリニック 理事長, 院長
鍋田基生	つばきウイメンズクリニック 理事長, 院長
滑川剛史	千葉大学大学院医学研究院 泌尿器科学
西 弥生	桜の芽クリニック 院長
西原卓志	HORACグランフロント大阪クリニック 培養環境部門 部長
浜谷敏生	慶應義塾大学医学部 産婦人科学 講師
原 鐵晃	県立広島病院 生殖医療科 主任部長
原 利夫	はらメディカルクリニック 院長
平山史朗	東京HARTクリニック 生殖心理カウンセラー (臨床心理士・公認心理師)
福井淳史	兵庫医科大学 産科婦人科 准教授
福田愛作	IVF大阪クリニック 院長
藤峯絢子	東北大学医学部 産科学婦人科学教室
古井辰郎	岐阜大学大学院医学系研究科 産科婦人科学分野 臨床教授
洞下由記	聖マリアンナ医科大学 産婦人科学
堀江昭史	京都大学医学部 婦人科学産科学教室 講師
前沢忠志	三重大学医学部 産科婦人科学教室
松田和洋	松田ウイメンズクリニック 院長
松波和寿	松波総合病院 産婦人科 院長
松山毅彦	厚仁病院 理事長
三井 啓	星城大学 非常勤講師／有限会社フロールービジョン取締役社長
向田哲規	広島HARTクリニック 理事長, 院長
銘苅桂子	琉球大学医学部 女性・生殖医学 講師
森重健一郎	岐阜大学大学院医学系研究科 産科婦人科学分野
森本義晴	(編集協力)
山下正紀	山下レディースクリニック 院長
山下能毅	うめだファティリティークリニック 院長
山田満稔	慶應義塾大学医学部 産婦人科学
山本晃央	岐阜大学大学院医学系研究科 産科婦人科学分野
湯村 寧	横浜市立大学附属市民総合医療センター 生殖医療センター 准教授
吉田 淳	木場公園クリニック 院長
米村雅人	国立がん研究センター東病院 薬剤部 安全管理室長
脇本 裕	兵庫医科大学 産科婦人科

■■ もくじ

カラーイラスト　生殖医療　（イラスト原案：松波和寿）　　　　口絵（1）

精巣／精子の発生／卵の成熟／不妊症の主な原因／月経周期と各期に行う検査／人工授精／体外受精—胚移植の流れ／採卵／受精／胚のグレード／胚盤胞のグレード／全胚凍結ガラス化法／胚移植／着床／顕微授精／AHA／胚盤胞移植／卵巣過剰刺激症候群（OHSS）

■ おもな略語　　　　　　　　　　　　　　　　　　　　　　　　　　　xiii

Introduction　はじめに　　　　　　　　　　　　　　　　　　　1

少子高齢社会における不妊ケア　（久保春海）

Chapter1　生殖医療の基礎　　　　　　　　　　　　　　　　9

1　生殖器の解剖と機能　　　　　　　　　　　　　　　　　　9
　1　男性生殖器 ·· 9　（小林秀行）
　2　女性生殖器 ·································· 11　（片桐由起子，高島明子）

2　生殖の生理　　　　　　　　　　　　　　　　　　　　　　13
　1　月経周期調節と性ホルモン ··········· 14　（小林真以子，岡田英孝）
　2　生殖に関連する症状 ························· 19　（山下能毅）

3　生殖に伴う検査法　　　　　　　　　　　　　　　　　　25
　1　内分泌検査法 ······························· 25　（梶原　健）
　2　内視鏡検査法 ····················· 30　（河野康志，楢原久司）
　3　超音波検査法 ····················· 33　（河野康志，楢原久司）

Chapter2　妊娠の生理　　　　　　　　　　　　　　　　　　39

1　妊娠の成立　　　　　　　　　　　　　　　　　　　　　39
　1　精子の形成 ······························· 39　（谷口久哲）
　2　卵子の形成 ····················· 42　（佐々木拓幸，浜谷敏生）
　3　受　精 ························· 45　（佐々木拓幸，浜谷敏生）
　4　着　床 ····································· 48　（木村文則）
　5　黄　体 ····································· 51　（木村文則）

vii

2 妊娠の維持と胎児 ——————————— 53（草開　妙，齋藤　滋）

   1　妊娠維持メカニズム ··· 54

   2　妊娠に伴う母体免疫能の変化 ··· 58

   3　不妊症と免疫 ··· 58

Chapter3　生殖の病態（不妊症）　　　　　　　　　　63

1　不妊症概論 ——————————————————— 63（髙橋俊文）

   1　不妊症の定義 ··· 63

   2　不妊症の病態 ··· 64

   3　不妊症の分類 ··· 64

   4　不妊症の原因 ··· 65

   5　不妊症の頻度 ··· 67

2　不妊症の診断 ————————————————— 68（齊藤和毅）

   1　女性不妊症の診断 ·· 68

   2　男性不妊症の診断 ·· 71

3　不妊症の治療 ————————————————— 73（石川智則）

   1　女性不妊症の治療 ·· 73

   2　男性不妊症の治療 ·· 76

4　不妊症の予防 ———————————————— 78（五十嵐秀樹）

   1　予防可能な不妊要因 ·· 78

Chapter4　生殖補助医療（ART）の実際　　　　　　　87

1　ART に関する知識 ————————————————————— 87

   1　ART の歴史 ······················· 87（鈴木秋悦，門上大祐，森本義晴）

   2　ART の基礎知識 ··················· 89（福田愛作，門上大祐，森本義晴）

2　ART の実際 ————————————————————————— 92

   1　ART 実施前の検査 ················· 92（松田和洋，門上大祐，森本義晴）

   2　卵巣予備能（Ovarian reserve）と卵巣刺激法 ······ 94（門上大祐，森本義晴）

   3　採　卵 ···························· 96（福田愛作，門上大祐，森本義晴）

   4　媒　精 ···························· 98（西　弥生，門上大祐，森本義晴）

   5　顕微授精 ························· 100（西　弥生，門上大祐，森本義晴）

   6　胚の選別と胚移植 ·· 102（吉田　淳）

   7　黄体補充 ··· 103（小田原　靖）

8　胚盤胞移植 ·········· 105（蔵本武志，門上大祐，森本義晴）

9　胚凍結，凍結胚移植スケジュール ········ 107（向田哲規，門上大祐，森本義晴）

10　アシストハッチング（AHA）········· 108（門上大祐，森本義晴）

11　TESE・MESA ········ 109（岡田　弘，門上大祐，森本義晴）

12　卵子提供，代理母 ········ 111（門上大祐，森本義晴）

Chapter5　不妊症と手術　115

1　腹腔鏡下手術 ·········· 115（小林未央，岩瀬　明）

2　卵管鏡下卵管形成術 ·········· 126（福田愛作）

3　男性不妊症の手術
·········· 132（小宮　顕，滑川剛史，加藤繭子，川村幸治，今本　敬，市川智彦）

Chapter6　不妊治療のその後　143

1　流　産 ·········· 143（鴨下桂子）

2　異所性妊娠 ·········· 146（久野貴司，志賀尚美）

3　多　胎 ·········· 149（前沢忠志）

4　先天異常 ·········· 151（川井清考）

5　静脈血栓塞栓症 ·········· 155（太田邦明）

6　卵巣過剰刺激症候群（OHSS）·········· 161（銘苅桂子）

Chapter7　不育症　169（福井淳史）

1　不育症とは ·········· 169

2　不育症のリスク因子とその検査法 ·········· 169

3　不育症の治療法 ·········· 177

4　不育症の心理ケア ·········· 180

Chapter8　不妊症ケアの医療チーム　183

1　エンブリオロジスト ·········· 183（沖津　摂）

2　不妊症看護認定看護師 ·········· 185（小松原千暁）

3　IVF コーディネーター ·········· 189（安藤寿夫）

4　心理カウンセリング ·········· 193（平山史朗）

5　遺伝カウンセリング ·········· 196（竹下直樹）

6　フィナンシャル・ソーシャル・コーディネーター
·········· 200（三井　啓，森本義晴）

7　不妊患者に対する「不妊治療勉強会」のあり方 ·········· 202（塩谷雅英）

Chapter9 　がんと生殖医療　207

1 　わが国におけるがん・生殖医療の実情
.... 207（古井辰郎，寺澤恵子，菊野享子，志賀友美，山本晃央，森重健一郎）

2 　男性がん患者におけるがん・生殖医療 .... 210（湯村　寧）

3 　女性がん患者に対するがん・生殖医療 .... 216（堀江昭史）

4 　小児に対するがん・生殖医療 .... 221（高江正道，鈴木　直）

5 　がん・生殖医療における心理ケア .... 225（小泉智恵）

6 　がん・生殖医療における看護ケア .... 226（高橋奈津子）

7 　がん・生殖医療における薬剤師の役割 .... 227（米村雅人）

View in the future　おわりに　233

不妊ケアの将来展望　（森本義晴）

Appendix　付

・不妊の統計 .... 235（齊藤英和）

・不妊領域における薬剤の知識 .... 240（西原卓志，森本義晴）

・必要な倫理的知識 .... 247（北井啓勝）

■不妊ケアに関するＱ＆Ａ　50　251

■索　引　272

不妊ケアに関するＱ＆Ａ　50

1. 不妊症は増えていますか （鈴木達也）
2. どのような既往症があると不妊になりやすいのでしょうか‐男性 （小野義久）
3. どのような既往症があると不妊になりやすいのでしょうか‐女性 （川崎彰子）
4. 不妊症の患者が初診で来院する場合，まず何を注意しなくてはなりませんか （臼井　彰）
5. 不妊症の患者が初診で来院した場合，まず何を注意しなくてはなりませんか‐医療者 （臼井　彰）
6. 不妊症のルーチン検査にはどのようなものがありますか （藤峯絢子）
7. 不妊症の場合，基礎体温を測ることはなぜ重要なのですか （井上朋子）
8. いつタイミングをとれば妊娠しやすいのでしょうか （内田昭弘）
9. AIH のタイミングはどのようにして決めているのでしょうか （北村誠司）
10. 黄体機能不全の意味と治療法について簡単に教えてください （江崎　敬）
11. 月経 3 日目の FSH 測定と E_2 測定は何を調べているのでしょうか （森本義晴）
12. 卵巣予備能とは何ですか （桑原　章）
13. TSH 測定は何を調べているのでしょうか （中岡義晴）
14. プロラクチン測定はなぜ重要でしょうか （己斐秀樹）
15. 原因不明不妊の患者にはどのように説明したらよいでしょうか （古賀文敏）
16. 不妊の場合，腹腔鏡検査はどのように役立つでしょうか （栗林　靖）
17. 腹腔鏡下手術後に自然妊娠を期待できる期間はどの程度でしょうか （出浦伊万里）
18. 子宮鏡検査で何がわかりますか （齊藤寿一郎）
19. FT はどのような手術でしょうか （洞下由記）
20. 子宮卵管造影法（HSG）で何がわかるのですか （原　鐵晃）
21. 子宮卵管造影法の造影剤にはどのようなものがありますか （原　鐵晃）
22. 子宮卵管造影法の検査は非常に痛いという人がいますが，なぜでしょうか （菅原延夫）
23. STD と不妊の関係をわかりやすく説明してください （詠田由美）
24. クラミジア感染はなぜ不妊の原因となるのですか （詠田由美）
25. PCOS を簡単に説明してください （辻　勲）
26. PCOS の治療にはどのようなものがあるのでしょうか （辻　勲）
27. 年齢が高くなるとなぜ妊娠しにくくなるのでしょうか （脇本　裕）
28. 卵巣刺激法について簡単に説明してください （山田満稔，中川　亮）

29. GnRH のアゴニストとアンタゴニストをわかりやすく説明してください　　（山下正紀）

30. IVM って何ですか　　（小野政徳）

31. 子宮内膜症があるとなぜ不妊になるのですか　　（黒田恵司）

32. 精液検査を患者に説明する場合の注意点は　　（常樂　晃）

33. 精液処理法を簡単に教えてください　　（岩端威之）

34. 精子の機能検査にはどのようなものがありますか　　（岩端威之）

35. 男性不妊の薬物療法にはどのようなものがありますか　　（吉田　淳）

36. TESE とは何でしょうか　　（吉田　淳）

37. AID について説明してください　　（原　利夫）

38. 精子や卵子を凍結保存して害はないのでしょうか　　（加藤恵一）

39. 初期胚移植と胚盤胞移植の違いを教えてください　　（加藤恵一）

40. 胚移植はなぜ 1 つに制限するのでしょうか　　（古賀文敏）

41. 不妊治療において心のケアはなぜ必要なのでしょうか　　（平山史朗）

42. 日本生殖心理学会について紹介してください　　（髙見澤聡）

43. 肥満とやせは不妊の原因になりますか　　（松山毅彦）

44. 喫煙は不妊の原因になりますか　　（小塙　清）

45. 育毛剤は男性不妊の原因になりますか　　（鍋田基生）

46. サプリメントは効果はあるのでしょうか　　（田中雄大）

47. 不妊は予防できるでしょうか　　（久保春海）

48. 不育症って何ですか　　（杉　俊隆，佐藤善啓）

49. がん患者さんの妊孕性温存はどのように行いますか　　（白石絵莉子）

50. 不妊症治療で授かった子どもに異常はありますか　　（杉山　隆）

■■ おもな略語

AFC	antral follicle count	胞状卵胞数
AHA	assisted hatching	透明体補助孵化法（アシストハッチング）
AID	artificial insemination with donor's semen	非配偶者間人工授精
AIH	artificial insemination with husband's semen	配偶者間人工授精
AMH	anti-Müllerian hormone	抗ミュラー管ホルモン
APS	anti-phospholipid antibody syndrome	抗リン脂質抗体症候群
ART	assisted reproductive technology	生殖補助医療（技術）
AYA	adolescent and young adult	思春期・若年成人
BBT	basal body temperature	基礎体温
BT	blastocyst-transfer	胚盤胞移植
BMP	bone morphogenetic protein	骨形成タンパク
BTB	blood-testis barrier	血液精巣関門
COC	cumulus oocyte complex	卵子卵丘細胞複合体
E_2	estradiol	エストラジオール
ED	erectile dysfunction	勃起障害，勃起不全
ET	embryo transfer	胚移植
EVT	extravillous trophoblast	絨毛外（性）栄養膜細胞
FSH	follicle stimulating hormone	卵胞刺激ホルモン
FT	falloposcopic tuboplasty	卵管鏡下卵管形成術
GIFT	gamete intrafallopian transfer	配偶子卵管内移植
GnRH	gonadotropin-releasing hormone	ゴナドトロピン放出ホルモン
GS	gestational sac	胎囊
hCG	human chorionic gonadotropin	ヒト絨毛性ゴナドトロピン
hMG	human menopausal gonadotropin	ヒト閉経後尿性ゴナドトロピン
HRT	hormone replacement therapy	ホルモン補充療法
HSG	hysterosalpingography	子宮卵管造影検査法
ICSI	intracytoplasmic sperm injection	卵細胞質内精子注入法
IUI	intrauterine insemination	子宮内精子注入法，子宮内人工受精
IVF	in vitro fertilization	体外受精
IVF-ET	in vitro fertilization-embryo transfer	体外受精―胚移植
IVM	in vitro maturation	体外成熟

IVM-IVF	in vitro maturation-in vitro fertilization	体外成熟—体外受精法
LAM	laparoscopically assisted myomectomy	腹腔鏡補助下筋腫摘出術
LH	luteinizing hormone	黄体化ホルモン
LM	laparoscopic myomectomy	腹腔鏡下筋腫核出術
LOD	laparoscopic ovarian drilling	腹腔鏡下卵巣多孔術
LUF	luteinized unruptured follicle	黄体化未破裂卵胞
MESA	microsurgical epididymal sperm aspiration	顕微鏡下精巣上体精子吸引法
MHC	major histocompatibility comlex	主要組織適合性抗原
micro-TESE	microsurgical testicular sperm extraction	顕微鏡下精巣内精子抽出法
NOA	non-obstructive azoospermia	非閉塞性無精子症
OA	obstructive azoospermia	閉塞性無精子症
OHSS	ovarian hyperstimulation syndrome	卵巣過剰刺激症候群
P_t	progesterone	プロゲステロン
PCOS	polycystic ovary syndrome	多嚢胞性卵巣症候群
PCT	postcoital test	性交後試験
PESA	percutaneous epididymal sperm aspiration	経皮的精巣上体精子吸引法
PGC	primordial germ cell	始原生殖細胞
PGD	preimplantation genetic daiagnosis	着床前遺伝子診断
PID	pelvic inflammatory disease	骨盤内炎症性疾患
PRL	prolactin	プロラクチン
SHG	sonohysterography	ソノヒステログラフィー
STD	sexually transmitted disease	性感染症
T	testosterone	テストステロン
TCR	transcervical resection	経頸管摘除術
TESE	testicular sperm extraction	精巣内精子抽出（回収）法
TLM	total laparoscopic myomectomy	全腹腔鏡下子宮筋腫核出術
TSH	thyroid stimulating hormone	甲状腺刺激ホルモン
VE	vasoepididymostomy	精管精巣上体吻合術
ZIFT	zygote intrafallopian transfer	接合子卵管内移植
VV	vasovasostomy	精管精管吻合術

はじめに

少子高齢社会における不妊ケア

　わが国の体外受精（IVF）は1978年にわれわれがヒト卵胞卵の体外受精に成功し[1]，その後，1983年に初めて体外受精（IVF-ET）児が東北大学の鈴木雅邦らのグループにより誕生して以来[2]，この40年間で急速な進歩を遂げ，生殖補助医療（ART）登録施設数は607施設になった．またわが国では140万組のカップルが不妊であると推計されており，これは統計的生殖年齢（19〜50歳）人口の約15%にあたる．このうち約50%のカップルは何らかの不妊治療により挙児が可能であると考えられている．中でも最近のARTの技術的進歩は目覚ましいものがあるが，残念ながらすべての不妊カップルに挙児をもたらせることが可能であるほど完成されているわけではない．しかし，ARTを実施することで，今まで難治性といわれてきた，多くの卵管性不妊や男性不妊に多大な貢献をしていることは事実である．わが国におけるARTの黎明期である1980年代では，IVFによる累積出生児数は数百人にすぎなかったが，2015年度までで48万2,627人と急速な増加を示し，2015年度だけで51,001人が出生している[3]．これはわが国の年間総出生児数（100万5,677人）の19.2人に1人（5.1%）に相当する．さらに2016年度には総出生児数は初めて100万人を割り込み約98万人に減少しているが[4]，ARTの治療周期数は増加傾向にあり，この比率はますます増加するであろう．

　現代不妊医療の進歩にはARTのみならず，遺伝子組替えによるrecFSH，LHやGnRHアンタゴニストの開発，経腟超音波診断技術，卵子，精子，胚の急速凍結法などの関連した技術の画期的進歩があり，これらは過去数百年の近代生殖医学の歴史における基盤に立脚したものである．さらにこれらの基盤は数千年以前の古代生殖医学のゆっくりした人類の叡智の積み重ねに基づいたものであるということを忘れてはならない．現在の生殖医療の現状では妊娠率という結果（アウトカム）のみを重視した非生理的な技術偏重の側面から，不妊症の本質を直視して不妊医療の原点にもう一度立ち戻ることも必要である．本書によって生殖医療の基本コンセプトを見つめ直すことで，不妊医療全体のさらなる質（quality of care）の向上が期待される．

　現代社会における女性の一般的な生殖活動期は通常20歳から45歳までの約25年間であるが，生物学的に加齢とともに生殖能力が衰えていくことは明らかであり，妊娠の確率が低下するのは加齢に基づく卵巣機能の低下による．この加齢による低下は卵巣年齢ともいわれ，20代後半から30代前半頃から老化（aging）し始めるということをほとんどの女性は認知していない．通常，出生時に片側卵巣に約100万個の卵母細胞を有するが，卵子形成過程で大部分は閉鎖卵胞となり思春期には30万個ほどになる．それ以降も卵母細胞は決して新生されることはなく，卵子数は加齢とともに

着実に減少する．また加齢卵子は染色体異常（異数体）の頻度が増加し，その結果，流産率が加齢とともに上昇する．20歳代までは10％以下の不妊率であるが，30歳前半で15％，30歳代後半で約22％に妊孕能力に問題が起きてくるし，40歳以降では約30％が自然妊娠の望みがなくなるとされている．生殖年齢の加齢速度は個人差があり，個々の女性の妊孕能力を正確に判定する基準はまだない．しかし性周期3日目におけるFSH，LH，E_2基礎値および前胞状卵胞（PAF）から分泌される抗ミュラー管ホルモン（AMH）を測定することにより卵巣予備能測定が可能であり，加齢不妊婦人に対する不妊治療の予後も推定することができる．また，加齢による流産率の増加は，妊娠が成立しても挙児が得られないという不妊症よりも悲惨な結果になる．妊娠あたりの流産率は32歳位までは17〜18％であるが，それより高齢になると上昇し，40歳では約33％，45歳では60％となる[5]．その他の不妊原因として，体重異常（肥満，やせ），性感染症，喫煙習慣による卵巣機能低下，子宮筋腫，子宮内膜症なども考えねばならない．

　加齢による社会性不妊は現代社会における男女共同参画時代の副産物であり，リプロダクティブヘルス・ライツに関する思考改革をすることが重要である．わが国でも女性の社会進出は目覚しく，20歳代女性のほぼ80％は就業しているし，30歳代でも女性の就業率は従来のM字カーブから改善しつつある．このため目標達成や自己実現の願望が強く，挙児や子育てとの両立をどうするかが困難な課題として考えられている．したがって未婚，晩婚傾向や，結婚しても未妊，未産，晩産傾向に伴い，生殖年齢の上限付近になってからようやく家族計画を実行しようとして，初めて自分の生殖能力に疑問をもつ場合が多くなっている．このような現象は社会性不妊と呼ばれている．このため産婦人科医はしばしば加齢による妊孕性の低下や不妊治療成績，高齢妊娠，出産に関する疑問に対して，カップルが理解できるように説明する義務が生じる．

　不妊症は生活習慣や加齢が原因となって，本人の健康状態に無関係に発症する場合がほとんどで，思春期，生殖年齢期の男女の社会的ケアが重要である．いったん，このような状態を見過ごして難治性の不妊症になれば，社会的，心理的，経済的負担が重くなる．このため軽症不妊の状態で難治性にならないように早期診断，早期治療が必要である．難治性不妊症はARTの進歩に伴い，ART専門クリニックにおける治療が可能であるが，難治性不妊カップルは長期の不妊治療に伴う肉体的，精神的苦痛や失意の繰り返しにより，心理的，肉体的，社会的に疲弊しきった状態にある場合が多く，メンタルケアによる治療中，治療後の心理的後遺症予防などの第3次予防が可能な生殖医療チームを構築している施設が，不妊カップルのQOLにとって望ましい．

　不妊であるという心の傷（stigma）と不妊治療そのものが，しばしば彼らの人生において経験する最も強いストレスであると感じている．そして，治療に不安感を抱き，治療後に妊娠に失敗したとわかったときには悲嘆（grief）にくれるのである．医療者が不妊患者を取り扱うということは，結果的に挙児が得られる，得られないにかかわらず，カップルの人生における二人の関係と将来の家族関係に関する人生設計について，彼らの人生観の側面に触れることになる．ARTが不妊治療の最終的手段であるという思い込みによってARTプログラムに参加するカップルのストレスはさまざまな感情表現となって表れ，しばしば長引くものである．持続するストレスによって，

罪の意識, 不安, 人間関係の緊張, うつ状態および疎外感のようなさまざまな感情表現が加わる. 不妊治療中のカップルがこのような状態に陥った場合, 彼らを支援することが, 生殖医療に関する精神衛生ケア (メンタルヘルスケア) として重要になってきている. このような心理ケアサービスを提供する能力は, 不妊医療のさまざまな場面で非常に重要である. ART の急激な技術革新は, ともすればカップルが治療方針選択の際に混乱の坩堝に追い込んでしまうであろう. また新しい ART を追求する必然性にこだわり過ぎて, 強迫観念にとらわれてしまう可能性もある. これからの ART 医療チームは技術水準の向上も必要だが, ART の適応基準, 選択基準, ART 回数や年齢を考慮した治療終了時期などの選択の際に, カップルの QOL に与える影響にもっと配慮していかなければならない.

ART は生殖補助手段として, その操作の大部分は医療行為であるが, たとえ専門医であっても医師のみで実施するにはあまりにも複雑な要素が絡み合っている. ART の実施は患者カップルや近親者に社会的, 経済的影響を, そして生まれてくる子どもに対し心理的影響を与えやすい. このような複雑な問題を医師単独で解決方法を考え, カップルに説明と同意を求めることは不可能である. ART を選択しようとしているカップルの抱えるこれらの諸問題に今後どのように対応するかが, 患者カップルの QOL に対してやさしい (friendly) ART の重要な要素となる. 医療の質的な面から ART を考えれば, ART 施設におけるチーム医療的側面が見えてくるであろう.

ART チームの具備すべき人的配置として, 施設管理責任者, 生殖医療専門医 (産婦人科, 泌尿器科), 生殖医療専門看護師, 胚培養士 (エンブリオロジスト), コーディネーター, 生殖医療専門心理カウンセラー, 遺伝カウンセラー, 社会福祉士 (ソーシャルワーカー) などの配置が必要であり, それ以外にも顧問 (アドバイザー) として神経科医, 小児科医, 弁護士あるいは患者団体などとの連携も必要になる. そしてチーム・スタッフそれぞれの氏名, 職種, 役割分担などを患者カップルに最初に明確に示すことが必要である. 生殖医療ケアチームの技能水準は技術や知識に関する研修環境と一定の資格認定制度により保たれる. 現在, 不妊ケアに関する専門看護師は日本看護協会が, エンブリオロジストに関しては日本臨床エンブリオロジスト学会や日本卵子学会がそれぞれ認定を行っている. 生殖医療を専門とする臨床心理カウンセラーは医師, 心理士, 看護師を中心とした日本生殖心理学会がある. 2005 年度から心理士を対象とした生殖心理カウンセラー養成講座, 2007 年度から生殖医療に従事する看護職, 医師, エンブリオロジスト, 検査技師, 鍼灸師, 事務職等を対象に生殖医療相談士, また 2016 年度より若年がん患者の妊孕性温存を目的とするがん・生殖医療専門心理士養成講座を開講している. 各講座を履修後に資格認定試験を行い, 2017 年現在までに生殖医療専門心理士 84 名, 生殖医療相談士 349 名, がん・生殖医療専門心理士 32 名を認定している.

ART は近年, 操作手順や器具の簡略化が進みつつあるが, ART チームにとって不妊患者の心理面やニーズを考慮した設備の配慮も必要であり, カウンセリング・ルームも設置するべきである. 不妊カップルは心理的に不安定な状態にあり, 特に難治性不妊症で ART しか挙児希望を叶える選択手段がないと宣告された場合, その強い精神的ストレスは心理的な抑圧となる. さらに治療に長期間を要し, 精神的, 肉体的, 経済的負担を負わなければならない. また ART で妊娠してもその子どもの将来や生

い立ちの問題をどう説明するか，どのような取り扱いを受けるかという葛藤にも直面する．このような複雑な問題の相談に応じるためにカウンセリング・ルームを設置して，医師や心理士，相談士，生殖医療専門看護師が，医療相談や心の悩みに対する精神的支援（メンタルサポート）や社会生活に対する相談相手となることが必要である．

　また患者カップルが勇気と誇りをもって治療を受けられるように，医療チームはARTの種類，方法，適応，成功率，副作用などについて十分に説明し，ARTに対して正しい知識と認識が得られるように啓発することも必要である．ARTにおけるQOLの向上のために，たゆまぬ努力と技術研修は必要であり，さらに信頼される医療者−患者関係を構築するためにも有能なチームスタッフの存在は必須であろう．ART施設における医師の役割はARTチームの責任者であり，倫理的，社会的責務を十分に理解していなければならない．また生殖医療行為自体は医師の領分なので，ART全般の説明義務は医師の職務であるが，エンブリオロジスト，相談士，看護師などのチームメンバーもこれを補佐する．生殖医療専門看護師の役割はますます増大し多元化してきている．これらの役割の範疇には，医療者，教育者，カウンセラー，研究者および専門家としての高度な知識も含まれる．また生殖医療専門看護師はコーディネーターとして治療スケジュールの調整やインフォームド・コンセント（IC）の受け取りと保管，患者からの医療相談に常時対応できるようにする役割もある．

　治療に対する不安が強く，ストレスを抱く患者に対するメンタルサポートのためのカウンセリングは生殖医療専門心理士・相談士の役割である．したがって，ARTプログラムと役割分担にそって生殖医療チームがそれぞれの業務範囲の中で常に患者カップルに接して説明義務を果たし，支援する必要がある．

　エンブリオロジストは採卵された卵子の選択，培養，採精，媒精，胚培養，胚凍結保存，培養室の管理・整備などを医師の監督の下で行う．また，経験を積んだエンブリオロジストは顕微授精（ICSI）の実際の操作や装置の準備，保守点検なども行う．また必要があれば医師の要請により，患者カップルに移植胚の状態やラボ・ワークなどについて，エンブリオロジストが直接説明することができる．

　難治性不妊症では不妊期間が長期に及ぶことで心理的ストレスから活性酸素の増加，骨盤循環不全，免疫力の低下が起こり内分泌異常や生殖機能障害を引き起こし，妊孕性がさらに低下して不妊を助長することになる（図1）[6]．患者が精神的に不安定な状態になっている場合は，医師は生殖医療専門心理士に心理テストやカウンセリングを依頼して，その患者がARTによる不妊治療を本当に必要としているか，どのような不妊医療が適しているか，また妊娠成立して挙児を得たときに育児が可能かどうかを慎重に判定しなければならない．心理テスト結果やアセスメント・データは心理士が職務として保管と生殖医療チームへ開示の権限を有している．心理士の業務は単に患者カップルへの精神的支援を提供するのみではなく，不妊という慢性疾患に苦悩する患者さんの良き相談相手になることがもっとも必要である．

　また，ARTチーム・スタッフとカウンセラーはそれぞれ専門範囲における責任分担において，いかに協力してやっていくかについてよく話し合う必要がある．そうしておけば，カウンセラーとチーム・スタッフ間で誤解が生じる余地はほとんどないであろう．また，カウンセラーの責務と，どのような仕事をするのか，どのような支援を提供できるのかを，明確に患者カップルに告げておく必要がある．近年，わが国で

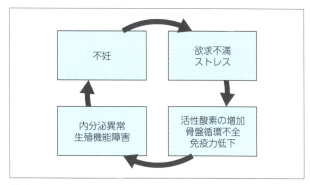

図1 ストレスと不妊
(久保春海編著:不妊カウンセリングマニュアル.メジカルビュー社,2001.)

も臨床応用が議論されている非配偶者間ARTの場合には卵子提供者,受容者ともにそれぞれ適格であるかどうか医学的,心理学的チェックを受けなければならない.非配偶者間ARTの実施が容認されるようになれば,より複雑なICを得るための説明が必要となる.このため生殖医療カウンセラー,遺伝カウンセラーなどの公的資格認定が急務であろう.また,法的に有効な卵子提供契約,承諾書が必要な場合や法律問題が発生した場合,生殖医療の専門的知識を有する弁護士も嘱託として依頼しておく必要がある.

さらに近年,ARTを受ける患者や技術に関する責任領域の限界がどんどん拡大されつつある.ARTの技術的革新,すなわち卵子凍結保存,死後採卵や採精,着床前診断,クローン,減数手術などは非常に複雑な倫理的難問を提示しているように思われる.生殖医療に従事している心理カウンセラーにとって重大な関心事は提供卵,代理母,借り腹などの場合における産みの親,育ての親,遺伝子上の親としての保育義務の問題,出自を知る権利などについてであろう.またARTの進歩は染色体異常や遺伝子変異個体で本来自然には妊孕能を有しないか,極端に生殖能力の低い患者の配偶子を用いて,挙児を得ることを可能にしている.このことは生まれてくる次世代にも,親と同様な遺伝的形質が伝播する可能性があることを示している.このような妊孕性にかかわる遺伝性疾患の患者あるいは保因者にARTを実施する場合,事前に生殖遺伝カウンセラーにより次世代に対する影響を十分に説明して,生まれてくる子どもの立場にも可能な限り配慮が必要である.

不妊治療の発展は,ソーシャル・ワーカーにも患者カップルに社会的,経済的な助言,支援するサービスとしての新しい役割を提供するようになった.不妊治療,特にARTの治療実施回数は,カップルに社会的,経済的にストレスを感じさせるであろう.ARTを受けることで患者にとって経済的負担や夫婦関係,家族関係が重荷になる場合,あるいは出産後の保育の不安などソーシャルワーカーにいつでも相談できることについても説明しておく必要がある.

生殖医療の進歩は多岐に分化し,複雑化しており,その側面で患者が治療法の選択に関して自律的選択(autonomy)に混乱が生じることも多い.自己決定は患者のライフ・スタイルとリプロダクティブヘルス/ライツにおける選択権の問題であり,生

殖補助医療である ART を最初から患者に押し付けるべきではない．ART を指示的
に選択させた結果，患者カップルに時間的，経済的なストレスを与え，さらに最終的
手段である ART で妊娠不成立となった場合の失望感は，患者に生きている希望を失
わせることすらある．何がカップルの将来にとって最善であるかは，彼ら自身が最も
よく理解しているという観点から，治療を受けるか否か，どのような治療を受けるか
は夫婦の価値観に基づく自律的決定権の問題であろう．生殖医療の実施に際しては，
このような不妊患者の置かれた立場，社会的，心理的問題点と治療の特殊性を踏まえ
たうえで，生殖医療チームには現在の不妊医療水準に則した，十分な説明義務と同意
に基づく IC の取り交わし義務が求められている．ART の種類，方法，目的，内容，
そしてその ART がなぜ選択され，患者にとってなぜ必要か，もしその ART を選択
しなければ代替手段はなにかを説明する．また成績や予後，次世代に対する影響は全
く未知数であることを患者に十分説明したうえで同意を得る必要がある．また当該施
設での具体的な治療成績やチームの ART 治療経験などについても十分に説明して相
互に信頼関係を確立する．さらに生殖医療コーディネーターは本治療が現行の保険診
療の適応外にあるため，私費診療扱いとなる旨を説明しておく必要がある．これによっ
て患者カップルは ART を受けようとする施設での成功率とコスト・パフォーマンス
を真剣に考えるようになる．

　ART 治療周期では頻繁な通院が必要であり，長期に渉ることもあることを患者カッ
プルに十分説明するべきある．治療に必要な時間が読みにくいため仕事との両立が困
難となることがある．厚性労働省の調査では働きながら不妊治療をした人のうち
16%が両立できずに退職し，11%が治療を中止し，8%が転職を余儀なくされている．
このため不妊治療経験者のうち 87%が仕事との両立は困難であると答えている．

　また ART に使用される薬剤などの必要性，使用量，使用期間，副作用の有無と種
類などを説明し，特異体質の確認もしておく．卵巣過剰刺激症候群（OHSS）の初発
症状，管理方法，検査，治療，予後などをよく理解させ，IC を得ておく必要がある．
ART 治療での妊娠に際し偶発合併症として流産，異所性妊娠，多胎妊娠などが問題
となる．不妊治療後妊娠では，自然妊娠と比べてこれらの合併症の確率が上昇するこ
とは明らかであり，これらについても十分な説明が必要となる．医学的情報の説明と
IC を得ることは担当医師，生殖医療専門看護師，生殖医療コーディネーターの役割
である．これらの情報提供によりカップルの同意が得られたならば，所定の同意書に
カップルが了解した旨を記入させその書類を保存する．

　不妊カップルが ART を受けるか否か，また受けるとしたらどのような施設を選択
するか，決定する要因はその施設での妊娠率ばかりとは限らず多岐にわたる要因が考
えられる．不妊患者にとって何度も ART を受けることは，多くの時間と労力の浪費
を招くことになる．したがってカップルは ART を選択するにあたって，慎重に選択
判断を下さなければならない．当該施設の治療成績はもとより，地理的要因や設備内
容，さらに治療選択や継続にあたって相談に応じてくれるスタッフや，心理面のサポー
ト・サービスをしてくれるカウンセラーがいるかどうかなどが重要な選択の基準とな
るであろう．ART 医療チーム側と不妊カップルの考え方の相違点として重要な点は，
不妊治療を受けようとしている患者はその治療によって自分のスティグマとなってい
る不妊原因を治療して取り除いて，その結果，妊娠，挙児を得たいと望んでおり，当

然，ART医療チームはそのように努力してくれると思って治療を受けようとする．しかしART医療チーム側では患者の第一目的は挙児を得ることが主であり，不妊原因の探求，治療よりも，手っ取り早くARTによって妊娠を成立させることが患者カップルの希望にかなうと思い込んでいる点であろう．カップルに対するARTに関する情報提供の不足による誤解から，しばしばこのような葛藤が起こりやすい．

　不妊カップルは不妊に関する情報不足以外にも精神的，肉体的，経済的にさまざまな問題を抱えている．不妊治療の有効性に関する比較統計によれば，患者年齢や不妊因子にもよるがARTでは平均4〜5回に1回の妊娠率であり，出産率は9〜10回に1回の割合となる．ARTによって挙児を得ようとすれば経済的な負担も大きくなる．ICSIの普及により，臨床的無精子症などにもART適応が広がってきた．このようなARTの急速な進歩と不妊治療の技術革新に対して，わが国の一般社会はもとより，不妊カップルですら不妊医療に関する基本的認識が不足しているのが実情である．したがって，一般社会にこの技術が公然と認知され，不妊医療として適用範囲，操作方法や生殖倫理が是認され，社会的コンセンサスが得られるにはまだ程遠いものがある．

　古来，わが国では健康な男女が結婚すれば，当然妊孕性を有しており，跡継ぎが生まれるのをあたり前のこととして受け止められてきた．しかし，不妊カップルの場合，見掛け上は全く正常な健康人であり，本人も認識していないのに妊孕性を欠いている場合がほとんどである．結婚，妊娠，出産という図式が家族，親族，友人，近所ではあたり前に成立しているのが一般社会であり，そんな環境で思いも寄らず不妊症と診断され，さらにARTが必要な状態であると医者に説明されたら，このような社会状況から生じる，不妊カップルへのストレスは計りしれないものがある．このためには社会や周囲の環境から受ける心理的抑圧の排除のための支援や不妊の心理的，将来的影響に対するカウンセリングや周囲の支援が大事である．不妊治療を受けるかどうかはカップルの自律性に委ねるべきであるが，不妊治療に対するカップルの希望を聞き，どのような選択肢があるか，またどのような代替案があるかなどについて，チーム・スタッフは専門的立場から相談にのり，支援していかなければならない．このためには生殖医療専門医やコーディネーター，専門看護師による医療相談が必要である．その後に患者カップルが治療方針の自律的選択に混乱を感じている場合には，生殖医療コーディネーター，カウンセラーなどによる心理的支援が必要になってくる．また不妊治療を受けたくないカップルや，不妊治療を止めるかどうかの選択に迷い，不安を感じている場合には子どものいない健康生活への支援も必要である．生殖に関する女性の権利として，妊孕性を有する女性には生む権利と，生まない権利がリプロダクティブ・ヘルス／ライツとして保障されている．したがって不妊女性にも当然不妊治療を受ける，受けないという自律的決定権に基づく権利が保障されるべきであり，ARTの進歩がこれを受けないカップルに対して社会的偏見を惹起し，不妊女性へのプレッシャーとなって自律的決定権を侵害するようなことがないように生殖医療チームはもとより，一般社会においても配慮することが必要であろう．

　わが国が少子高齢社会であることは誰もが感じていることである．前にも述べたが2016年に年間出生数は初めて100万人の大台を割り込んだ．戦後の出生数のピークは1949年の約270万人であるから，たった70年弱で3分の1近くまで落ち込んだことになる．少子化がハイスピードで進んでおり，今後も出生数減少の流れは止まりそ

うにない．高齢化の進展によって女性人口に占める49歳以下の世代も当然減ってきているが，国立社会保障・人口問題研究所の女性人口の将来推計を見ると2020年には50歳以上人口（約3,249万人）が0～49歳人口（約3,194万人）を追い抜く，すなわち日本女性の過半数が生殖年齢を過ぎた状態になると考えられる[7]．少子化を不妊患者や女性の生き方に責任転嫁するつもりは毛頭ないが，日本の近未来を考えたときにわれわれ生殖医学を志す者に課せられた課題はなにかを考える時がすでにきている．若年時の卵子凍結保存も現時点における一つの代替手段ではあるが，根本的解決法にはならない．これからのわれわれの進むべき道は配偶子の再生医学であり，老化卵子の遺伝子改変による若年化，胚性幹細胞（ES）や人工多能性幹細胞（iPS）による生殖細胞の再生である．現在，日本生殖発生医学会（森　崇英理事長）で主にこれらの研究が進んでおり，実験動物の段階では，すでに体外培養系で始原生殖細胞に分化させ，胎仔卵巣細胞と再凝縮させて疑似卵巣を作製して，培養することで卵母細胞から成熟卵子へと分化する．そして得られた卵子の一部は受精により，個体にまで発生することも確認されている．ヒトの生殖医療の臨床に応用されるときがくるようになれば，加齢による老化卵子の問題もすべて解決されるであろう．

　本書は2005年に初版が発行されて以来13年の歳月を経て，このたび全面改訂されることになった．想えば本書の構想を医歯薬出版社より依頼されて，当時未だARTが発展途上であった頃，初心者や医学生向きの入門書を作ろうと鈴木秋悦先生が音頭を取って立ち上げられた．このたび，鈴木直先生が秋悦先生の意思を受け継いで今回の改訂にあたり，編集協力者として参加されることは隔世の感があり誠に喜ばしい限りである．また新しい編集協力の方々は当代一流の生殖医学者であり，執筆者の面々も各分野で優れた方ばかりである．生殖医療は日進月歩であり，このたびの改訂で本書の内容は一新され，新しい知識や技術の項目も多数あり，初学者や入門者にも理解できるようにわかりやすく解説されている．また現在，生殖医療に従事している人にとっては基礎知識の整理，患者カップルへの説明などに活用されることが期待される．

（久保　春海）

/ 文　献 /

1) 久保春海：ヒト卵胞卵の体外受精．日本不妊学会誌，22(3)：182-190，1977.
2) 鈴木雅邦：体外受精：成功までのドキュメント．共立出版，1983.
3) 日本産婦人科学会平成28年度倫理委員会・登録・調査小委員会報告（2015年分の体外受精・胚移植等の臨床実施成績および2017年7月における登録施設名）．日産婦雑誌，69：1841-1850，2017.
4) 厚生労働省：平成28年（2016年）人口動態統計の年間推計1-6，26，2016.
5) 齊藤英和：わが国の生殖補助医療の現状と出生児への影響．月刊母子保健，公益財団法人母子衛生研究会706，p8，28，2018.
6) 久保春海：不妊の情動障害と薬理作用からみた不妊カウンセリング．「不妊カウンセリングマニュアル」．久保春海編，pp43-55，メジカルビュー社，2001.
7) 河合雅司：未来の年表．第3版，pp43-47，講談社現代新書，2017.

Chapter 1

生殖医療の基礎

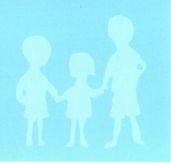

1 生殖器の解剖と機能

1 男性生殖器

1）精巣

　精巣は，陰嚢の左右にあり，鞘膜に包まれている．正常精巣の平均体積は約20 mLである．精巣の直接の被膜は強靱な精巣白膜に覆われている．実質は，多数の精細管が小葉を形成する（図1-1）．1精巣あたり，精細管は約600～1,200本存在する．精細管の内部で精子形成が行われている．精細管の基底膜にはセルトリ細胞が接して位置しており，内腔に伸びて精祖細胞に密着して存在する．基底膜から内腔側に向かって成熟精子への形成が行われる．同時にセルトリ細胞により血液精巣関門（blood-testis barrier：BTB）が形成されて，免疫担当細胞から精子や精子細胞を物理的に孤立させて，免疫反応が起こらない役割を演じている（図1-2）．そのため，精祖細胞にとってセルトリ細胞は"ゆりかご"のような役割にて，栄養物質を受け取る．セルトリ細胞は，タンパク，サイトカイン，成長因子，オピオイド，ステロイド，プロスタグランジンなどさまざまな因子を分泌し，精細管での精子形成に必要な微小環境の維持，精祖細胞の分化および成熟を促し，精子形成過程に深く関与している．精子は精細網，

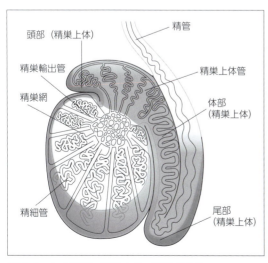

図1-1　ヒト精巣，精巣上体，精管の解剖

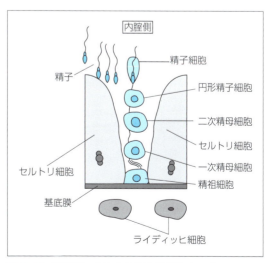

図1-2　精細管における血液精巣関門（BTB）

❶ 生殖器の解剖と機能　9

精巣輸出管を経て，精巣上体を通り精管へと運ばれる．

精細管の間質にはライディッヒ細胞が存在し，テストステロン分泌に関与している．

精巣・精巣上体へ分布する動脈は，精巣動脈（腎動脈分岐直下の腹部大動脈から直接分岐），精管動脈，精巣挙筋動脈（外精索動脈）がある．精巣動脈は精巣付近で分岐し，精管動脈と交通性を形成する．精巣静脈は，右は下大静脈に直接流入しているが，左は左腎静脈に流入しているため精索静脈瘤の原因となる．

2）精路と副生殖腺

(1) 精巣上体

精巣の後面から側面を覆うように位置しており，頭部，体部，尾部に分けられる．精巣上体頭部には，精巣輸出管から精巣上体管につながる．精巣上体内は，精巣上体管によって占められ，総長3〜4mにも及び，精管へとつながる（図1-1）．

精巣上体の機能は，①精子の輸送と貯蔵，②精子の受精能と運動能の獲得がある．精子は頭部から体部，尾部へと輸送されるが，尾部近位部で成熟する．この過程で前進運動能を獲得する．その期間は2〜12日間である．

(2) 精管

精巣上体尾部に続いて始まり，射精管まで至る．終末部は膨大部となり精嚢腺内側で前立腺後面に入る．長さは30〜35cmに及ぶ（図1-1, 3）．精管動脈は内腸骨動脈の分枝であり，腹部大動脈から分岐する精巣動脈とは異なる．交感神経刺激による射精直前では，精管から射精管に向かって蠕動収縮により速い精子輸送が起こる．射出精子の多くは，精管内の精子が多くを占めている．

(3) 精嚢

前立腺と膀胱の後方にある細長い管腔臓器であり，左右1対ある．容量は3〜4mLである．精管膨大部と合流し，射精管として前立腺に至る（図1-3）．

精嚢の機能は，精子を貯蔵しておらず，精液の50〜80％を占める精嚢腺液を分泌することである．精嚢腺液は，アルカリ性で，射出精子の運動能低下やDNA損傷を防いでいる．また，子宮収縮作用をもつプロスタグランジンを含んでいる．

（小林　秀行）

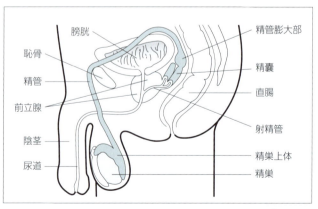

図1-3　男性骨盤部と生殖器の解剖

2 女性生殖器

　女性生殖器は，外から見える部分である外性器（恥丘，大陰唇，小陰唇，陰核，腟前庭，会陰）（図 1-4）と，外から直接見えない部分である内性器（卵巣，卵管，子宮，腟）（図 1-5）とに分けられる．卵巣，卵管，子宮は，女性の生殖において，特に重要な臓器である．

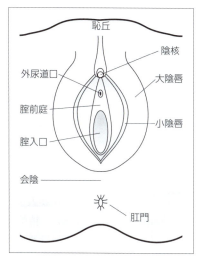

図 1-4　女性の外性器

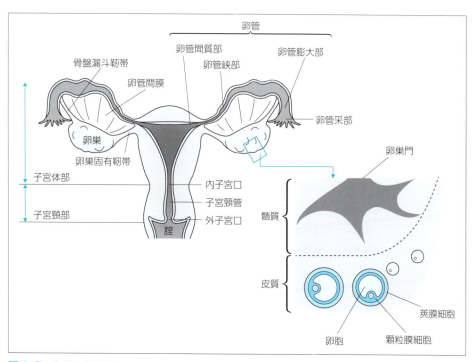

図 1-5　女性の内性器

1）卵巣（ovary）

　　卵巣は，左右一対の女性特有のホルモン分泌臓器であり，また，卵子を貯蔵し，卵子の成熟と排卵をきたす生殖臓器でもある．可動性のある臓器であるが，子宮のやや後方かつ卵管の下方に存在している場合が多い．卵巣固有靱帯（固有卵巣索）で子宮に，骨盤漏斗靱帯（卵巣提索）で骨盤壁に固定されている．

　　卵巣は，腹部大動脈から分岐する卵巣動脈により栄養されていて，卵巣動脈は子宮動脈上行枝と吻合している．右卵巣静脈は直接下大静脈に流入するが，左卵巣静脈は左腎静脈に流入する．組織学的には，皮質と髄質とから構成されており，皮質には卵胞が存在し，髄質には血管や神経が豊富で，血管や神経が卵巣に入り込む部分を卵巣門と呼ぶ．

　　形状は扁平楕円形で，性成熟期の女性では母指頭大である．月経周期の時期により卵巣の大きさは変化し，月経中は母指頭大であるが，排卵に向けた卵胞発育に伴ってその容積は増大する．排卵には黄体が形成されるが，黄体嚢胞を形成する場合には卵巣は嚢胞性に腫大する．

2）卵管（fallopian tube, oviduct）

　　卵管は，子宮底の左右から，それぞれ卵巣に向かって伸びる約10〜12cmの管腔臓器で，排卵した卵子のピックアップ，受精の場，胚の移送にかかわる．近位側から遠位側に向けて，間質部─峡部─膨大部─采部といい，受精は卵管膨大部で起こる．組織学的には卵管内膜，筋層，漿膜の3層からなり，内腔は線毛上皮で覆われている．線毛上皮と卵管の蠕動運動により，胚が子宮内腔へ移送される．

3）子宮（uterus）

　　子宮は骨盤腔の中央に存在し，前方には膀胱，後方には直腸が位置している．左右は基靱帯，前方は膀胱子宮靱帯，後方は仙骨子宮靱帯で骨盤壁に固定されている．性成熟期女性の子宮は鶏卵大（長さ7cm，幅5cm，厚さ3cm）で，前傾前屈である場合が多い．

　　上方約2/3を子宮体部，下方1/3を子宮頸部という．子宮頸部の管状部分は，子宮頸管と呼ばれている．子宮体部の最も上方を子宮底と呼び，腟内に突出した部分を子宮腟部と呼ぶ．子宮腟部の粘膜は扁平上皮で覆われ，頸管内は粘液を分泌する円柱上皮で覆われている．

　　子宮は内膜，筋層，漿膜の3層から構成されているが，筋層は平滑筋からなる．その中央に存在する子宮腔は，体部では逆三角形をしており，子宮内膜上皮で覆われている．子宮内膜上皮は基底層と機能層から構成されており，機能層はエストロゲンに反応して増殖・肥厚し，排卵後にプロゲステロンが分泌されると増殖を停止して分泌像を呈する．卵巣の黄体が退縮してエストロゲンとプロゲステロンの分泌が低下すると，機能層が脱落し，性器出血（月経）をきたす．

（片桐　由起子，高島　明子）

❷ 生殖の生理

　妊娠は，卵胞発育，排卵，受精，着床の段階がすべて適切に行われて初めて達成される．思春期から閉経期にいたる生殖年齢の女性では，約4週間単位で卵胞発育と排卵を繰り返し，子宮内膜は周期的に変化する．月経周期は，さまざまなホルモンによってコントロールされている（図1-6）．視床下部はゴナドトロピン放出ホルモン（gonadotropin-releasing hormone：GnRH）をパルス状に分泌し，下垂体前葉からゴナドトロピン（性腺刺激ホルモン）の分泌を促す．ゴナドトロピンには卵胞刺激ホルモン（follicle-stimulating hormone：FSH）と黄体化ホルモン（luteinizing hormone：LH）があり，これらは卵巣における性ステロイドホルモン産生を調整する．卵巣で産生された性ステロイドホルモンは，中枢へのフィードバック機構によってGnRHやゴナドトロピンの分泌をコントロールし，卵巣機能の調整を行う．このように，視床下部，下垂体，卵巣，および子宮内膜が相互に調整し細緻に統合された結果，月経周期が維持される．

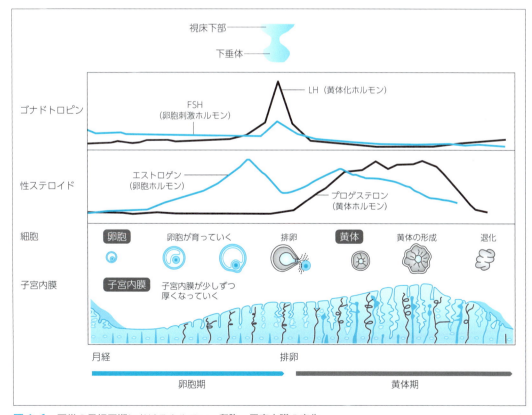

図1-6　正常の月経周期におけるホルモン，卵胞，子宮内膜の変化

1 月経周期調節と性ホルモン

1) 卵胞発育（図1-7）

卵胞は，卵子とそれを取り巻く体細胞（主に顆粒膜細胞と莢膜細胞）からなり，卵子の育成と排卵，ならびに性ステロイドの分泌という2つの機能を併せ持つ．発育段階により原始卵胞，一次卵胞，前胞状卵胞，胞状卵胞およびグラーフ卵胞に分類され，排卵後の卵胞は黄体へと変化する．卵胞の発育過程でゴナドトロピンへの依存性は変化し，3段階に分類される．原始卵胞から前胞状卵胞まではゴナドトロピン非依存性に，卵胞局所のパラクライン・オートクラインによって発育が調整される．前胞状卵胞以降の卵胞発育はゴナドトロピン依存性であるが，胞状卵胞までの約65日間はゴナドトロピン感受性を獲得する時期であり，月経周期に伴うゴナドトロピンの変動には直接的に反応しない．この段階では，ゴナドトロピン以外の局所調節因子として，アクチビンやインヒビン，フォリスタチンなどの影響も受ける．その後胞状卵胞は，ゴナドトロピン刺激によって急速に発育し，主席卵胞の選択が起こり，成熟したグラーフ細胞は排卵に至る．

(1) 原始卵胞

胎生4週頃に出現する原始生殖細胞を出発点とし，性腺原基に移動した卵原細胞は，有糸分裂によって増殖・分化し，一次卵母細胞となる．一次卵母細胞はその後第1減数分裂を開始するが，前期の網糸期で休止し，卵胞発育は抑制され排卵直前まで成熟を停止する．一次卵母細胞の周囲を一層の扁平な上皮様細胞（前顆粒膜細胞）が取り囲んだものが原始卵胞であり，直径は30〜60μmである．原始卵胞数は胎生20週で最も多く600〜700万個に達するが，出生時には約200万個まで，さらに思春期には30〜40万個まで減少する．

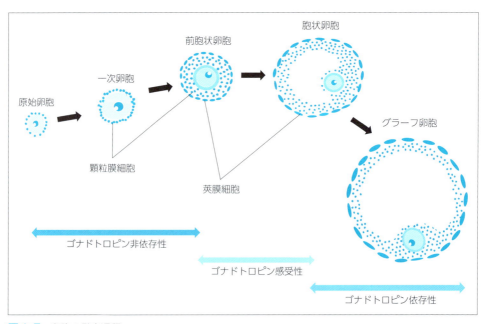

図1-7 卵胞の発育過程

(2) 一次卵胞

　原始卵胞の上皮様細胞が一層の顆粒膜細胞へと分化し，扁平な構造が立方状に変化したものが一次卵胞である．これはゴナドトロピン非依存性の発育であるが，この時期から顆粒膜細胞はFSH受容体を発現する．立方状の顆粒膜細胞からは糖タンパク質が分泌され，透明帯が形成される[1]．

(3) 前胞状卵胞

　一次卵胞の顆粒膜細胞が分裂し複数の層に分化すると，二次卵胞になる．一次卵胞が二次卵胞まで達するのには約120日間を要する．二次卵胞のうち，卵胞腔の存在しない前胞状卵胞の直径は120〜200 μmになる．顆粒膜細胞に発現したFSH受容体は，FSH感受性を獲得するようになる．また，顆粒膜細胞を取り囲むように莢膜細胞が発達する．

(4) 胞状卵胞

　卵胞がさらに発育し，卵胞腔が形成された二次卵胞を胞状卵胞という．ゴナドトロピン感受性を獲得した卵胞は急速に増大し，直径2〜5 mmになる．莢膜細胞ではLH受容体が発現し，コレステロールを基質としてアンドロゲンを産生する．産生されたアンドロゲンは顆粒膜細胞に運ばれ，FSH作用下にアロマターゼによってエストロゲンが合成される（図1-8）．卵胞の選択が行われ，徐々に主席卵胞が形成されはじめると，次席以下の卵胞群は閉鎖に至る．

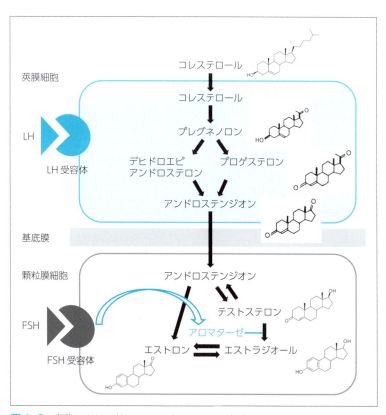

図1-8　卵胞における性ステロイドホルモンの合成

⑸ グラーフ卵胞（成熟卵胞）

　最終的に発育した主席卵胞の顆粒膜細胞に FSH が作用して，LH 受容体が発現する．顆粒膜細胞に FSH と LH が協調的に作用することで，卵胞がさらに成熟してグラーフ卵胞となる．卵子周囲の顆粒膜細胞は卵丘を形成する．顆粒膜細胞層の菲薄化と卵胞腔の増大により，直径は約 20 mm に達する．

⑹ 閉鎖卵胞

　卵胞が成熟を止め，アポトーシスによる細胞死に至る現象を卵胞閉鎖という．細胞死によって退縮した卵胞を閉鎖卵胞という．

2）排卵，黄体化

　成熟したグラーフ細胞では，LH サージ（「⑷ 排卵の内分泌調節」参照）により排卵に向けた一連の変化が起こる．卵子の熟化が起こると同時に，毛細血管増殖と血管透過性亢進などにより卵胞液の増加が起こり，卵胞は急速に増大する．卵丘細胞と顆粒膜細胞に解離が起こり（卵丘解離），卵子卵丘細胞複合体（cumulus oocyte complex：COC）が形成され，卵胞液とともに排出される準備が進む．卵胞壁にも構造の変化が起こり，卵胞基底膜の筋収縮によって卵胞内圧が上昇すると，卵胞は破裂し，排卵が起こる．また，LH サージは卵子にも働いて減数分裂を再開し，第 1 極体を放出して第 2 卵母細胞となる．第 1 減数分裂完了後はただちに第 2 減数分裂を開始する．排卵後，受精すると第 2 減数分裂が完了する．

　排卵後の卵胞では，顆粒膜細胞と莢膜細胞が内腔に向かって増殖・分化し，黄体を形成する．黄体はプロゲステロンを分泌し，卵子および受精卵の卵管内輸送から着床，胚形成において重要な役割を担う．着床が起こらなければ，約 14 日間で黄体は退縮する．

3）性ホルモンとその作用

⑴ GnRH

　GnRH は，視床下部の視索前野や弓状核に存在する GnRH ニューロンで産生される 10 個のアミノ酸からなるポリペプチドであり，半減期は 2〜4 分と短い．パルス状に分泌され，下垂体門脈を経て下垂体前葉のゴナドトロピン産生細胞に作用する．GnRH 分泌の調節には，性ステロイドだけでなく，重要な役割を果たす神経内分泌因子として，キスペプチンやレプチン，ニューロペプチド Y，ガラニン，骨形成タンパク（bone morphogenetic protein：BMP）が関与している[1]．その他体重や栄養状態，エネルギー消費量，ストレスなども GnRH の分泌に影響する．

⑵ ゴナドトロピン

　ゴナドトロピンは糖タンパク質で，分子量は LH 約 28,000，FSH 約 37,000，半減期は LH 20〜30 分，FSH 2〜3 時間である．LH と FSH は，共通する α 鎖とおのおのに特有の β 鎖からなるヘテロダイマーである．この α 鎖は，92 個のアミノ酸からなり，甲状腺刺激ホルモン（TSH）やヒト絨毛性ゴナドトロピン（hCG）とも共通である．卵巣において，LH は主に莢膜細胞に作用し，細胞の分化やアンドロゲン産生に関与している．一方，FSH は顆粒膜細胞に作用し，卵胞の分化発育やエストロゲン産生に関与している．

(3) 性ステロイド

卵巣におけるエストロゲン，プロゲステロンの産生は，2つのゴナドトロピン（FSH，LH）と顆粒膜細胞と莢膜細胞の2種類の細胞の協調によって行われており，two-cell two-gonadotropin theory と呼ばれる.

a. エストロゲン

炭素数が18のステロイドホルモンであり，付随する水酸基の数によりエストロン（E_1），エストラジオール（E_2），エストリオール（E_3）がある. 生物学的作用は E_2 が最も強い. E_2 は，アンドロゲン（炭素数19）の中でもテストステロンを前駆体として卵巣や胎盤で合成される. E_1 は末梢で主にアンドロステンジオンから合成される.

b. プロゲステロン

炭素数が21のステロイドホルモンであり，卵巣や副腎皮質，胎盤などで生合成される. 黄体化すると，アロマターゼの発現は低下し，steroidogenic acute regulatory protein（StAR），コレステロール側鎖切断酵素（cholesterol side chain cleavage enzyme：p450scc），3β-ヒドロキシステロイド脱水素酵素（3β-hydroxysteroid dehydrogenase：3β-HSD）の発現が増加することでプロゲステロン（P_4）の産生が高まる.

(4) インヒビン，アクチビン，フォリスタチン

これらは下垂体，卵巣の局所においてそれぞれFSHの分泌，卵胞発育を調整する糖タンパク質である. アクチビンはパラクライン・オートクラインにより作用してFSHの分泌を促す. 顆粒膜細胞で産生されるインヒビンBと黄体で産生されるインヒビンAは，いずれも E_2 と協調し，アクチビンの作用を阻害する. 血中インヒビンA値は成熟卵胞の存在を，インヒビンBは発育卵胞数を示すと考えられる. フォリスタチンは，アクチビンに結合してその作用を阻害することでFSH分泌を抑制している.

4) 排卵の内分泌調整

GnRH分泌を調整するキスペプチンは，エストロゲンによってその産生が調整され，エストロゲンによるGnRH分泌へのフィードバック機構を強化する[2]. また，脂肪細胞から分泌されるレプチンは，キスペプチンの分泌を促す[3]. キスペプチンニューロンにはPRL受容体が発現しており，高濃度のPRLが視床下部におけるキスペプチン発現を低下させ，GnRH分泌低下をきたすことが示されている[4]. ゴナドトロピン分泌を調整するための内分泌学的情報は，このGnRHパルスの頻度と振幅の両方に含まれており，高頻度パルスではLHが，低頻度パルスではFSHが優位に分泌されることが知られている. GnRHの分泌は，卵胞期では高頻度・低振幅，黄体期には低頻度・高振幅となる. E_2 の非存在下では，GnRHパルス頻度は一般的に増加し（ネガティブフィードバック），LHおよびFSH分泌が増加する[5]. しかしながら，主席卵胞の増殖した顆粒膜細胞から分泌される E_2 が，少なくとも48時間200〜300 pg/mLの濃度で維持されると，LH分泌は一定量のGnRHに応答して劇的に増加し，LHサージをもたらす（ポジティブフィードバック）[6]. LHサージ開始の36〜40時間後，ピークの10〜12時間後に排卵が起こる[7]. （図1-9）

❷ 生殖の生理　17

5）月経周期中の血中ホルモン濃度の変化

月経周期は月経初日から次の月経初日までの約28日で，卵巣と子宮の状態に基づき各期に分けられる．卵巣は卵胞期，排卵，黄体期へと進み，子宮内膜は月経，増殖期，分泌期の周期を成す．月経周期におけるゴナドトロピン，性ステロイド，インヒビンA・B濃度の周期的な変動を図に示す（図1-9）．月経中には，E_2，P_4，インヒビンのレベルは低い．卵胞初期における主たる事象は，一群の卵胞の発育であるが，この時点ではまだE_2およびP_4の産生量は少ない．その結果，FSH分泌がわずかに漸増し，卵胞の成長を刺激する．発育した卵胞からのE_2の産生量が増加すると，LHおよびFSHの合成が刺激される．卵胞後期では，成熟した卵胞によりE_2分泌が高まり，インヒビンBも産生され，両者のネガティブフィードバックによりFSHは抑制される．LH値への影響は少ない．卵胞期に子宮内膜はE_2により増殖する．さらにE_2が増産されるとLHサージが起こり，排卵が起こる．血中E_2値は，卵胞初期の約50 pg/mLから卵胞後期約80〜90 pg/mLに上昇し，排卵期にはピークの200〜600 pg/mLに達する．排卵後，LHの作用により黄体が形成され，P_4分泌は増加し，黄体期間中その分泌は維持される．E_2は排卵後に低下するが，その後黄体から再度分泌されるようになり，第2のピークを迎える．これら性ステロイドとインヒビンAにより，ゴナドトロピン分泌は抑制される．黄体期に子宮内膜は分泌期内膜に分化する．LH刺激がない状態での黄体の寿命は約14日であり，妊娠が起こらなければ，黄体の退縮によってE_2およびP_4の産生が低下する．この結果，子宮内膜は剥離し，月経が生じる．

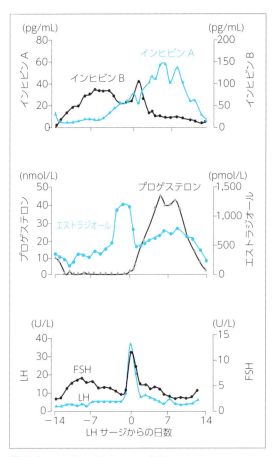

図1-9 LHサージとホルモン分泌
(Groome NP, Illingworth PJ, et al. Measurement of dimeric inhibin B throughout the human menstrual cycle. J Clin Endocrinol Metab, 81(4) : 1401-1405, 1996より)

（小林　真以子，岡田　英孝）

2 生殖に関連する症状

　生殖医療において遭遇する症状としては生理的なもの，病的なもの，各種検査，治療，その副作用によって引き起こされるものなど多様であるため，丁寧な問診を行い，担当医に報告する必要がある．電話での対応ではそれが急を要するものかそうでないかを見極めることが困難であるため，できるだけ受診を促すことが重要である．主な症状を表 1-1 に示す．

1）不正性器出血（表 1-2）

　不正性器出血とは月経以外の出血であり，基本的に異常と考えて診療する．

　不正出血は大きく分けて，妊娠性不正出血（流産，異所性妊娠，胞状奇胎），非妊娠性不正出血（外陰部，尿道，腟，子宮腟部などの子宮内腔以外からの出血および子宮内腔からの出血）に分けられる．

　子宮内腔以外からの出血として，外傷，異物，炎症（老人性腟炎，子宮腟部びらん），腫瘍（子宮頸がん・体がん，子宮筋腫，頸管・内膜ポリープなど），尿道カルンクルなどがあり，視診での診断が可能である．子宮内腔からの出血では，超音波検査，子宮内膜細胞診および組織診を行い，器質性疾患の有無を診断し，器質性疾患が認められない場合は，機能性出血に分類する．思春期では，ほとんどが無排卵性出血（視床下部―下垂体―卵巣系の未熟性），性成熟期では 20％が無排卵性出血（月経不順，多嚢胞性卵巣症候群）で，その他の多くは排卵期出血，黄体機能不全などの排卵周期の出血である．更年期では黄体機能不全や無排卵性出血が主で，その他の機能性出血として出血傾向，肝疾患，薬剤服用（ピル，タモキシフェン，抗凝固薬）などがある．

2）下腹部痛（図 1-10）

　急性腹症とは急性発症の強い腹痛を主症状とし，手術的治療を中心とした緊急処置

表 1-1　生殖に関連する症状

1. 不正性器出血
2. 下腹部痛
3. 月経異常（過多月経，月経困難症など）
4. 無月経
5. 帯下（おりもの）
6. 外陰部のかゆみ
7. 下腹部腫瘤

表 1-2　不正性器出血の原因

1. 器質性子宮出血
　　頸管ポリープ
　　子宮内膜ポリープ
　　子宮内膜炎
　　子宮内膜増殖症
　　子宮腟部びらん
　　子宮筋腫
　　子宮頸がん
　　子宮体がん
　　尿道カルンケル
2. 機能性子宮出血
　　思春期：ほとんどが無排卵性出血
　　性成熟期：20％が無排卵性出血（月経不順，多嚢胞性卵巣）
　　　　　　　多くが排卵周期の出血（排卵期出血，黄体機能不全）
　　更年期：黄体機能不全，無排卵性出血
　　薬剤性：ピル
　　全身性の出血性素因：血液疾患，血液凝固障害など

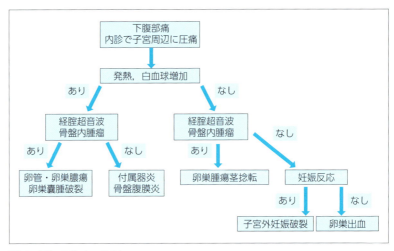

図 1-10 下腹痛の診断

を有する腹腔内疾患，またはそれらと鑑別の紛らわしい疾患の総称である．

代表的な疾患として，骨盤内炎症性疾患（PID），異所性妊娠，卵巣腫瘍の茎捻転，破裂，卵巣過剰刺激症候群（OHSS），月経痛（子宮内膜症，子宮腺筋症），卵巣出血がある．

診断のフローチャートを図 1-10 に示す．

3) 月経異常（表 1-3）

(1) 月経周期の異常

月経異常とは，表 1-3 に示した正常月経の範囲を逸脱したものと定義される．

月経異常は表 1-4 の 5 種類に分類される．

4) 無月経（表 1-4）

(1) 原発性無月経（表 1-5）

月経開始は，14 歳までに 97〜98％認められるが，18 歳以降も初経のみられない場合を原発性無月経という．発生頻度は 0.3〜0.4％である．原因としては，染色体異常や性管分化異常が多い．家族歴，既往歴，発育環境，身体発育状態，第二次性徴状態の観察を行う．

(2) 続発性無月経（表 1-6）

これまであった月経が 3 カ月以上にわたって停止している場合を続発性無月経という．無月経の治療的診断は，プロゲステロンおよびエストロゲンを投与して行う．

プロゲステロン投与のみで出血のみられるものを第 1 度無月経，それだけでは出血がみられず，エ

表 1-3　正常月経の診断基準

月経周期	25〜38 日　変動 6 日以内
出血持続日数	3〜7 日
経血量	20〜140 mL
黄体期日数	11〜15 日
排卵	あり
随伴症状	日常生活に支障のない軽度なもの

表 1-4　月経異常の分類

月経異常の種類		正常	異常		問題点
(1) 月経の開始と閉止の異常	開始	12 歳	早発月経	10 歳未満	早発思春期
			遅発月経	15 歳以上	
			原発無月経	18 歳で初経をみない	染色体異常，性の発生・分化の異常
	閉止	50 歳	早発閉経	40 歳未満	骨粗鬆症，動脈硬化
			遅発閉経	55 歳以上	乳がん，子宮体がん
(2) 月経周期の異常		25〜38 日	頻発月経	24 日以内	無排卵周期，黄体機能不全
			希発月経	39 日以上	多嚢胞性卵巣症候群
			無月経	一般的に 90 日	不妊，子宮体がん，骨粗鬆症
(3) 月経量の異常		20〜140 mL	過多月経	凝血を混じる	子宮筋腫，子宮腺筋症，貧血
			過少月経		Asherman 症候群，無排卵周期，黄体機能不全
(4) 月経持続日数の異常		3〜7 日	過長月経	8 日以上	過多月経と同じ
			過短月経	2 日以下	過少月経と同じ
(5) 月経随伴症状	月経時の障害	なし〜軽度	月経困難症		仕事や日常生活が困難
	月経前の障害	なし	月経前症候群		

(高橋俊之：8. 症候論（その 1）. 日本産科婦人科学会雑誌，63(1)：N-7，2011 より)

表 1-5　原発性無月経

視床下部性	Marfan 症候群
	Kallmann 症候群
	Frohlich 症候群
	Laurence-Moon-Biedl 症候群
下垂体性	ゴナドトロピン単独欠損症
	汎下垂体機能不全
	損傷，破壊
性腺性	ターナー症候群
	単独性性腺機能低下症
	ゴナドトロピン不応卵巣
	睾丸性女性化症候群
性器性	処女膜閉鎖
	腟閉鎖，腟欠損
	Rokitansky-Kuster-Hauser 症候群
	Asherman 病
	子宮発育不全
その他	副腎性器症候群
	クレチン病

表 1-6　続発性無月経の原因別分類

視床下部性	機能的	ストレス，スポーツ神経性食思不振症単純性体重減少Chiari-Frommel 症候群Argonz del-Castillo 症候群
	器質的	器質性圧迫破壊外傷，X 線，感染症など
下垂体性		シーハン症候群，Simmonds 症候群empty sell 症候群
	下垂体腫瘍	プロラクチノーマ，色素性細胞腺腫クッシング症候群，先端巨大症
卵巣性無月経		早発閉経ゴナドトロピン不応卵巣ホルモン産生腫瘍多嚢胞性卵巣症候群卵巣破壊（X 線，手術など）
子宮性		Asherman 病子宮内膜炎
その他		副腎疾患，甲状腺疾患，糖尿病など

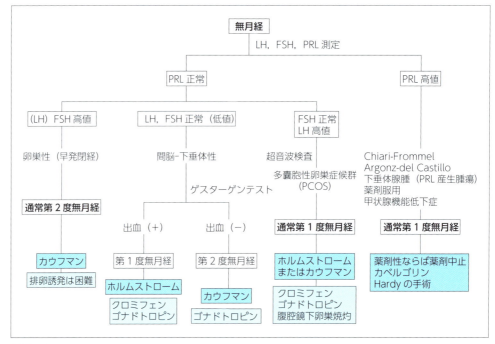

図 1-11 無月経の診断
(高橋俊之：8. 症候論（その1）. 日本産科婦人科学会雑誌，63(1)：N3-N10, 2011 より)

ストロゲン，プロゲステロン両方投与することにより出血のみられるものを第2度無月経とする．診断法は図 1-11 に示す．

a. 視床下部性無月経

続発性無月経の中でも視床下部障害に起因するものが約60％と過半数を占め，大部分は機能的障害である．視床下部から分泌されるゴナドトロピン放出ホルモンの分泌障害により起こる．

b. 下垂体性無月経

シーハン症候群のような下垂体の破壊，プロラクチノーマなどの腫瘍性病変，empty sella 症候群やゴナドトロピン単独欠損症などがある．原因としてはプロラクチノーマが多くを占める．

c. 卵巣性無月経

卵巣原発の機能不全は遺伝性，免疫性，放射線性，薬物，感染，腫瘍などが原因となる．高ゴナドトロピン血症を呈するのが特徴である．腹腔鏡検査で卵巣の確認および生検が必須である．原始卵胞が認められない場合は，早発閉経で，存在すればゴナドトロピン不応卵巣と考える．

d. 子宮性無月経

炎症性や流産手術後などに起こる子宮内膜または子宮頸管の癒着により無月経になったもので，比較的まれである．子宮卵管造影法，MRI あるいは子宮鏡で診断を行う．

表 1-7　高プロラクチン血症性無月経の原因

視床下部性	Chiari-Frommel 症候群 Argonz del-Castillo 症候群 松果体種 頭蓋咽頭腫	
下垂体性	プロラクチノーマ 末端肥大症	
原発性甲状腺機能低下症		
薬剤性	降圧剤	レゼルピン
		αメチルドパ
	向精神薬	フェノサイアジン系
		ブチロフェノン系
		三環系抗うつ剤
	胃腸薬	ベンザミド系
	エストロゲン剤	ピル服用後
その他	胸壁の手術，外傷，乳頭刺激など	

e. 高プロラクチン血症性無月経 （表 1-7）

　無月経，無排卵の 20％に高プロラクチン血症が存在するため，必ずプロラクチン測定は行う．下垂体腺腫によるものが約 1/3 と一番多く，次いで Chiari-Frommel 症候群，特発性，薬剤性などによるものがある．トルコ鞍断層撮影，CT スキャン，MRI などによって下垂体腺腫の存在の有無を確認する．

5）帯下（おりもの）（表 1-8）

　正常の帯下は，①外陰の皮脂腺，汗腺，バルトリン腺，スキーン腺，②腟壁からの漏出液，③腟や子宮頸管からの剝離細胞と頸管粘液，④子宮内膜や卵管からの分泌液，⑤感染している微生物とその産生物より構成されている．排卵期には頸管粘液の増量により，帯下が増加する．かゆみ，下腹部痛などを伴う場合は，炎症性疾患を念頭に置く．炎症の原因としては性行為や，腟内環境の変化による病原菌の異常増殖によるものや，自浄作用の低下による病原菌の増殖による場合もある．カンジダ腟炎，腟トリコモナス症，クラミジア頸管炎，淋菌性頸管炎，腟部びらん，子宮内膜炎などがある．患者が帯下が多くなったと訴えても診察してみると病的なものでなく，生理的な

表 1-8　帯下の原因と性状

疾　患	原　因	帯下の性状
カンジダ腟炎	カンジダ	白色，ヨーグルト状
腟トリコモナス症	腟トリコモナス	泡沫状
クラミジア頸管炎	クラミジア・トラコマティス	帯下の増量
淋菌性頸管炎	淋菌	膿
ヘルペス腟炎	ヘルペス	漿液性

表 1-9　外陰部のかゆみの原因	表 1-10　下腹部腫瘤を起こす疾患
1. カンジダ腟炎 2. トリコモナス腟炎 3. 外陰ヘルペス 4. 腟坐薬のアレルギー 5. ナプキンかぶれ 6. 心因性 7. 原因不明	1. 子宮筋腫 2. 卵巣腫瘍 3. 子宮腺筋症 4. 妊娠子宮 5. 卵巣過剰刺激症候群（OHSS）

ものもある．外陰と腟の感染症は，産婦人科外来患者の中でも多くの割合を占める疾患であるので注意深く観察する．

6) 外陰部のかゆみ (表 1-9)

　外陰の掻痒感や疼痛，性交痛，排尿時痛を主訴として来院する．このような症状は，感染症以外の原因による場合も多いので鑑別診断が重要である．感染症であることを確定するには病原体を検出する必要がある．外陰部のかゆみを起こす疾患にはカンジダ腟炎，トリコモナス腟炎，外陰ヘルペスなどがある．体外受精で黄体補充法としてプロゲステロン腟坐薬を使用している場合にその薬剤のアレルギーで腟炎が起こり，それが原因でかゆみが生じる場合がある．ナプキンによる外陰炎や何も原因が見当たらず，単に精神的なものから起こる心因性のかゆみもある．

7) 下腹部腫瘤感 (表 1-10)

　下腹部に腫瘤を触れる疾患として子宮筋腫，卵巣腫瘍，子宮腺筋症，妊娠子宮，卵巣過剰刺激症候群（OHSS）などがある．

⑴ **子宮筋腫**

　子宮筋腫は産婦人科の日常診療で最も遭遇する機会の多いエストロゲン依存性の腫瘍であり，閉経後に退縮する．症状のないものは基本的に治療の必要はないが，有症状のものや，無症状であっても閉経後に発見された筋腫や急速に増大するものに関しては子宮肉腫との鑑別を要することがあり，注意が必要である．子宮筋腫は子宮平滑筋細胞由来の良性腫瘍で，生殖可能年齢の約 20% に発生する．発生原因はいまだ不明であるが，平滑筋腫には，正常平滑筋よりも多くのエストロゲン受容体が発現し，エストロゲン刺激が原因として作用することは多くの基礎的・臨床的研究から明らかである．

　子宮筋腫の発育には女性ホルモンであるエストロゲンが関与している．閉経後は縮小することが多い．できる場所によって漿膜下筋腫，粘膜下筋腫，筋層内筋腫がある．ときに巨大化し膀胱などを圧迫することがある．筋腫が変性を起こすと発熱や疼痛を起こすことがある．まれではあるが悪性腫瘍，すなわち子宮肉腫もあるので増大傾向がみられたら注意が必要である．子宮筋腫が原因で不妊症になっていると考えられる場合，腹腔鏡または開腹により筋腫のみを摘出することも可能である．

⑵ **卵巣腫瘍**

　婦人科腫瘍の中で頻度の高いものである．さまざまな種類があり，その発生起源か

ら，表層上皮性，間質性，性索間質性，胚細胞性腫瘍などに分類され，それぞれに良性，悪性，境界型がある．腫瘍が小さいうちは無症状であるが，腫瘍の増大や，腹水貯留によって腹部膨満感が出現し，茎捻転を起こすと激痛となる．

皮様嚢腫（デルモイド）やチョコレート嚢胞などの良性腫瘍では，腫脹した部分のみを摘出し，正常卵巣部分を残すことも可能である．

(3) 子宮腺筋症

子宮筋層に子宮内膜症病変が侵入したものであり，月経困難症，慢性骨盤痛，過多月経が主症状である．子宮筋腫と同様に子宮が増大する疾患であるが，腫瘤形成型とびまん性型に分類される．小児頭大まで増大することがあり，保存療法として，子宮内膜症と同様の対症療法やホルモン療法を行う．

(山下　能毅)

❸ 生殖に伴う検査法

1 内分泌検査法

1) 基礎体温

(1) 基礎体温とは

ヒトの体温は運動，代謝などに関連して1日の中でも変動している．基礎体温（basal body temperature：BBT）は，体温の日内変動の中で最も低い体温を指す．4時間以上の睡眠後の早朝覚醒直後，離床前に口腔内で測定した体温をいう．基礎体温を連日測定し，それを折れ線グラフ化することにより，排卵の有無や黄体機能などが評価できる．さらには不妊検査の日程を決めるうえでも必要である．

排卵を有する女性では，卵胞期には低温相を示し，排卵後には黄体から分泌されるプロゲステロンが3～5ng/mL以上になると，視床下部の体温中枢に作用し，基礎体温が0.3～0.6℃上昇することにより，2相性パターンを示す．基礎体温の絶対値ではなく，グラフ化したときの評価が重要である．

(2) 基礎体温でわかること

a. 排卵の有無

低温相と高温相の温度差が0.3℃以上で高温相が6日以上持続していれば，排卵があったことが推定される．ただし，黄体化未破裂卵胞（luteinized unruptured follicle：LUF）では，卵子が卵胞から排出されないまま黄体化するので，基礎体温は2相性を示す．そのため，超音波検査を併用して発育卵胞の消失を確認したほうがより確実に排卵の有無が判断できる．

b. 黄体機能不全の推定

高温相が10日未満の場合や，高温相と低温相の温度差が0.3℃未満である場合は黄体機能不全の可能性が考えられる．血中のプロゲステロン値の低下は基礎体温上の高温相と低温相の温度差としては反映されないこともあるので，黄体中期のプロゲステロン値や黄体前期，後期も含めたプロゲステロン値の推移を観察して評価する必要がある．

c. 排卵日の推定

　これまでに，排卵と基礎体温との関連を調べた報告は多数あり，それらによると体温陥落日，低体温最終日，高温相初日などが排卵日であるとされてきた．また超音波検査上の排卵日と基礎体温との関連を検討した報告では，体温陥落日に28.4%，低温相最終日に62.5%排卵があったとされている[1]．したがって，基礎体温のみから排卵日を正確に推定するのは困難である．

d. 妊娠の推定

　高温相が17日以上持続した場合は妊娠の可能性が高い．ただし，黄体期にhCGの投与やプロゲステロン補充療法を受けた場合は，妊娠の有無に関係なく高温相が持続する場合があるので注意を要する．

2) ホルモン測定

　不妊原因のうち排卵障害は20%以上を占めるといわれている．排卵を含む卵巣機能は基本的には視床下部—下垂体—卵巣系により調節されており，ホルモン検査はこの視床下部—下垂体—卵巣系の機能を評価するうえで重要な検査である．視床下部—下垂体—卵巣系のホルモン値は月経周期内で大きく変動するため[2]（表1-11），その測定時期と評価には注意を要する．

⑴ 測定上の注意点

　稀排卵，無月経の患者の場合，低用量ピルなどのホルモン剤が投与されていることが多く，投与されたホルモン剤により視床下部—下垂体—卵巣系のホルモン値が修飾され，本来の値より低い結果が得られる可能性がある．そのため通常3週間以上の休薬期間をおいて検査を行う．月経周期内で変動があるものが多いのはもちろん，日内変動を示すものもあるので，採血時期に注意する．また，測定系により基準値が異なるため，自施設で採用されている測定キットの基準値を把握しておくことが必要である．

⑵ 各ホルモン値の評価

a. 黄体化ホルモン（LH）

　血清LH値の基礎値は月経開始3〜7日目に測定することが推奨されている．視床下部，下垂体障害の評価，多嚢胞性卵巣症候群（PCOS）の診断に有用である．閉経期女性や卵巣性無月経では著しい高値を示す．また，排卵はLHサージの開始から36〜40時間後，LHサージのピークから10〜12時間後に起きる．そのため排卵前期に12時間ごとに尿中LH半定量検査を行い，排卵のタイミングを予測することができる．

表1-11　正常成熟女性の血清ホルモン値

	E$_2$ (pg/mL)	P$_4$ (ng/mL)	LH (mIU/mL)	FSH (mIU/mL)	PRL (ng/mL)	T (ng/mL)
卵胞期	20〜40	0.1〜0.5	5〜20	5〜15	<15	0.2〜0.6
排卵期	150〜400	0.1〜0.5	40〜100	10〜20	<15	0.2〜0.6
黄体期	100〜300	5.0〜20.0	5〜20	5〜15	<15	0.2〜0.6

（佐藤和雄・他編：臨床エビデンス婦人科学．メジカルビュー，2003．一部改変）

b. 卵胞刺激ホルモン（FSH）

　血清 FSH 値の基礎値も，同様に月経開始 3〜7 日目に測定することが推奨されている．卵巣予備能や視床下部，下垂体障害の評価に有用である．卵巣性無月経の場合は 30 mIU/mL 以上になる．臨床的には 15 mIU/mL 以上の場合は卵巣機能低下が示唆される．

c. プロラクチン（PRL）

　PRL は食事，運動，ストレス，乳房刺激，性交渉などによりその分泌が亢進する．排卵期に分泌がやや亢進し，日内変動もあるため，血清 PRL 値の基礎値は月経開始 3〜7 日目の起床・食事後少なくとも 2〜3 時間経過した安静状態で採血することが望ましい．高 PRL 血症では，卵胞発育不全，排卵障害，黄体機能不全，初期流産との関連が知られている．また薬剤性の高 PRL 血症もあるため，向精神薬，降圧剤，胃腸薬の内服の有無の確認が必要である．成人女性では WHO が推奨する標準品 1st IRP-PRL を用いた IRMA 法で 15 ng/mL 以下が基準値となっている．50 ng/mL 以上の場合は，下垂体プロラクチノーマを疑い，MRI 等の精査が必要である．

d. エストラジオール（E_2）

　血清 E_2 基礎値の測定も月経開始 3〜7 日目に測定することが推奨されており，卵巣機能を評価するのに役立つ．極端な低値は卵巣機能の低下を示唆するが，逆に基礎値が 80 pg/mL 以上の場合も卵巣機能低下を示唆する所見である[3]．これはインヒビン B の分泌低下によるものと考えられている．また，黄体中期（黄体期 5〜7 日目）に E_2 を測定して黄体機能の評価に用いることもある．

e. プロゲステロン（P_4）

　P_4 は黄体中期（黄体期 5〜7 日目）に測定して，黄体機能の評価に用いられる．一般的に正常値は 10 ng/mL 以上とされることが多いが，自然周期での黄体機能不全の意義に関しては米国生殖医学会（ASRM）からは否定的な見解が出されている[4]．

f. テストステロン（T）

　血中 T 値の測定は多囊胞性卵巣症候群（PCOS）の診断に必要である．排卵期に若干の上昇が認められるため，これも月経開始 3〜7 日目に測定することが望ましい．PCOS の高アンドロゲン血症のチェックにはアンドロステンジオンの測定も必要であるが，現在のところ保険収載されていない．

3）卵巣予備能

　女性の加齢による妊孕能の低下は，卵巣に残存している卵子の質的・量的低下が主たる原因である．一般に卵巣予備能（ovarian reserve）とは，卵巣に存在している卵子の量と質の両方を指すものであるが，後述する AMH や AFC などの卵巣予備能を評価する検査は，あくまでも残存している卵子の量の評価を行うものであり，決して質の評価を行っているものではないことに注意が必要である．ここで述べる卵巣予備能とは，現時点で被験者の卵巣に残存している卵子の量的な評価であり，臨床的には卵巣刺激に対する卵巣の反応性の予測値である．後述する各検査の特徴を表1-12 に示す．

(1) 胞状卵胞数（antral follicle count：AFC）

　AFC は月経周期の 3 日目前後に経腟超音波断層法を用いて両側卵巣の直径 2〜

❸ 生殖に伴う検査法　　**27**

表 1-12　各種卵巣予備能検査の特徴

	年齢	FSH	AFC	AMH
低反応の予測	+	++	+++	+++
過剰反応の予測	+	−	++	+++
月経周囲内の変動が少ない	+++	−	++	++
月経周期間の変動が少ない	+++	−	++	++
検者間の差がない	+++	+++	−	++

(La Marca A, et al : Hum Reprod Update, 16(2) : 113-130, 2010[5] より，一部改変)

10 mm の胞状卵胞をカウントした数値である．簡便に測定でき，さらには後述する AMH と同等の有用性があるとの報告も多いが[5]，検者間の測定誤差などが問題点としてあげられる．AFC が 5～7 未満では卵巣予備能が低下している可能性が考えらえる．

⑵ 抗ミュラー管ホルモン（anti-Müllerian hormone：AMH）

　AMH は 19 番染色体上の遺伝子にコードされている TGF-β スーパーファミリーに属する糖タンパク質であり，胎生期のミュラー管の退縮に作用し男性生殖器の形成の役割の一部を果たしていることが知られている．また，AMH は FSH の反応性を獲得する前の一次卵胞，二次卵胞，前胞状卵胞，小胞状卵胞顆粒膜細胞からも分泌されており，卵巣予備能を評価する指標として注目されている．AMH は卵巣に残存している原始卵胞数に相関し，月経周期内の変動が少ないため，近年は卵巣予備能のマーカーとして広く普及している．AMH は体外受精の調節卵巣刺激時の採卵数に相関し[6]，刺激法の選択，低反応や卵巣過剰刺激症候群発症の予測に有用である．AMH はあくまでも卵巣に残存している卵子数の目安であり，卵子の質，妊娠・生産の予想には基本的には利用できないことに注意する必要がある．

⑶ 卵胞刺激ホルモン（FSH）

　血清 FSH 値は卵巣予備脳を評価する古典的なマーカーではあるが，月経周期により値が変動することや，卵巣機能がある程度低下しないと上昇しないという問題点がある．

4）頸管粘液

　子宮頸管粘液は月経周期により，その分泌量，性状が周期的に変化する．排卵期にはエストロゲンの作用により量は増加するが，粘稠度が低下することにより精子の頸管および子宮腔内への侵入上昇を許容する．一方，排卵後はプロゲステロンの抗エストロゲン作用により粘稠な粘液栓となって精子の侵入を阻止する．不妊症のうち頸管因子は数％存在するといわれている．頸管因子が原因となる不妊症には，頸管粘液の分泌や性状に問題がある場合と，頸管粘液と精子の適合性に問題がある場合がある．頸管因子に対する検査には頸管粘液検査とフーナー（Huhner）テストがある．

⑴ 頸管粘液検査

　頸管粘液検査は，排卵期に子宮腟部を露出した後に，表面の分泌物を綿球などで拭

表 1-13　頸管粘液スコア

Score	0	1	2	3
量（mL）	0	0.1	0.2	≧0.3
粘稠性	硬い	中等度	柔らかい	水様
結晶形成	結晶形成なし	不規則な結晶	1〜2分枝のシダ状結晶	3分枝以上のシダ状結晶
牽糸性（cm）	<1	1〜4	5〜8	≧9
細胞濃度（/HPF）	>20	11〜20	1〜10	0

(WHO laboratory manual, 4th ed., 1999 より，一部改変)

い，ツベルクリン注射器を用いて頸管内の粘液を吸引する．粘液量を確認した後，粘液をスライドガラス上に広げ粘稠性を確認し，その後粘液をわずかに吸引して牽引して牽糸性を評価する．この牽糸性は排卵期には9〜10cm以上になる．そして粘液をスライドガラスに塗抹しドライヤーを用いるか自然乾燥させ，顕微鏡にて低倍率で観察すると樹枝状の結晶を形成している．特に排卵期には植物のシダに似た結晶を示し，でシダ様状結晶（羊歯状結晶）と呼ばれる．頸管粘液の評価は表1-13のスコアリングシステムを用いて行う[7]．10点未満は頸管粘液不良と判断する．

⑵ フーナーテスト

フーナーテストは精子─頸管粘液適合検査であり，性交後試験（postcoital test：PCT）とも呼ばれる．排卵期に性交後9〜14時間後に頸管粘液を採取して，顕微鏡で観察し評価する．現在も多くの医療施設で施行されているが，検査方法や判定基準が統一されておらず，その臨床的意義に関しても懐疑的な意見が多い．そのためASRMは不妊症スクリーニング検査としては推奨していない[8]のが現状である．

5）精巣機能

不妊原因の約半数は男性因子が関与していると考えられている．精液検査は男性因子を評価する唯一のスクリーニング検査であると同時に，不妊カップルに早期に行うべき重要な検査である．WHOマニュアルによる精液所見の正常下限値（表1-14）を示す[9]．

⑴ 精液検査の実際

禁欲期間は2日以上7日以内とする．マスターベーションにて全量を，清潔で滅菌された，広口透明な専用容器に採取する．1カ月以内に少なくとも2回施行する．2回の結果に大きな相違がある場合はさらに検査を行う．2回の場合はその平均値，3回以上の場合は中央値を採用する．異常を検出したとしても，1回の検査のみで診断しない．

精液は室温で30分間静置し，液化させる．シリンジなどで吸引・滴下して液化しているか確認する．液化不良の場合は前立腺疾患が疑われる．精液量の測定は計量器を用いた重量法が推奨されている．精子運動率の測定は，均一化した精子を10μLスライドガラスにのせ，気泡が入らないようにして22×22mmのカバーガラスで覆う（標本の厚さは20μmになる）．顕微鏡にて400倍で観察して，前進運動精子（PR）（非常に活発で直線的あるいは大きな円弧を描くように動いている精子），非前進運動精

表 1-14 WHOマニュアル（第5版）
による精液検査正常下限値

	正常下限値
精液量	1.5 mL
精子濃度	15×10^6/mL
総精子数	39×10^6/mL
精子運動率	40%
前進運動精子	32%
精子生存率	58%
正常精子形態率	4%

子（NP）（前進性を欠いたさまざまな運動性を有する精子），不動精子（IM）（動きが見られない精子）に分類して評価する．200個以上の精子を分類して，これを3回繰り返しその平均値を測定値とする．運動率はPR＋NPまたはPRの割合（％）で示す．正常の下限値は前者で40％，後者で32％である．

　精子濃度の測定は，原則的には原精液を用いて行うが，性状によっては問題が生じることがあるので，精度を上げるため希釈することが望ましい．400倍で観察したときの1視野の精子数に応じて以下のように希釈する．15精子以下→5倍希釈，15〜40精子→10倍希釈，40〜200精子→20倍希釈，200精子以上→50倍希釈．測定は改良型NeubauerまたはBurker-Turk血球計算盤を用いることが推奨されている．

（梶原　健）

2　内視鏡検査法

1）子宮鏡検査（ヒステロスコピー）

　子宮鏡検査は経腟的に直視下に子宮内腔病変を観察するために用いられる内視鏡検査である．不妊症診療においては子宮内膜ポリープ（図1-12），子宮粘膜下筋腫（図1-13），子宮奇形や子宮腔癒着症の診断に有用である．子宮内膜ポリープや子宮粘膜下筋腫等の腫瘤性病変であれば，病変の位置，大きさ，個数ならびに子宮鏡下手術の適応かどうかを検査する．子宮奇形であれば，中隔子宮，双角子宮，弓状子宮等の補助診断に用いられる[1]．

　子宮鏡には軟性鏡と硬性鏡があり，前者は先端が彎曲することで観察に死角がなく操作性に優れる．画像がやや粗いファイバースコープと画質に優れた電子内視鏡がある．後者は画像が鮮明であるが，麻酔下での処置が必要でありやや習熟が必要である．施行するにあたり，口径の小さい軟性鏡であれば無麻酔下でも施術可能であるが，内子宮口が狭小化している症例では子宮頸管の拡張が必要な場合がある．鎮痛剤のみでは検査時の疼痛が軽減せず，検査が不十分に終わることが懸念されるため，特に未経妊の症例では麻酔下での施行も考慮する．速やかに（30分以内に）検査を終了するためには器具の操作に慣れ，子宮内腔の観察の手順を決めておくなど，事前に準備を整えておく必要がある．

子宮鏡下に観察，診断や組織採取するには子宮内腔の拡張が必要なため，いくつかの灌流媒体が用いられてきた．CO_2ガスは観察時の遠近感は優れているが出血時には観察が難しくなり，ガス塞栓のリスクがあることから最近はあまり用いられなくなった．一方，生理的食塩水，糖質液やデキストランは灌流や排液の取り扱いが煩雑になるが，血液や浮遊物を洗い流すことができ，中でもデキストランは出血した血液が拡散しにくいため，視野を保つ効果は優れている[2,3]．本検査は実施時期の選択も重要である．すなわち，肥厚した子宮内膜は病変を覆い隠し，また容易に剥脱したり出血による視界不良となるため，月経終了直後で子宮内膜が肥厚していない時期が望ましい．検査後の抗菌剤投与は必ずしも必要ではない[4,5]．

2）腹腔鏡検査（ラパロスコピー）

　不妊症診療においては腹腔鏡検査は直視下に卵管・卵巣および子宮の形態や子宮付属器周囲における器質的異常を検索することを目的としており，さらに検査により異常所見が確認された際には引き続き治療することができる．全身麻酔が必要となるが，不妊症の原因検索や治療において有用性は高い（図 1-14）．

　不妊治療の方針を決定するうえで卵管の状態を正確に評価することは重要であり，最も一般的に行われているのは子宮卵管造影検査（hysterosalpingography：HSG）である．しかしながら，HSG で異常を認めない原因不明の不妊症患者に腹腔鏡検査を行うと子宮内膜症や子宮付属器周囲癒着等の所見が確認されることが知られている[6]．また，進行した子宮内膜症，高度な子宮付属器周囲癒着や両側卵管閉塞等がみられることもあり，腹腔鏡検査を行った症例のうち 14.0％が生殖補助医療（ART）の適応となり，治療方針の決定に腹腔鏡が有用であったという報告[7]や，腹腔鏡検査後と HSG 施行後の妊娠率を後方視的に比較し，腹腔鏡検査を行った症例で妊娠率が高く，妊娠成立までの期間が短かったとする報告[8]もみられる．その一方で，HSG 正常例では腹腔鏡検査で異常を認める可能性は低く，また異常を認めた場合でも軽度の子宮付属器周囲癒着の程度の所見であり，その後の治療方針の決定や妊娠率の改善に寄与しないとし，ART が普及した現在では腹腔鏡検査の必要性を疑問視する意見もある[9,10]．

　不妊症の原因検索における腹腔鏡の意義については意見が分かれるが，HSG だけで癒着の程度を正確に評価することは困難であり，特に子宮付属器周囲癒着が疑われる症例では，腹腔鏡検査でその有無を評価することはその後の不妊治療の方針を決定するために有用である[11]．

　腹腔鏡検査の適応となる状態としては，以下のことがあげられる．

⑴ HSG で卵管および子宮付属器周囲に異常を認める症例

　HSG で卵管の疎通性を認めない症例や造影剤の拡散が不十分で子宮付属器周囲癒着が疑われる症例に対しては，原因を直視下に確認できる腹腔鏡検査が有用である．HSG の診断精度を検討したメタアナリシスによると，卵管疎通性診断の感度は 0.65，特異性は 0.83 と報告されており[12]，HSG で疎通性を認める場合はほぼ確実に卵管の疎通性があると診断できる．一方で，HSG で卵管の疎通性が確認できない場合の偽陰性率は比較的高く，HSG で卵管閉塞と診断されても腹腔鏡による観察で疎通性を認める症例が少なからず存在することから，卵管閉塞が疑われた症例に対しても腹腔

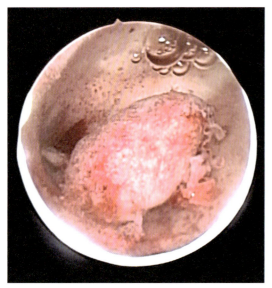

図 1-12　子宮内膜ポリープ
子宮鏡下に子宮内膜と類似した色調で平滑であり，かつ表面に微細な血管像を伴う腫瘤として観察される．

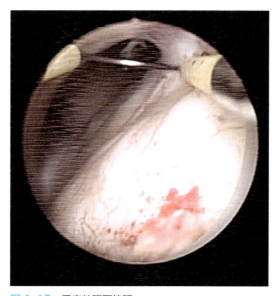

図 1-13　子宮粘膜下筋腫
子宮鏡下にやや白色調で表面は平滑な腫瘤として観察される．

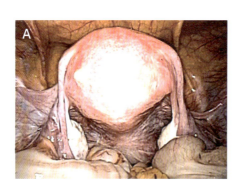

図 1-14　腹腔鏡検査所見
骨盤腔内全景（A）．右側の卵管は通過性良好（B）であるが，左側は閉塞している（C）．

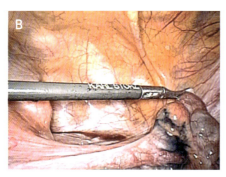

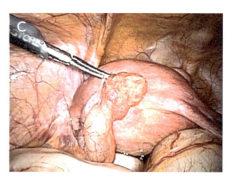

鏡検査を考慮すべきである[13]．

(2) 骨盤内炎症性疾患の既往症例

　クラミジア感染症に代表される骨盤内炎症性疾患（pelvic inflammatory disease：

PID）の既往がある症例では，卵管因子に起因する不妊になることが知られており，腹腔鏡検査で卵管およびその周囲の状態を確認することが必要となる．クラミジアは，性交渉により子宮頸部円柱上皮細胞に感染し，上行性に子宮内膜，卵管，卵管采，骨盤腹膜，肝周囲へと炎症が波及する．卵管で炎症が持続すると，卵管線毛細胞の破壊により受精卵の輸送障害を生じたり，卵管間質の線維化や肥厚により卵管狭窄・閉塞を生じる．炎症が卵管采や卵巣周囲に及ぶとフィルム状の癒着が形成され，卵管采癒着をきたし，卵管采が閉塞すると卵管留症となる．クラミジアは若年女性の罹患者が多く，無症候性感染も多い．さらに，血清クラミジア抗体陽性例では HSG で異常を認めなくても卵管周囲癒着の所見を認めることが多いため，不妊症検査時のスクリーニングでクラミジア抗体検査を行い，抗体陽性例では積極的に腹腔鏡検査を勧めるという考え方もある[13]．

(3) 原因不明不妊

一般不妊検査スクリーニングで異常を認めない原因不明不妊に対して腹腔鏡検査を行った報告では，75〜80％に何らかの異常所見を認め，そのうち 29〜41％に子宮付属器周囲癒着が確認されている．一般不妊治療で妊娠成立しなければ，その後に ART にステップアップすることが多いため，腹腔鏡検査は長期にわたる不妊症例やステップアップの判断に悩む症例では，治療方針決定の際に有用とされる[13]．

（河野　康志，楢原　久司）

3 超音波検査法

1) 超音波検査とは

不妊症診療において，超音波断層法による子宮や卵巣の形態の確認は必須である．子宮が著しく増大していない限り，経腹超音波より膀胱の充満が必要ない経腟超音波検査が有用である．子宮全体の肥大，変形，腫瘤の有無，子宮内腔の形状や子宮内膜の性状などを詳細に観察する．子宮筋腫，子宮腺筋症，子宮内膜ポリープや子宮体癌以外にも帝王切開瘢痕症候群，さらには中隔子宮や双角子宮などの子宮奇形の有無も調べる．

2) 不妊原因の超音波診断

(1) 子宮の観察

a. 子宮内膜の形態と評価

超音波による観察では，子宮内膜は厚さや輝度が月経周期，すなわち月経期，増殖期，分泌期に伴い変化するため，子宮内膜所見の確認は重要な検査項目である．月経期の子宮内膜は薄く高輝度であり，子宮の収縮により月経血が流動する様子も観察される．増殖期の内膜は輪郭の輝度が高いため木の葉状の形態（leaf pattern）を示し，その厚さは次第に増し，排卵日には通常 8 mm を超える（図 1-15）．排卵後，分泌期になると子宮内膜は全体的に中等度の輝度を呈してさらに厚みを増し，子宮の収縮はほとんどみられない[13]．このような生理的変化を念頭に置きながら，同時に観察される卵胞径などの所見と併せて，子宮内膜や卵巣の器質的ならびに機能的異常の有無を総合的に判断する．

❸ 生殖に伴う検査法　33

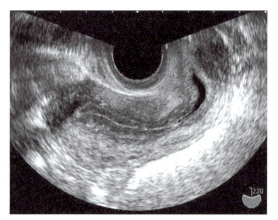

図 1-15 月経周期 13 日目の経腟的超音波画像
排卵期での子宮内膜の形態は leaf pattern を呈し，内膜厚は 9.9 mm．子宮頸部には頸管粘液の貯留もみられる．

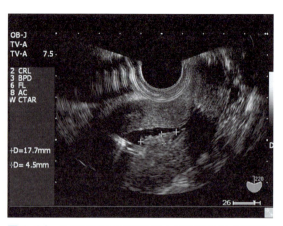

図 1-16 生理的食塩水の注入により診断できた子宮腔内病変

b. Sonohysterography（SHG）

超音波検査による子宮内膜の厚さ，輝度の増加や性状の不整などから子宮内腔の隆起性病変を疑う場合，子宮内腔に生理的食塩水を注入し，経腟超音波検査下に子宮内腔の状態を確認する検査手技を sonohysterography（SHG）という．腟内をよく消毒したうえで卵管疎通検査用カテーテル（ヒスキャス）のような径の細いチューブを子宮内に挿入し，先端のバルーンを膨らませてから生理的食塩水をゆっくりと注入する．子宮内腔病変の診断精度は HSG よりも優れており，子宮内膜ポリープや子宮粘膜下筋腫などの診断が容易となる（図 1-16）．また，注入した生理的食塩水のダグラス窩貯留をみることで，少なくとも一側の卵管の疎通性も確認できる[13]．

c. 子宮筋腫

子宮腫瘍の中で子宮筋腫が最も頻度が高く，不妊の原因となる子宮筋腫も存在するため，超音波検査による評価は重要である．子宮内膜の変位や圧迫所見，あるいは 5～6 cm 以上の筋層内・漿膜下筋腫がある場合は子宮筋腫核出術が必要となるため，その後に MRI を撮影し治療計画を立てる[14]．

(2) 卵巣の観察

a. 卵巣の形態と評価

成熟した卵子を得るためには卵胞径をモニタリングする必要がある．卵胞を評価するには卵巣内に円形の無エコー領域として認められる胞状卵胞径を経時的に計測する．直交する 3 方向それぞれの最大径を測定し，その平均値を卵胞径とする．

月経周期の 3 日目の卵巣には，直径 2～5 mm の卵胞が観察され，8 日目には発育卵胞は径 10 mm に達し，自然周期ではこの段階までに単一卵胞の選択が終了している．これ以降は自然周期では一日あたり卵胞径が約 2 mm ずつ増大し，排卵前日には約 20 mm を超える成熟卵胞となる（図 1-17）．卵胞期初期の胞状卵胞数（AFC）は卵巣予備能の指標として用いられる．卵巣を確認する際には同時にネックレスサイン，すなわち少なくとも一方の卵巣で 2～9 mm の小卵胞が 10 個以上存在するか等も確認

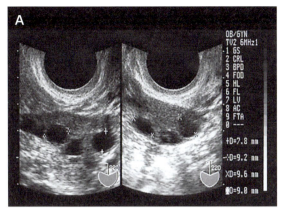 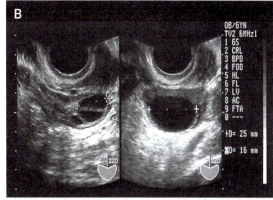

図 1-17　卵胞期初期（A）と排卵直前（B）の超音波画像

し，多囊胞性卵巣症候群の診断に至った場合は排卵誘発剤の使用を考慮する[15]．

　複数の卵胞が観察されるのは自然周期では 5〜11％であるが，クロミフェン内服周期では 30〜60％，hMG による刺激周期では 80％とされている[16]．卵巣刺激周期での卵胞の増大速度は自然周期より大きいが，排卵前日の卵胞径は自然周期と有意な差はない．卵巣刺激周期で観察される複数の卵胞は発育速度が一様ではなく，経過とともに主席卵胞が入れ替わることはめずらしくないとされている[13]．

b. 卵巣病変の評価

　卵巣腫瘍の中では皮様囊腫と子宮内膜症性囊胞は見つかる頻度が高く，4 cm 以上の腫瘍を認める場合は腫瘍マーカーの測定，CT スキャンや MRI 等の画像検査で診断し手術を考慮する．特に子宮内膜症性囊胞が存在する場合は凍結骨盤の可能性もあり，腹壁から用手的に圧迫しながら経腟超音波で子宮・卵巣を観察することで卵巣の可動性を確認し，可動性を認めない場合は骨盤内臓器との癒着等も想定する．

3）超音波卵管造影

　超音波子宮卵管造影法（hysterosalpingo-contrast-sonography：HyCoSy）は専用の造影剤を使って超音波下に卵管の疎通性を評価する検査である．ヨード造影剤を使用しない点，ならびに放射線被曝をせずに外来で簡便に行えるのが特徴であり，HSGと比較し疼痛が少なく検査時間も短縮すると報告されている[17]．卵管因子を疑う不妊症のスクリーニングとしての有用性が評価されており，HSG と同等な精度が得られることが明らかとなっている[18]．また，卵管閉塞の診断において三次元超音波を用いた HyCoSy の有効性がメタアナリシスにより示されている[19]．

　レボビスト®は超音波用造影剤として開発され，ガラクトース・パルミチン酸混合物（999：1）を注射用蒸留水にて調製する懸濁性注射液である．ガラクトースを水へ溶解するのに伴って発生する微小気泡の反射作用により，超音波検査時にシグナル増強効果を発揮する．経腟超音波下には輝度の高いエコー像として観察され，卵管の疎通性を検査できる．ただし，本剤は 2012 年 2 月に供給停止となっている[20]．

　フェムビュー™（2012 年 3 月から発売）は子宮用注入器であり，生理的食塩水お

および空気の混合液を作製し子宮腔内に注入することで，超音波卵管造影での卵管の疎通性を検査が可能になる．バルーンカテーテルに接続し子宮内に注入すると，アプリケーターを通して生理的食塩水と空気が交互に押し出され，その造影源（生理的食塩水および空気の混合液）が子宮腔内に注入されることで超音波下に卵管の疎通性を検査できる[20]．本法の有用性については症例を積み重ねてのさらなる検討が待たれる．

（河野　康志，楢原　久司）

／文　献／

1-1-1）男性生殖器

1) 日本生殖医学会：生殖医療の必修知識 2017．日本生殖医学会，pp35-39，2017．
2) Wein AJ, Kavoussi LR, Novick AC, Partin AW, Peters CA：Campbell-Walsh Urology（10th ed）．pp60-68, Philadelphia：Elsevier, 2012.
3) Infertility in the Male, 4th edition. ed. Lipshultz LI, Howards SS, Niederberger CS. pp55-56, Cambridge University Press, 2009.

1-2-1）月経周期と性ホルモン

1) Barbieri RL：The endocrinology of the menstrual cycle. Methods Mol Biol, 1154：145-169, 2014.
2) Terasaka T, Otsuka F, et al：Mutual interaction of kisspeptin, estrogen and bone morphogenetic protein-4 activity in GnRH regulation by GT1-7 cells. Mol Cell Endocrinol, 381(1-2)：8-15, 2013.
3) Sonigo C, Bouilly J, et al：Hyperprolactinemia-induced ovarian acyclicity is reversed by kisspeptin administration. J Clin Invest, 122：3791-3795, 2012.
4) Bjorbaek C, Kahn BB：Leptin signaling in the central nervous system and the periphery. Recent Prog Horm Res, 59：305-331, 2004.
5) Kesner J, Wilson R, et al：Unexpected responses of the hypothalamic gonadotropin-releasing hormone "pulse generator" to physiological estradiol inputs in the absence of the ovary. Proc Natl Acad Sci. 84：8745-8749, 1987.
6) Karsch FJ, Weick R, et al：Induced LH surges in the rhesus monkey：strength-duration characteristics of the estrogen stimulus. Endocrinology, 92：1740-1747, 1973.
7) Groome NP, Illingworth PJ, et al：Measurement of dimeric inhibin B throughout the human menstrual cycle. J Clin Endocrinol Metab, 81(4)：1401-1405, 1996.

1-3-1）内分泌検査法

1) 千石一雄・他：基礎体温法による排卵および排卵日診断における正確性に関する検討．日不妊会誌，30(2)：219-233, 1985.
2) 星和彦：不妊症の検査と診断．「臨床エビデンス婦人科学」．佐藤和雄，藤本征一郎編，pp186-195, メジカルビュー，2003.
3) Smotrich DB, Widra EA, et al：Prognostic value of day 3 estradiol on *in vitro* fertilization outcome. Fertil Steril, 64(6)：1136-1140, 1995.
4) Practice Committee of American Society for Reproductive Medicine：Diagnostic evaluation of the infertile female：a committee opinion. Fertil Steril, 98(2)：302-307, 2012.
5) La Marca A, Sighinolfi G, et al：Anti-Mullerian hormone（AMH）as a predictive marker in assisted reproductive technology（ART）. Hum Reprod Update, 16(2)：113-130, 2010.
6) Arce JC, Andersen AN, et al：Ovarian response to recombinant human follicle-stimulating hormone：a randomized, antimüllerian hormone-stratified, dose-response trial in women undergoing *in vitro* fertilization/intracytoplasmic sperm injection. Fertil Steril, 102：1633-1640. e5, 2014.
7) World Health Organization：WHO laboratory manual for the examination of human semen and sperm-cervical mucus interaction. 4th ed., Cambridge University Press, 1999.

8) Practice Committee of American Society for Reproductive Medicine：Diagnostic evaluation of the infertile male：a committee opinion. Fertil Steril, 98(2)：294-301, 2012.

9) World Health Organization：WHO laboratory manual for the examination and processing of human semen. 5th ed., World Health Organization Press, 2010.

1-3-2）内視鏡検査法　　3）超音波検査法

1) 日本産科婦人科学会・日本産婦人科医会：産婦人科診療ガイドライン・婦人科外来編 2017. pp84-85，日本産科婦人科学会，2017.

2) 日本生殖医学会：子宮・頸管因子の検査・診断．①超音波検査・子宮卵管造影法・sonohysterography・子宮鏡検査．生殖医療の必修知識 2017．pp93-96，日本生殖医学会，2017.

3) Shankar M, Davidson A, et al：Randomised comparison of distension media for outpatient hysteroscopy. Br J Obstet Gynaecol, 111(1)：57-62, 2004.

4) Kasius JC, Broekmans FJ, et al：Antibiotic prophylaxis for hysteroscopy evaluation of the uterine cavity. Fertil Steril, 95(2)：792-794, 2011.

5) Nappi L, Di Spiezio Sardo A, et al：A multicenter, double-blind, randomized, placebo-controlled study to assess whether antibiotic administration should be recommended during office operative hysteroscopy. Reprod Sci, 20(7)：755-761, 2013.

6) Bonneau C, Chanelles O, et al：Use of laparoscopy in unexplained infertility. Eur J Obstet Gynecol Reprod Biol, 163(1)：57-61, 2012.

7) Tsuji I, Ami K, et al：Benefit of diagnostic laparoscopy for patients with unexplained infertility and normal hysterosalpingography findings. Tohoku J Exp Med, 219(1)：39-42, 2009.

8) Bulletti C, Panzini I, et al：Pelvic factor infertility：diagnosis and prognosis of various procedures. Ann NY Acad Sci, 1127：73-82, 2008.

9) Fatum M, Laufer N, et al：Investigation of the infertile couple：should diagnostic laparoscopy be performed after normal hysterosalpingography in treating infertility suspected to be of unknown origin? Hum Reprod, 17(1)：1-3, 2002.

10) Lavy Y, Lev-Sagie A, et al：Should laparoscopy be a mandatory component of the infertility evaluation in infertile women with normal hysterosalpingogram or suspected unilateral distal tubal pathology? Eur J Obstet Gynecol Reprod Biol, 114(1)：64-68, 2004.

11) 日本産科婦人科内視鏡学会：産婦人科内視鏡手術ガイドライン 2013 年版．pp33-35，金原出版，2013.

12) Swart P, Mol BW, et al：The accuracy of hysterosalpingography in the diagnosis of tubal pathology：a meta-analysis. Fertil Steril, 64(3)：486-491, 1995.

13) 日本生殖医学会：卵管因子の検査・診断．②腹腔鏡検査．生殖医療の必修知識 2017．pp84-88，日本生殖医学会，2017.

14) 日本産科婦人科学会・日本産婦人科医会：産婦人科診療ガイドライン・婦人科外来編 2017. pp92-93，日本産科婦人科学会，2017

15) 河野康志，溝口千春・他：多嚢胞性卵巣症候群の治療．「基礎からわかる女性内分泌」．百枝幹雄編，pp144-146，診断と治療社，2016.

16) Ritchie WG：Sonographic evaluation of normal and induced ovulation. Radiology, 161(1)：1-10, 1986.

17) Dreyer K, Out R, et al：Hysterosalpingo-foam sonography, a less painful procedure for tubal patency testing during fertility workup compared with (serial) hysterosalpingography：a randomized controlled trial. Fertil Steril, 102(3)：821-825, 2014.

18) Maheux-Lacroix S, Boutin A, et al：Hysterosalpingosonography for diagnosing tubal occlusion in subfertile women：a systematic review with meta-analysis. Hum Reprod, 29(5)：953-963, 2014.

19) Alcázar JL, Martinez-Astorquiza Corral T, et al：Three-dimensional hysterosalpingo-contrast-sonography for the assessment of tubal patency in women with infertility：a systematic review with meta-analysis. Gynecol Obstet Invest, 81(4)：289-295, 2016.

20) 日本生殖医学会：卵管因子の検査・診断．②子宮卵管造影法．生殖医療の必修知識 2017．pp79-83，日本生殖医学会，2017.

Chapter 2

妊娠の生理

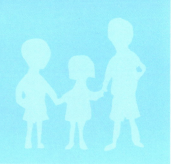

1 妊娠の成立

1 精子の形成

ヒトの精子は精巣内にある精細管で約64日かけ，1日およそ$123×10^6$個形成されるといわれている．成熟精子は精巣内の精巣網を経て精巣輸出管から精巣上体管へと移送される．（図1-1参照）精子形成は視床下部-下垂体-精巣系によって調整されている．

1）精細管の構造

精巣は，250～400の小葉に区切られている．それぞれの小葉は3～4本の精細管からなり，お互いが吻合し，精巣網につながる．精細管は精巣容積の約60～80％を占めており，基底膜によって囲まれ，精細胞，セルトリ細胞からなり，精子形成が行われる．残りの間質にはライディッヒ細胞が存在し，テストステロンが産生される（図2-1 精細管の構造）．

2）精子の形成過程（図2-2）

精子の形成は大きく分けて3つの過程に分けられる．すなわち，①幹細胞である精祖細胞が分裂，増殖し，精母細胞に分化する時期，②精母細胞が減数分裂を行い，精子細胞となる時期．③精子細胞が分化して精子に成熟する時期である．①と②の過程を精子形成（spermatogenesis），③の過程を精子発生（spermiogenesis）と呼ぶ．ヒトでは精祖細胞から成熟精子までの形成に約64日かかるといわれている．

(1) 精子形成（図2-2）

　a．精祖細胞（spermatogonia）の増殖

A型精祖細胞は自己再生を行うとともに，B型精祖細胞になり，これが精母細胞（spermatocyte）に分化する．

　b．精母細胞の減数分裂

B型精祖細胞から，体細胞分裂によって2倍体（4n）の一次精母細胞が形成される．その後，第一減数分裂を経て1個の一次精母細胞から2個の二次精母細胞（2n）を生じ，さらに第二減数分裂によって1個の二次精母細胞から2個の精子細胞（1n）が生じる．この減数分裂により，遺伝子の組み換えが起こり，遺伝的な多様性，進化がもたらされる．

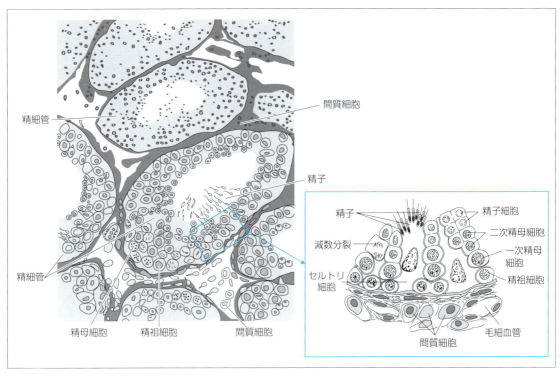

図 2-1 精細管の構造（文献 4 参考）
精細管と間質細胞．精細管内に精細胞が存在する．

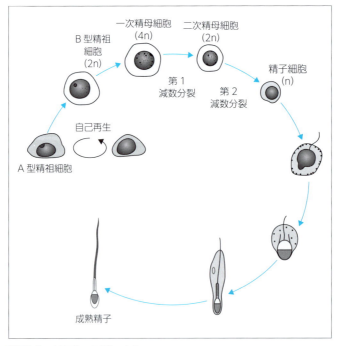

図 2-2 精細胞の形態の変化

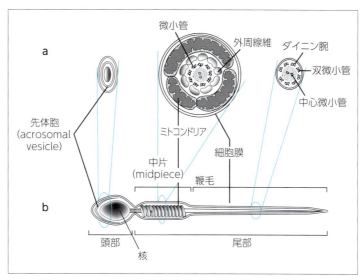

図 2-3　精子の構造　a. 横断面　b. 縦断面

(2) 精子発生

精子細胞（spermatid）は細胞質の多くを喪失し，ゴルジ体から先体（acrosome）を形成する．先体内部にはリソソーム酵素など多くの酵素が含まれる．先体形成と同時に核の濃縮，鞭毛の発育が始まる．精子細胞核は細胞質の中央から辺縁へ移動し，クロマチンの凝集により卵円形になる．

3）精子の構造（図 2-3）

精子は頭部と尾部にわかれており，全長約 50 μm である．頭部は卵円形の濃縮した半量体（1n）の核があり，受精時に卵子の膜を通過するのに必要な酵素を含む先体胞を有している．中片部の周りにはミトコンドリア鞘があり，鞭毛運動のエネルギーである ATP を供給する．中片，鞭毛は 9 + 2 型の軸糸のまわりに 9 本のケラチンを成分とする外側緻密線維が取り囲んでいる．

4）精子形成の調節機構

精子形成は視床下部—下垂体—精巣系による調整を受ける（図 2-4）．下垂体より黄体化ホルモン（LH）と卵胞刺激ホルモン（FSH）が分泌される．LH はライディッヒ細胞に働いてテストステロンの産生を促し，FSH はセルトリ細胞に働いて精子形成を促進するとともに，セルトリ細胞からのインヒビン，アクチビンの分泌を促す．LH，FSH の分泌は視床下部より周期的に放出されるゴナドトロピン放出ホルモン（GnRH）により調整されている．さらに LH，FSH の分泌は産生されたテストステロンで抑制され，FSH の分泌はインヒビンにより抑制・アクチビンにより促進されるというフィードバック作用を受ける．

5）精子の成熟

精巣で形成された精子は精巣上体を通過する間，さらには射精後にもさらなる成熟

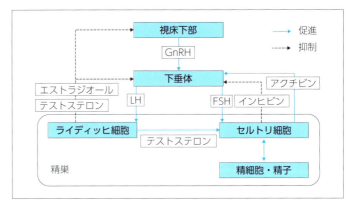

図 2-4　視床下部―下垂体―精巣系

を遂げるとされる．精子の成熟に伴って，精子細胞膜のタンパク質や脂質に変化が起こり運動能や受精能を得ると考えられている．

(谷口　久哲)

2　卵子の形成

1）性細胞と体細胞

　有性生殖を行う動物は個体を形成する体細胞とは別に，生殖のために性細胞を有している．性細胞とは減数分裂によって配偶子を形成する細胞のことで，減数分裂能を有するという点で，体細胞と一線を画す．女性においては卵巣内の卵母細胞が，男性においては精巣内にある精祖細胞，精母細胞，精子細胞がこれにあたる．

2）卵子の発生（図 2-5）

　生殖細胞の発生は，胎生期（妊娠 3～4 週）に卵黄嚢の背側壁の内胚葉に約 100 個の細胞のクラスターとして最初に現れる始原生殖細胞（primordial germ cell：PGC）の分化から始まる．マウスを用いた研究により，PGC は BMP2, BMP4, BMP8b といったシグナルによって誘導され，やがて Fragilis, Stella を発現するようになり背部腸間膜を通って移動し生殖腺原基となる生殖隆起に到達することが知られている[1,2]．ヒトにおいては，PGC は妊娠 7 週頃に生殖腺に到達し，卵祖細胞（oogonia）となる．卵祖細胞は急激に増殖し，妊娠 8 週目には約 60 万個，妊娠 20 週目には 600 万～700 万個とピークに達する．その後，増殖速度は徐々に低下し，妊娠 28 週には増殖を終了する．同時に，胎生 15 週頃より卵祖細胞は第一減数分裂を開始し，複糸期で休止して卵母細胞（30～60 μm）となる．この卵母細胞はそれを取り囲む扁平な前顆粒膜細胞とともに原始卵胞を形成する．この変化は生後 6 カ月までに完了し，この間に減数分裂が開始しなかった卵祖細胞は退縮する．また，原始卵胞も閉鎖によって徐々にその数を減らし，出生時には 100 万個，思春期には 30 万～40 万個を残すのみとなる．排卵のためのわずか 300～400 個（＜1％）の卵子を選択するために，なぜ何百万もの生殖細胞が無駄に失われているのかについては未だわかっていない[3]．

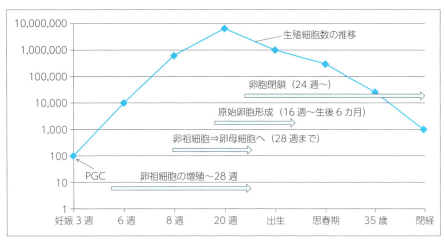

図 2-5　卵子の発生

3) 卵胞内での卵子形成（図 2-6）

　原始卵胞を形成した卵母細胞は卵胞発育の過程で成長し，やがて排卵されて卵子となる．卵胞は，原始卵胞から順に，一次卵胞，二次卵胞，前胞状卵胞，胞状卵胞へと発育し，排卵に至る．

　まず原始卵胞は休眠状態で維持されるが，やがて一次卵胞へリクルートされていく．そのきっかけは卵母細胞と卵巣体細胞との間で細胞外基質（extra-cellular matrix：ECM）や成長因子がオートクライン，パラクライン様式に相互作用することで起こるとされている．原始卵胞から一次卵胞へのリクルートは胎生期から始まり，閉経を迎えるまで持続的に起こり，閉経期には原始卵胞は 1,000 個以下となる．一次卵胞への発育過程において，卵母細胞は 60 μm と増大し，周りを囲む顆粒膜細胞は一層の直方体を呈する．この変化は FSH 非依存性で，卵母細胞，卵巣体細胞間での局所のシグナル伝達によって起こるとされている．中でも Foxl2 が重要な役割を担うが，その他の因子としては BMP4，BMP7，BMP15，GDF9，Kit ligand，LIF，insulin，Nobox，Foxo3 などが知られている．一方で，原始卵胞の休眠状態を維持するために必要な因子も同定されており，マウスにおいては Tsc-1 や PTEN，Foxo3，p27，Foxl2 の機能喪失は原始卵胞の早期活性化をきたし，卵胞の早期枯渇による早発閉経（POF）を引き起こすことが知られている．このうち Foxl2 の変異はヒトにおいても POF の原因の 1 つとして知られている．また，最近ではこの機構を応用した PI3K 活性化剤（PI3K-Akt シグナルの活性化によって Foxo3 の機能が失われる），PTEN 抑制剤を用いた原始卵胞の活性化がヒトの早発閉経の治療法として報告されている[4,5]．

　一次卵胞はその後顆粒膜細胞の増殖により，二次卵胞（顆粒膜細胞の多層化）へと成長する．二次卵胞の発育過程では卵母細胞の体積の増加，基底膜，透明帯および莢膜細胞の形成が起こる．二次卵胞の成長に伴い，莢膜細胞層への血管新生，顆粒膜・莢膜細胞の増殖および卵胞腔の形成が始まると前胞状卵胞となる．この間の卵胞発育は緩徐で，ヒトでは数カ月を要する．前胞状卵胞に FSH 受容体の発現はあるものの，

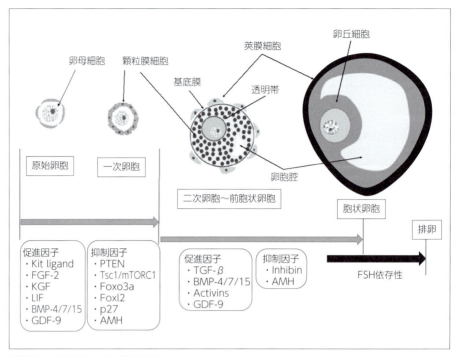

図 2-6 卵胞発育および卵子形成

　この間の卵胞発育は，顆粒膜細胞由来のアクチビン，莢膜細胞由来のBMP4，BMP7，卵母細胞由来のGDF9およびBMP15などの局所因子が重要な役割を果たし，一方で前胞状卵胞から分泌されるAMHは一次卵胞のリクルートに対し負の制御を行う．

　胞状卵胞以降の卵胞発育は顆粒膜細胞，莢膜細胞のさらなる増殖と血管新生，卵母細胞の成長，卵胞液の増加を伴う．この段階での卵胞発育にはFSHが重要な役割を果たし，周期的な排卵と主席卵胞の選択が行われるようになる．卵胞の成長につれエストロゲン産生が上昇し，下垂体はネガティブフィードバックを受けてFSH分泌を低下させる．また，胞状卵胞は成長につれ，アクチビンよりもインヒビンを多く分泌するようになり，これにより主席卵胞は1つに絞られていく．

4）卵子の成熟と排卵[6,7]

　ヒトでは，卵母細胞は成熟卵になるまで110～120日を費やし細胞サイズも急激に増大する．卵母細胞には直接的な血液供給はなく，顆粒膜細胞，卵丘細胞を介したギャップジャンクションを通じて代謝交換や分子輸送を行っている．これによって発生や減数分裂の再開に必要な母性mRNAや代謝物質を蓄積し，その体積を増大させる．その結果，直径40～60μmであった卵母細胞は，前胞状卵胞で120～150μm，胞状卵胞となると200μmにまで増大し，細胞質量は100倍以上の驚異的な増加を示す．このような過程の中で卵母細胞は卵成熟促進因子（maturation promoting factor：MPF）に代表される減数分裂の再開能，極体放出，受精，割球分割に至る発生能を獲得する．広義ではこの過程も含め卵の成熟と呼ぶが，狭義の意味で卵子の成熟

とはLHサージ後に起こる減数分裂の再開，第一極体の放出および細胞質の成熟を指す．

　排卵期には，卵胞膜の破裂，顆粒膜細胞の黄体化，卵丘細胞の膨潤，卵子の成熟などの複合的な生理現象が起こる．これらはすべてLHサージによって段階的に誘導されることがマウスを使った研究で明らかとなってきている．まずLH受容体を有する壁側顆粒膜細胞にLHが作用すると，顆粒膜細胞からはEGF様成長因子が分泌される．EGF様成長因子は次に卵丘細胞と顆粒膜細胞に作用し，いずれの細胞においてもERK1/2の活性化に伴うシグナル伝達および遺伝子発現を亢進させる．これによって卵丘細胞はヒアルロン酸合成を促進し膨潤するとともに，卵母細胞とのギャップジャンクションを閉鎖する．また顆粒膜細胞ではプロスタグランジンやプロゲステロンの合成（黄体化）が開始される[8]．このような多段階の反応を経て，卵子の最終的な成熟は誘導される．

　最後に排卵期に起こる卵子の成熟について述べる．第一減数分裂の複糸期で休止していた卵母細胞は，LHサージによって卵核胞崩壊（germinal vesicle break down：GVBD）に端を発し，減数分裂が再開する．この機序はLHサージによって起こる卵母細胞－卵丘細胞間のギャップジャンクションの閉鎖に伴って起こる，卵母細胞内のcAMP濃度の低下がきっかけであることが知られている．cAMPの低下によって，それまでPKA（cAMP依存性タンパク質リン酸化酵素）によって保たれていたMPF不活性化状態を維持できず，結果，減数分裂が再開する[9]．その後第一極体を放出し第一次減数分裂が完了すると，続いて第2減数分裂へ移行し，第2減数分裂中期（metaphase-Ⅱ）で再び休止した状態で排卵される．第2減数分裂中期（metaphase-Ⅱ）の卵子でなければ受精は起こらず，これをもって成熟卵と呼ぶ．

（佐々木　拓幸，浜谷　敏生）

3　受　精

1）卵管に入る卵子と精子

　排卵される卵は卵子卵丘細胞複合体（COC）として卵管内に入る．COCは①減数分裂Ⅱの中期に停止した卵母細胞（MⅡ卵），②卵母細胞によって合成および分泌される3つの糖タンパク質（ZP1，ZP2およびZP3）からなる透明帯および細胞外マトリックス，③ヒアルロン酸を豊富に分泌する顆粒膜細胞（卵丘卵胞）からなる．COCは受精を効率的に起こすため，また多精子受精を防ぐための役割があるとされている．排卵が始まると，主席卵胞より漏れ出た卵胞液を卵管采が感知し，排卵される卵胞に密着してCOCを卵管内へ誘導する[1]．卵管内に入ったCOCは受精が起きる卵管膨大部へと輸送される．COCからは精子の運動性を高め，COCへ精子を誘導する物質（プロスタグランジン，ホスファチジルコリンなど）が分泌される[2]．卵子は排卵後24時間以上経過すると受精能を失い退化していく（排卵後加齢）．

　一方，精子は性交後数時間以内に卵管膨大部に到達する．精子は体外では数時間までしか生きられないが，女性生殖器内（特に子宮および卵管内）では3～5日間生存することができる．これは，マウスやウシを用いた研究によって，卵管上皮と精子の相互作用によることが明らかにされている．卵管内に侵入した精子は卵管角近くの卵

❶ 妊娠の成立　　45

管峡部の卵管上皮に接着することで精子の受精能力が維持され，排卵が起こると精子は卵管上皮から放たれて卵管膨大部に侵入する[3]．

2）受精までの精子

性交後に何百万～何千万という精子が腟内に放出される．これらの多くは腟の酸性環境によって死滅するが，一部の良好な運動精子は子宮頸管粘液を貫通し，子宮内に到達，やがて受精が起こる卵管膨大部まで泳いでいく．この間受精能獲得（capacitation）と呼ばれる精子の成熟を起こす．この変化は先体反応のための準備段階で，形態学的変化を伴わないが，hyperactivation と呼ばれる激しい鞭毛運動の変化が認められる．

精子の移動は，精子の運動以外にも子宮頸管，子宮・卵管の分泌上皮の構造，組成および子宮・卵管の収縮に影響を与えるホルモンによって促進される．エストロゲンは頸管粘液の精子貫通性を促進し，逆にプロゲステロンは精子の通過を妨げる．下垂体後葉の刺激によって性交中に分泌されるオキシトシンや精液中に含まれるプロスタグランジンは，子宮および卵管の収縮に影響を与え，精子の卵管への輸送を手伝う．またノックアウトマウスを用いた研究では，たとえば透明帯反応に必要な ADAM3 を失った精子は子宮卵管接合部を通過できないなど，受精能力のない精子の多くは卵管に到達するまでの間に選別されることが観察されている[4]．

3）受精の過程と成立[5]

受精とは精子が卵子に侵入することで起こるが，そのプロセスは精子と卵子の融合，多精子受精の防止，卵子の第二減数分裂の再開，雌性前核と雄性前核の形成および融合，母系および父系染色体の混合というさまざまな形態学的・分子学的な変化が一挙に起こるダイナミックな現象である．受精は大きく分けて4つのプロセスから成り立つ（図 2-7）．

⑴ 先体反応

卵子へ到達し，受精能を獲得した精子は，透明帯に結合することで，先体反応が誘起される．ノックアウトマウスを用いた研究により，マウスでは精子の ADAM1a, 2, 3，カルメジン，SED1 などのタンパクが精子・透明帯結合に寄与すると考えられている．そして，先体反応により頭部の小胞（先体）より酵素群（アクロシン，トリプシン，ヒアルロニダーゼおよびプロテアーゼなど）が放出され，透明帯が消化され，精子膜と卵膜の融合が起こる[6]．

⑵ 精子と卵子の結合および融合

精子は卵母細胞と結合すると，卵の微絨毛の伸長および融合によって卵母細胞に引き込まれ，結果として，精子核および他のオルガネラが卵母細胞の細胞質に組み込まれる．細胞と細胞の融合は他の細胞では認められない特殊な現象である．この機序についてはマウスやハムスターを用いた研究によっていくつかの分子が鍵となっていることが報告されている．精子および卵丘細胞から分泌される IZUMO，ADAM1，ADAM2，ADAM3 および CRISP1 といったタンパクが，卵母細胞上の受容体（Juno，インテグリン，CD9，CD81）に結合することで配偶子融合を果たす[7-9]．トリプシン様アクロシン，spermosin，SPAM1，HYAL5，ACE3 などについても受精に寄与し

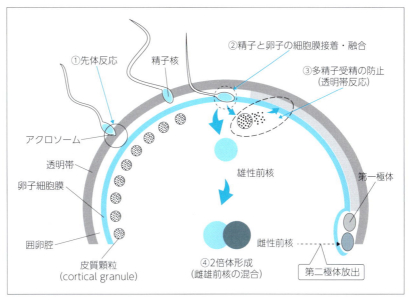

図 2-7 受精の過程と成立

ていることが報告されている[10]．膜の融合が開始されると，精子細胞質に含まれるホスホリパーゼCゼータ（PLCζ）がイノシトール3リン酸（IP3）の生成を促進し，それが卵子の小胞体の（IP3）受容体に作用することで，小胞体内のCa^{+2}が放出される．この反応は反復して長時間継続し，卵子活性化のきっかけとなる（Caオシレーション）[11]．

(3) 多精子受精の防止

多精子受精は染色体異常を惹起し，流産，胞状奇胎の原因となるため，1つの精子が卵子と結合すると多精子受精を防ぐ機構が作動する．受精直後，卵母細胞の膜電位は，Na^+イオンの大量流入によって大きな脱分極を受ける．これは精子が負に荷電した膜にしか融合できないことを利用した速効性のある多精子受精防止機構であるが，K^+漏出によって約1分後には脱分極は解消されてしまう．この間に卵子の表層反応（cortical reaction）が起こり，永続的な多精子受精防止機構が確立する．これは上記にも述べた精子細胞質に含まれるPLCζによる卵におけるCa^{+2}レベルの上昇によって，表層顆粒内容物の放出が誘起される反応である．これによって主にZP2，ZP3の変性が起こり，精子が卵子に結合できなくなる（透明帯反応）．

(4) 減数分裂の再開・完了，核の融合

続いて卵母細胞の核は第2減数分裂を完了させ，第2極体を放出し雌性前核を形成する．受精から第2減数分裂の完了まではヒトでは約12時間かかる．この間，卵子の細胞質内ではタンパク質の分解，リン酸化，翻訳後修飾などによる多くの分子学的変化が生じる．またmRNAのpoly Aテールが伸長されることにより母性mRNAから発生に必要なタンパク質が合成される．

卵子に侵入した精子核は，クロマチンの脱凝縮および核膜の形成によって雄性前核を形成する．雄性前核は微小管を用いて細胞の中心に移動し，そこで雌性前核と融合

して二倍体核を形成し（Syngamy），発生が開始される．

4）受精卵の分割と輸送[12,13]

受精卵は卵管内で細胞分裂を繰り返しながら発生を開始する．排卵日を Day0 として，Day1 に 2 つの前核が確認でき，Day2 に 2 細胞期となり，以後 4 細胞期，8 細胞期（Day3）と分裂して細胞数が増して Day4 には桑実胚となる．この間エピジェネティックなゲノムのリプログラミング（DNA 脱メチル化あるいは H3K9me3 や H3K-27me3 のヒストン脱メチル化）や胚ゲノムの活性化（zygotic genome activation：ZGA）が起こり[14,15]，テロメアも伸長すると考えられている[16]．そして胚の中の細胞は均等ではなくなり，場所に応じた性質の変化が現れ，細胞が分化し始める．Day5 には胎体となる内細胞塊と胎盤となる栄養外胚葉への分化が終了し，胚盤胞が形成されて子宮腔内に到達し，Day7 に着床する．

約 10 cm の卵管内を受精卵は 4〜5 日間かけてゆっくり移動する．この輸送は主に卵管内上皮細胞の繊毛運動と卵管の蠕動運動による．また，卵管上皮からの分泌液は胚の発生によい環境を作り出す．ヒトの卵管液はカリウムおよび重炭酸塩，アルギニン，アラニンおよびグルタミン酸塩を非常に多く含む[17]．こういった卵管液の分泌や卵管の輸送機能は卵胞液やエストロゲンやプロゲステロンの周期的変化によって制御されていると考えられている．そして，子宮内膜症や STD 感染による炎症，卵管留水症などでこの卵管の機能が破壊されると不妊の原因となる．

（佐々木　拓幸，浜谷　敏生）

4 着　床

着床は，胚と子宮内膜の相互作用によって調整される一連の過程である．ヒト胚は，受精後 6〜8 日目に着床する．一般に対位，接着，侵入の 3 段階のステップに分類されるが[1]（図 2-8），この後に胚盤胞の外層に形成された合胞体栄養細胞は母系らせん動脈と接触して栄養を得るための血液供給を受けられるようになる．これらの過程は胚からすると母体の子宮内膜に侵入し，都合よく子宮内膜機能を調整し，自身を進展・形成する過程ととれるが，子宮内膜からするとエストロゲンとプロゲストーゲンの影響下で分化した後，優良な胚盤胞を選別し受容し発育させる過程ととれる．この章では着床過程を胚および子宮内膜機能の視点からとらえ着床のステップの意義につき解説する．正確な形態学的な変化や個々の遺伝子の変化などは成書を参考していただきたい[2,3]．

1）胚からみた着床

エストロゲンとプロゲストーゲンにより準備された着床期にある子宮内膜は，健全な胚を受ける入れるように変化するが，胚が存在する場合には，それからさらに形態学的あるいは分子学的な変化が認められる．サルやヒヒなど霊長類では胚が対位している，あるいは絨毛性ゴナドトロピン（CG）やインターロイキン 1β（ILβ）など胚由来の分子を子宮内に注入した子宮において核内倍加（endoreduplication）と呼ばれる細胞分裂は起こさないが核ゲノムは複製される現象が子宮内膜上皮に認められ，さ

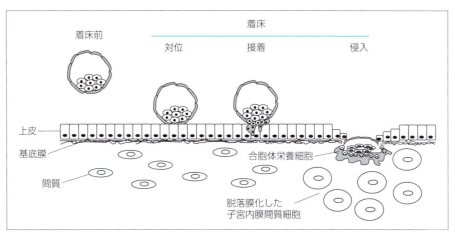

図 2-8 着床のプロセス

らにそれに引き続き上皮プラーク反応（epithelial plaque reaction）といわれる複数の核を有する上皮が重層化する現象が起こることが知られている[4,5]。この上皮プラーク反応の機能的な意義については確定されていないが，母体の子宮内膜上皮下の血管の早期発達に必要であると考えられている．また，胚の存在により浮腫化した子宮内膜間質は高度に密着し，血管増生もさらに活発となると考えられている．子宮内膜の形態学的な変化は，遺伝子発現の大きな変化によりもたらせるものであるが，胚の存在により転写因子を含む遺伝子発現の変化，多糖類の分布，接着因子の種類などのさらなる変化が認められることが知られている．ヒト栄養膜細胞を子宮内膜細胞と共培養すると子宮内膜細胞に免疫反応に関連する遺伝子の活性化が起こることが観察されている．これらのことから胚を受容する子宮内膜は，胚により修飾されていることは明らかである．

多くの細胞から細胞外小胞（extracellular vesicles：EVs）は放出されているが，着床前あるいは着床中の胚からもこの EVs は放出され子宮内膜機能を修飾していると考えられる．EVs は，リン脂質などの脂質，タンパク，DNA，microRNA（miRNA）を含む messenger RNA などを含んでいる．miRNA は，小さな noncoding RNA 分子であるが，標的の RNA と結合し遺伝子発現を修飾することが知られている．miRNA は，生成された細胞内でも働くが，そのままの状態あるいは EV と結合し標的細胞に取り込まれやすい状態として細胞から分泌され他の細胞の遺伝子発現に影響を与える．miRNA を含む EVs は，胚や栄養膜細胞を培養した培養液中に確認される．この培養液中には多様多種の RNA と miRNA が含まれていることが知られているが，これらの RNA と miRNA が子宮内膜上皮と間質の両方に遺伝子誘導し，子宮内膜の細胞接着や移動に関係していることが知られている[6]．以上のように胚からみると着床前より CG，ILβ，miRNA などを分泌し，子宮内膜機能を修飾，自身の着床に有利に働きかけているものと考えられる．

最近になり着床能を有する胚と有さない胚を比較して miRNA166 が，着床能のない胚盤胞から分泌されるとの報告が認められた．また，miRNA166 を培養子宮内膜上皮にトランスフェクトすると胚着床能が低下することが報告されている．すなわち

着床能を有する胚は，着床に適した signal のみを子宮内膜に送っていると考えられる[7]．

このように対位の段階で胚は子宮内膜を修飾するが，その後，胚は子宮内膜に接着する．この接着には子宮内膜と胚上の糖鎖が役割を果たしている．胚の L セレクチン（L-selectin）と子宮内膜上皮上のオリゴ糖抗原が弱い結合力で結合することにより子宮内膜上皮から離れることはない．胚はこの弱い結合により子宮内膜上皮から離れることなく転がり（rolling）し，至適部位に到達した後に子宮内膜への侵入を開始する．

胚が子宮内に侵入を開始する際にはそのバリアとなっている子宮内膜上皮間の結合を弱めることが知られている．マウスの研究ではあるが，胚が子宮内膜上皮上に停止すると子宮内膜上皮間の E カドヘリン（E-cadherin）の発現を減少させることが知られている．また，子宮内膜に侵入を開始した栄養膜細胞からは数種類のタンパク分解酵素が分泌されている．このように子宮内膜上皮を通過した栄養膜細胞は，脱落膜化した子宮内膜間質に細胞死を誘導する，あるいは飲み込み（entosis）ながら脱落膜内に侵入していく[8]．

以上のように胚から着床機構を考える場合，生存する能力のある胚は，対位の段階から子宮内膜に働きかけ子宮内膜上皮，子宮内膜間質にさまざまな遺伝子発現を誘導し接着に有利な条件を整え，接着した後はバリアとなっている上皮の結合を弱め，侵入を開始し，侵入開始後は entosis により子宮内膜内に深く入り込んでいくのである．すなわち生存能力のある胚は，一定の条件の整った子宮内膜を自身のために都合よく変化させ着床していくと考えられる．

2）子宮からみた着床

子宮内膜機能として最も重要な機能は，健康な胚を子宮内に受け入れそれを育てることである．しかしながら，正常子宮内膜は implantation window（p21 注参照）以外は，胚を受け入れられないことが知られている．古くから胚は，ほとんどの組織に接着し侵入できることが知られているが[9]，ホルモンにより正確に準備された状態でない限り正常な子宮内膜からは拒絶される．一方で子宮内膜上皮が物理的に障害された状態ではホルモンの準備がない状態でも胚は子宮に着床できることが知られている[9,10]．すなわち正常子宮内膜上皮は，バリアとなっていると考えられる．どのような胚でも子宮に着床できると仮定するとこのメカニズムの存在意義は明らかとなる．着床し子宮内で成長し分娩までたどりつくことの可能な胚は少ないことから，死滅することが明らかな胚が着床すると，母体は高頻度に流産を繰り返すこととなる．そのため子宮内膜上皮はチェック機構を有し，子宮内膜の成長に同期することが可能で，かつ子宮内膜上皮に働きかけ着床できるように変化させる能力のある胚のみを受け入れるようになっていると考えられる[11]．

子宮内膜と同期して成長し子宮内膜上皮の変化に成功した胚が，子宮内膜上皮に接着した場合は，弱い結合力で胚を子宮内膜の条件の適した部位に誘導すると考えられる．胚のシグナルにより良好な胚であると認識した子宮内膜は，子宮内膜上皮のバリア機能を弱め，胚の侵入を受け入れ脱落膜化した間質へと導く．胚の栄養膜が脱落膜に侵入を開始すると脱落膜はこの過程を助けるようになる．*In vitro* の研究において，

妊娠初期の脱落膜細胞の分泌物は栄養膜細胞上の接着因子を修飾し，栄養膜細胞の侵入を促進することが明らかとなっている．逆に第一3半期後半の脱落膜細胞は，栄養膜細胞の侵入を抑制することが明らかとなっている．また，脱落膜は，免疫担当細胞に働きかけ栄養膜細胞を攻撃しないようにしている．脱落膜内では，細胞傷害性のある natural killer（NK）細胞を非細胞傷害性のものへ転換させることやT細胞がトロフォブラストの近傍に近づかせないようにしている[12]．

このように子宮内膜は，健常な胚を受け入れるためにまずバリアとして働くが，いったん着床が成立した後は，週数に応じて栄養膜細胞の侵入の促進と制御を行うとともに免疫担当細胞を制御しそれらの攻撃を受けないように栄養膜細胞を保護しているのである．

(木村　文則)

5　黄　体

1）黄体の形成

排卵直後のLHサージにより，グラーフ卵胞は排卵するとともにその後の黄体形成に向けて劇的に変化していく．莢膜細胞の血管は拡張し，血管透過性は亢進する．その後，組織は浮腫，充血し，血管が損傷する．内莢膜細胞層と顆粒膜細胞層の間にある基底膜は出血のため破綻し，内莢膜細胞層と顆粒膜細胞層を結ぶ血管が新生される[1,2]．この血液循環が再構築されるのは，それまで血流を認めなかった顆粒膜細胞層へ血液を供給し，より内分泌臓器として多量のプロゲステロン（P）を分泌できるようになるためであると考えらえる．これらの組織学的な変化を惹起するメカニズムとして，LHサージによりプロテインキナーゼA（PKA）に依存するシグナル伝達経路やホスホリパーゼC活性化によって産生される細胞内 Ca^{2+} の変化が，顆粒膜細胞や莢膜細胞内に誘導されるためであると考えられる[3]．このような流れでLHサージの後，顆粒膜および莢膜細胞の黄体化が開始される．Pレベルは，LHサージまたはhCG投与30分後には増加していることが知られている．この反応の速さは，P合成に必要な酵素およびタンパク質の大部分が細胞内に存在していること，またはそれらが急速に誘導されることを示しているが，LHサージの前にヒト顆粒膜細胞にいてはP産生のための酵素を十分に認めないことより，この急速なP増加は莢膜細胞の黄体によると考えられる[4]．この後，顆粒膜細胞の黄体化が進むが，LH受容体およびプロゲステロン受容体（PR）の発現の増加のみならずStAR遺伝子のプロモーターに結合する SF-1，Nuclear receptor superfamily，C/EBPbeta，P450scc，COX-2，およびMMPなどの遺伝子が発現することが知られている．

LHサージによりPの産生増加が卵巣で認められるようになるが，一方でこのPが排卵において重要な役割を担っていることが知られている．ヒトの卵巣機能におけるPの直接的な役割の証拠は，抗プロゲスチン RU486 がヒトにおける排卵を阻害することで明らかとなっている[5]．また遺伝子改変マウスであるPRノックアウト（KO）マウスにおいてもそれは明らかとなっている[6]．排卵に必要な十分量のゴナドトロピン投与にもかかわらず，PRKOマウスでは排卵が誘導されない．これらのマウスでは，胞状卵胞の段階まで正常な卵胞発育を示したが，卵胞破裂は抑制される．その一方で，

これらの卵胞内の顆粒膜細胞は黄体マーカー P450scc を発現することができることから黄体細胞へと分化することが知られている．すなわち PR は，排卵に至る LH による卵胞破裂に特異的に必要であるが，顆粒膜細胞の黄体化には必要ないと考えられる．

ヒト黄体の含む細胞は，形態学的，内分泌学的および生化学的に異なる表現型を有する．これらの細胞の数，形態，機能，およびホルモン分泌能は，黄体期を通して変化する．黄体の細胞の約30％がステロイドホルモンを合成している．黄体の成熟に伴い，顆粒膜細胞は肥大し細胞質量は著増するが，これには LH の刺激が必要である．黄体細胞には大細胞と小細胞の2種類が存在することが知られている．小黄体細胞は内莢膜細胞から誘導されるが，大黄体細胞は顆粒膜細胞由来であると考えられている．P の基礎分泌は，顆粒膜由来大黄体細胞でなされていると考えられている．また，この大黄体細胞は P450arom を発現するため E_2 産生も担っている．一方で莢膜細胞由来小黄体細胞は，LH 刺激により P450c17（17 alpha-hydroxylase）が誘導されるためステロイドホルモン産生の上乗せの役割を担っていると考えられている．小黄体細胞は 17 α-OHP 合成の部位であるとともにエストロゲンの前駆体であるアンドロゲンを産生する．これらの知見は，胞状卵胞におけるエストロゲン産生を説明するための two cell theory が黄体にも保存されていることを示している[7]．

2）黄体の機能

LH サージ：卵胞破裂と莢膜細胞や顆粒膜細胞の黄体形成のシグナル，黄体期の LH パルス：黄体の発達および機能維持，胚の栄養膜細胞による hCG の3つの重要な要素により黄体機能は形成され維持される．P 生合成には，ミトコンドリア内膜上に位置する P450ssc によって触媒されるコレステロールからプレグネノロンへの変換，およびその後の滑面小胞体に存在する 3 β-HSD によって触媒される P への変換の2つの段階しか必要としない．LH サージの前に StAR は，コレステロールのミトコンドリアへの取り込みに重要であるが，P を合成することができないヒト顆粒膜細胞に存在しない[8]．逆に，StAR は，コレステロールからアンドロゲンを合成することができる血管周囲のヒト莢膜細胞において高レベルで検出される．StARmRNA およびタンパク質の発現は，黄体初期において最も高い．ヒト黄体において黄体期の時期にかかわらず，大黄体細胞よりも小黄体細胞のほうが StAR の発現レベルは高い．StAR の発現レベルは，初期の黄体組織では中等度であり，黄体中期では増加し，黄体期後期では減少する[9]．

ヒト黄体内の 3 β-HSD の発現は，初期の黄体期で最大であり中期で減少するが，後期黄体においてそのまま維持される．黄体細胞を培養し P5 を添加すると，P 分泌が劇的に増加するが，これは 3 β-HSD は P 産生において律速段階ではないことを示している．P450ssc および 3 β-HSD は，黄体の生合成における律速段階であるとは考えられておらず，黄体における P 分泌の重要なステップは，StAR がかかわるミトコンドリア外膜から内膜へのコレステロールの移動であると考えられている．

P450arom mRNA レベルは，血漿 E_2 レベルの低下と相関し，黄体期後期に減少する．卵胞の顆粒膜細胞による E_2 合成が FSH によって刺激されることはよく確立されているが，培養中の黄体細胞に FSH を添加しても E_2 合成は促進されず，*in vivo* での黄体ステロイド生成を維持しない．したがって，エストロゲン産生のための機能は，黄

体形成後も維持されるが，アンドロゲンの芳香化によるエストロゲン産生における FSH の役割は顆粒膜細胞のように保存されていない．培養中の黄体細胞に LH および IGF-1 を添加すると E_2 を維持することができることが示されている[10]．

3) 妊娠の成立および維持

　動物種により妊娠期間中の黄体の維持の方法が異なり，これにより2種類に分けられる．妊娠の有無にかかわらず妊娠期間と同じ期間黄体が維持されるものと，妊娠(栄養膜細胞からのホルモン等)により黄体機能が延長されるものである．たとえば，イヌの非妊娠時の黄体機能は約70日間持続するが，妊娠期間も70日である．一方，ヒトでは通常，黄体機能は約2週間で退縮するが，絨毛より産生される hCG により黄体は維持され，妊娠黄体となど P 分泌などの黄体機能は維持される．前者の場合は，排卵後妊娠の機会を逸すると長期間次の妊娠が期待できないが，後者では，早期に妊娠が期待できる．ヒトの黄体機能の延長は，hCG の役割が大きいが，妊娠が成立していない際に黄体を外因性の hCG で継続的に刺激しても限界があることより，黄体の維持には妊娠が成立した場合と同様に多量の hCG が必要であるか，あるいは hCG 以外にも必要な因子が存在すると考えられている．hCG が，いかに黄体を維持するかは十分にわかっていないが，hCG の LH 受容体の親和性の高さと半減期の長さから強力にプロゲステロン産生を刺激し，$PGF2\alpha$ 産生を抑制しているものと考えられている．

4) 黄体の退行

　非妊娠周期では，黄体は機能的および構造的に退縮する．機能的な退縮は P 産生の減少を意味し，構造的な退縮は P 合成の減少後に誘導され細胞死と関連するものと考えられている．黄体退縮に関与する分子機構や黄体の退縮が hCG によってどのように予防されるかは依然として不明である．LH パルスの変化や LH 受容体 mRNA およびタンパク発現量の低下は，黄体退縮の原因として考えられていない．これらの所見は，ステロイド生成機能および黄体の退縮が，LH 受容体の下流の因子によって決定されることを示唆している．$PGF2\alpha$，TNF-α，IL-1β，エンドテリン，MCP-1，E_2 および活性酸素などが黄体融解に関連している物質であると考えられている[11]．ヒト黄体の機能的退縮かつ構造的退縮前に起こる分子レベルの変化に関する知見は限られているが，細胞死および MMP 発現の増加（MMP-2 および MMP-9）は，構造的退縮の重要な要素であると考えられている[12]．

（木村　文則）

❷ 妊娠の維持と胎児

　胎児は父性由来の遺伝子産物を発現するため，母体にとっては semi-allograft（半分は自分自身で半分は異物）である．しかしながら着床部において受精卵は，allograft（同種移植片）に対する母体の拒否反応を回避し，胎児は母体と直接接することなく胎盤が子宮に根付くことで，妊娠を維持する．また，全くの異物である第三者

由来の胚を代理母の子宮に移植しても（代理母にとって胚はすべて異物となる），妊娠は成立する．しかしこの際，通常は3%程度である妊娠高血圧腎症の頻度が33%にまで増加する．また，原因不明の流産を繰り返す不育症患者での免疫系の変化も指摘されている．以上より，異物である胎児を拒絶しないような免疫学的胎児寛容機構が存在することが示唆される．拒絶反応が免疫寛容を上回れば着床障害，流産，妊娠高血圧症候群が生じることを意味している[1,2]．ここでは妊娠メカニズムを解説したうえで，妊娠に伴う母体の免疫学的変化についても述べたい．

1 妊娠維持メカニズム

1）免疫学的妊娠維持機構

受精卵が卵割を繰り返しながら，子宮に到達し，やがて胞胚が子宮内膜上皮に接着し，胚は子宮内膜（脱落膜）へ侵入し，やがてトロホブラスト（胎盤の上皮を覆う上皮細胞）は母体血管へ交通する．やがて胎盤が完成し，胎児は胎盤を通じて物質交換を行い，発育・成長する．この際，着床周囲の脱落膜や母体血中には多くの免疫担当細胞が存在するのにもかかわらず，胎児は母体免疫系から攻撃を受けず発育する．8細胞期に，すでに胎児は移植抗原である主要組織適合性抗原（MHC：ヒトではHLA抗原）が発現しているため，胎児には母体の免疫機構から逃れる種々のエスケープ機構を備えていることが想定される．

拒絶機構としては，まず，細胞傷害性T細胞はHLA-A,B,C抗原を認識するが，直接母体血と接するvillous trophoblast上にはHLA-A,B,C抗原が発現していない．そのため，細胞傷害性T細胞は自由絨毛を認識できず，胎児は母体から攻撃されないことになる．拒絶反応を担うもう1つの細胞にNK細胞があるが，このNK細胞は標的細胞上の自己のHLA抗原をkiller cell immunoglobulin-like receptor：KIRやCD94/NGK2Aなどの抑制性レセプターで認識すると，自己として認識し細胞傷害を引き起こさない．したがって，トロホブラストのように，HLA抗原が発現していないと，トロホブラストはNK細胞の抑制性レセプターに認識されず，NK細胞によって攻撃される．にもかかわらず，トロホブラストは攻撃されないのはなぜだろうか．

Villous trophoblastには古典的なHLAは存在しないが，可溶性のHLA-Gという特殊なHLAを有している（分泌型HLA-G）．このHLA-Gは膜上には存在せず，周囲に分泌される．その結果，可溶性HLA-Gは細胞傷害性T細胞をアポトーシスに陥らせ，死滅させる．またNK細胞の抑制性レセプターにHLA-Gが結合し，細胞傷害活性を減少させる．このためvillous trophoblastは母体リンパ球から攻撃を受けない．また脱落膜に侵入し胎盤のアンカー的役割を果たしている絨毛外栄養膜（extravillous trophoblast：EVT）細胞ではHLA-G（膜結合型HLA-G）やHLA-Eが発現している．これらのHLAはNK細胞の抑制型受容体に認識され，NK細胞の攻撃から逃れている（図2-9）[3]．

胎児成分に対する抗体が産生された場合，抗体に補体が結合し，活性化された補体が標的細胞を傷害する．しかしトロホブラスト上には補体の活性化を制御（抑制）する補体制御タンパクが豊富に発現しているため，トロホブラストは傷害を受けにくくなっている．ただし，抗リン脂質抗体が存在すると発生初期のトロホブラストには補

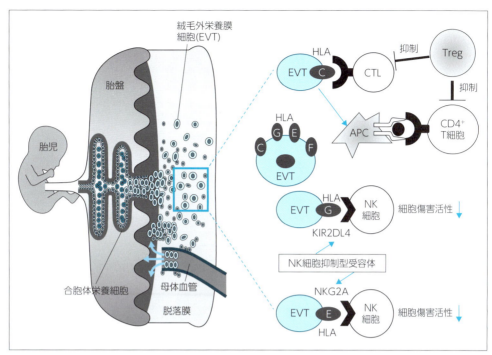

図 2-9 母児境界領域における免疫担当細胞

体制御タンパクの発現が十分ではないため，補体の活性化を生じ，好中球，単球を刺激して組織障害をきたし，流産にいたってしまう．実際，抗リン脂質抗体は不育症患者の約 20% に検出され，流・死産や血栓症の原因となっている．

その他の機序として，トロホブラスト上には Fas ligand が発現している．胎児に対して傷害活性を持つ母体の T 細胞，NK 細胞は Fas ligand の受容体である Fas を発現している．この Fas に Fas ligand が結合すると，アポトーシスシグナルが入り，Fas を発現する細胞は死滅する．つまり胎児を攻撃しようとする母体免疫細胞がトロホブラストに接触すれば，母体免疫細胞は死んでしまい，胎児を攻撃できないという巧妙な仕組みとなっている．その他にも免疫抑制物質である α_2 glycoprotein，α-fetoprotein（AFP），transforming growth factor（TGF）-β などの免疫抑制物質が胎盤から産生されるが，これらの反応には特異性はない（表 2-1 参照）．

2）Th1/Th2 バランスからみた妊娠維持機構

免疫の中枢を担う T 細胞は細胞表面マーカーにより $CD4^+$ T 細胞と $CD8^+$ T 細胞に大別できる．さらに，産生するサイトカインにより $CD4^+$ T 細胞は Th1，Th2 細胞に，$CD8^+$ T 細胞は Tc1，Tc2 細胞に分けることができる（図 2-10）．Th1，Tc1 細胞からは IL-2，インターフェロン（IFN）-γ，tumor necrosis factor（TNF）-β が産生され細胞性免疫を誘導する．Th1，Tc1 細胞は拒絶反応に関与している．一方，Th2，Tc2 細胞は液性免疫に関与している．生体の免疫系は Th1 免疫と Th2 免疫のバランスの上に成り立っている．妊娠時の免疫系は，特に子宮内膜では著しい Th2

表 2-1　免疫学的にみた妊娠維持機構

villous trophoblast における主要組織適合性抗原の欠如
Extravillous trophoblast；EVT 細胞における HLA-G, HLA-E, HLA-E, HLA-C の出現
補体制御タンパク（CD46, CD55, CD59）の発現
Fas ligand の発現
免疫制御因子（$α_2$ glycoprotein, AFP, TGF-β など）
サイトカイン：Th1/Th2 バランスが Th2 優位
IDO の発現
制御性 T 細胞
ホルモン（プロゲステロン，エストロゲン）

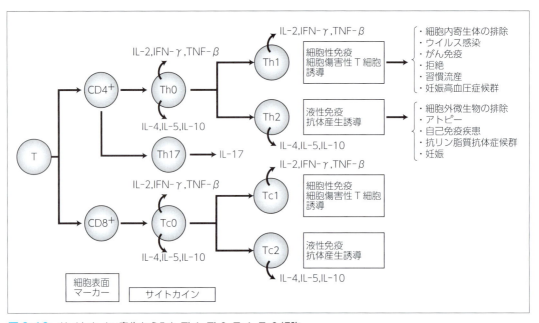

図 2-10　サイトカイン産生からみた Th1, Th2, Tc1, Tc2 細胞

免疫優位な状況になっている[4]．Th2 免疫が優位となる1つの機序としては，プロゲステロンが Th2 細胞を誘導することが知られており，性ステロイドホルモンは母体免疫系に対して胎児を攻撃しないように，見事に調節している．マウスの実験系ではあるが，妊娠初期に Th1 サイトカインである IL-2 や IFN-γ を投与すると流産が起こる．ヒトにおいても習慣流産患者の，特に子宮着床部での免疫は Th1 優位となっており，Th1/Th2 バランスが Th2 優位になることが，妊娠維持には重要である．最近の知見によると，着床障害を有する患者の免疫系は Th1 優位であることが明らかとなってきており，妊娠のかなり初期から Th2 免疫優位に変化することが妊娠維持に重要であることがわかってきた．なお，最新のデータでは，IL-17 を産生する Th17 細胞が流産に関与することもわかってきている．しかし，Th17 細胞が増加す

るのは進行流産のみであり，流産の原因というよりは結果として Th17 細胞が増加していると考えられる．

3）indoleamine 2,3-dioxygenase（IDO）と妊娠維持

　トロホブラスト，特に付着絨毛，子宮内膜線細胞，脱落膜中のマクロファージ，樹状細胞では IDO が発現している．IDO はトリプトファン異化酵素でトリプトファンを分解する．トリプトファンは自身で合成できないため，IDO を発現する細胞の周囲ではトリプトファン濃度が低下する．細胞傷害性 T 細胞（CTL）や NK 細胞はトリプトファン濃度が低下すると，細胞傷害性を示せなくなる．そのため，母体接点の場においてトリプトファン濃度は低下し，母体リンパ球は胎児に対して細胞障害活性を発揮できないと考えられる．事実，異型妊娠（アロ妊娠）マウスに IDO 阻害剤を投与すると，流産が生じることが知られている[5]．つまり，胎盤周辺では IDO によりトリプトファン濃度が低下するため，母体リンパ球は異物である胎児を攻撃できないことになる．逆に IDO が阻害され，トリプトファン濃度が低下しないと，異物である胎児は拒絶されてしまう．

4）制御性 T 細胞と妊娠維持

　マウス・ヒトいずれにおいても，全身性の制御性 T 細胞の増加が妊娠初期より見られ，妊娠中期をピークとし，妊娠後期には減少傾向となる[6,7]．マウスでは，アロ妊娠での着床期に抗 CD25 モノクローナル抗体により制御性 T 細胞を減少させると着床不全が生じたが，妊娠後期では妊娠異常を惹起しなかった[8,9]．ヒトでは，特に脱落膜で制御性 T 細胞が増加するが，流産例では末梢血・子宮内膜ともに制御性 T 細胞が減少している[6]．制御性 T 細胞には胸腺由来のものと末梢で誘導される 2 つの種類がある．さらに，正常妊娠初期および染色体異常流産よりも，染色体正常流産で脱落膜において Helios 陽性制御性 T 細胞が減少している[10]．また，妊娠高血圧腎症では正常妊娠に比べ，末梢血・脱落膜いずれでも制御性 T 細胞が減少している[11]．妊娠中の制御性 T 細胞の量的・機能的異常が着床不全，流産および妊娠高血圧腎症に関与していると考えられる．

　マウスにおいて，同系妊娠よりもアロ妊娠で全身性に制御性 T 細胞が増加しており，着床期における制御性 T 細胞除去はアロ妊娠では着床不全を惹起したものの同系妊娠では着床不全を生じなかった[8]．つまり，父親由来のアロ抗原に対する免疫応答を制御性 T 細胞が抑制していることが示唆される．これまでに，父親由来のアロ抗原に対する免疫応答を制御性 T 細胞が抑制しており，母体内で反応性に増加した父親抗原反応性制御性 T 細胞が着床期には子宮各所で免疫寛容を誘導している可能性が示唆される報告が数多くある[8,12,13]．また，父親抗原特異的な制御性 T 細胞が誘導されるには，精漿が必要であることが報告されている．マウスによる実験では，メスの腟粘膜が精漿に暴露されると制御性 T 細胞が所属リンパ節に増加し，精漿によるプライミングがない場合は，子宮所属リンパ節における父親抗原反応性制御性 T 細胞の増殖が見られなかった[13]．ヒトでは，末梢血を *in vitro* で精漿に曝露すると，抗原提示細胞依存性に CD25，IL-10，FoxP3 の mRNA 発現増加が見られた[14]．これらより，精漿に含有される父親抗原は二次リンパ組織で抗原提示細胞により提示され，

制御性 T 細胞の反応性増加が引き起こされていると考えられる.

臓器移植の分野では，ドナーとレシピエント間の HLA が非適合でも，レシピエントの母親が有する HLA とドナー HLA が合致すれば移植後の有害事象が少ないことが臨床の現場より報告され，注目されていた．このことから，非遺伝母由来抗原（Non-Inherited Maternal Antigens：NIMA）と呼ばれている．近年，マウスにおいて NIMA 特異的な制御性 T 細胞と妊娠予後との関係を示す報告がなされた．主要組織適合抗原性複合体（MHC）は両親から 1 組ずつ遺伝するため，子に受け継がれない MHC がある．母親の MHC で，子に受け継がれなかった MHC を持つ母体由来の細胞が，妊娠中の母児間の微小な交通（microchimerism）や母乳を介して子に流入し，子では母親の NIMA に対する免疫寛容が誘導されている．妊娠マウスモデルでは，妊娠中の母親の NIMA が父親の MHC と一致する場合，NIMA 特異的な制御性 T 細胞が母体内で増加し，妊娠維持に有利に働くことが示された[15].ヒトでは NIMA と妊娠予後に関する検討は未だなされていないが，父親が NIMA 抗原をもたない場合，流産，妊娠高血圧症候群が多いのか，今後の検討が待たれるところである.

2 妊娠に伴う母体免疫能の変化

胎児抗原に対しての特異的な免疫寛容は，母体免疫能に影響を与えないが，非特異的な免疫系の抑制（たとえば，免疫抑制物質，Th2 優位な免疫環境）は母体の免疫能に変化をもたらす．たとえば，Th1 免疫が病態と密接に関与する関節リウマチは，妊娠すると 90％以上で症状が軽快するが，分娩後には増悪する．また妊婦は妊娠性掻痒症（皮膚のかゆみ）を訴えることが多い．代表的な皮膚疾患であるアトピーの免疫環境は Th2 優位であることから，妊娠時の Th2 免疫環境がかゆみを起こしているのかもしれない．その他，妊娠時には Th1 免疫が抑制されているので，ウイルス感染に対しての防御力が低下し，ウイルス感染が重篤化したり，再活性化することがある.

妊娠中は全身性に制御性 T 細胞が増加し conventional T 細胞の割合が減少するため，多発性硬化症などの自己免疫疾患の一部は妊娠中に軽快することが知られている．このような変化は，Treg と conventional T 細胞のグルココルチコイドレセプター感受性の違いに起因することが報告されている．T 細胞はグルココルチコイドレセプターを介し，グルココルチコイドからアポトーシスや胸腺におけるセレクションに関する制御を受けている．プロゲステロンは T 細胞のグルココルチコイドレセプターに結合し，高濃度ではアポトーシスを誘導する．制御性 T 細胞はグルココルチコイドレセプター刺激に対して耐性があるため，アポトーシスが誘導されず相対的割合が上昇し，全身性に免疫寛容に傾く．多発性硬化症モデルマウスは妊娠中に症状が軽快したが，グルココルチコイドレセプター欠損マウスでは症状緩和が生じなかった[16].

3 不妊症と免疫

胚が子宮に着床する際には，胚の発育と受け入れ側の子宮内膜の分化の時期が一致しなければ着床しない．これを implantation window（着床の窓）という．マウスで

は性交後，4.5日目のCD4$^+$T細胞を子宮内もしくは経静脈的に注射すると妊娠が成立する．着床期に抗CD25抗体にてCD4$^+$CD25$^+$制御性T細胞を除去すると着床が起こらない．従来から着床障害例では免疫の賦活化の面からみて，Th1免疫が優位となるとの報告もあり，習慣流産でも同様の報告があった．最近明らかとなった免疫制御の面から見ても，制御性T細胞が減少したり，その機能が損なわれると着床障害や流産が起こることは興味深い現象である．このことは，不顕性の子宮内感染があった際，不妊になることの一部を説明する．すなわち，炎症により，制御性T細胞の機能が抑制されることが知られているので，そのため母体免疫が胎児により活性化され，胎児を攻撃するTh1免疫が増強し流産に至るとも解釈される．また精神的なストレスは不妊や流産の原因になるが，ストレスを与えて流産させたマウスの子宮内では制御性T細胞が減少し，かつTh1細胞が増加している．したがって，制御性T細胞を増加させたり，その機能を高めることができれば不妊症や不育症の治療にもなり得る．

　CTLA-4-IgGFcはT細胞上のCD28と抗原提示細胞上のCD80/86の結合をブロックし，T細胞の活性化を抑制し，制御性T細胞の機能を高めることが知られており，現在関節リウマチなどの自己免疫疾患で臨床治験が行われている．将来的に本薬剤が着床不全例や習慣流産例の治療に応用されるかもしれない．

（草開　妙，齋藤　滋）

/ 文　献 /

2-1-1) 妊娠の成立

1) 毛利秀雄監修・星 元紀監修・他編：新編 精子学．pp153-163, 東京大学出版社，2006.
2) 岩本晃明・松田公志：男性不妊症の臨床．pp2-9, メジカルビュー社，2007.
3) 日本生殖医学会：生殖医療の必修知識2017．pp35-45, 日本生殖医学会，2017.
4) 柴原浩章・森本義晴・他：図説よくわかる臨床不妊症学 一般不妊治療編．第3版，pp17-27, 中外医学社，2016.

2-1-2) 卵子の形成

1) Ying Y, Zhao G. Q：Cooperation of endoderm-derived BMP2 and extraembryonic ectoderm-derived BMP4 in primordial germ cell generation in the mouse. Dev Biol, 232(2)：484-492, 2001.
2) Saitou M, Barton S C, et al：A molecular programme for the specification of germ cell fate in mice. Nature, 418(6895)：293-300, 2002.
3) Oktem O, Urman B：Understanding follicle growth *in vivo*. Hum Reprod, 25(12)：2944-2954, 2010.
4) Kawamura, K, Cheng Y, et al：Hippo signaling disruption and Akt stimulation of ovarian follicles for infertility treatment. Proc Natl Acad Sci U S A, 110(43)：17474-17479, 2013.
5) Zhai, J, Yao G et al：In vitro activation of follicles and fresh issue auto-transplantation in primary ovarian insufficiency patients. J clin Endocrinol Metab, 101(11)：4405-4412, 2016.
6) Sun Q Y, Miao Y L, et al：Towards a new understanding on the regulation of mammalian oocyte meiosis resumption. Cell Cycle, 8(17)：2741-2747, 2009.
7) Coticchio, G, Dal Canto M, et al：Oocyte maturation：gamete-somatic cells interactions, meiotic resumption, cytoskeletal dynamics and cytoplasmic reorganization. Hum Reprod Update, 21(4)：427-454, 2015.
8) 川島一明・野間紀孝・他：ERK1/2の活性化増強システムが，卵子成熟，卵丘細胞の膨潤，顆粒膜細胞の黄体化に必須である．日本生殖内分泌学会雑誌，15：35-40，2010.
9) 佐藤英明：卵母細胞の減数分裂の制御機構．蛋白質 核酸 酵素，35：1525-1536，1990.

2-1-3）受精

1) Gordts S, Campo R, et al：Endoscopic visualization of oocyte release and oocyte retrieval in humans. Reprod Biomed Online, 4 Suppl 3：10-13, 2002.

2) Gómez-Torres MJ, Garcia EM, et al：Metabolites involved in cellular communication among human cumulus-oocyte-complex and sperm during *in vitro* fertilization. Reprod Biol Endocrinol, 13：123, doi：10.1186/s12958-015-0118-9, 2015.

3) Suarez SS：Mammalian sperm interactions with the female reproductive tract. Cell Tissue Research, 363(1)：185-194, 2016.

4) Yamaguchi R, Muro Y, et al：Disruption of ADAM3 impairs the migration of sperm into oviduct in mouse. Biol Reprod, 81(1)：142-146, 2009.

5) Georgadaki K, Khoury N et al：The molecular basis of fertilization (Review). Int J Mol Med, 38(4)：979-986, doi：10.3892/ijmm.2016.2723 (2016).

6) Inoue N, Yamaguchi R, et al：M. [How far was fertilization elucidated?]. Tanpakushitsu Kakusan Koso. Protein, Nucleic Acid, Enzyme, 50：1405-1412, 2005.

7) Miyado K, Yamada G, et al：Requirement of CD9 on the egg plasma membrane for fertilization. Science, 287(5451)：321-324, 2000.

8) Inoue N, Ikawa M, et al：The immunoglobulin superfamily protein Izumo is required for sperm to fuse with eggs. Nature, 434(7030)：234-238, 2005.

9) Rubinstein, E, Ziyyat A, et al：Reduced fertility of female mice lacking CD81. Dev Biol, 290 (2)：351-358, 2006.

10) Zhou C, Kang W et al：Functional characterization of double-knockout mouse sperm lacking SPAM1 and ACR or SPAM1 and PRSS21 in fertilization. JRD, 58(3)：330-337, 2012.

11) 黒田恵司：【精子側からみた受精現象-capacitation・hyperactivation と細胞膜融合を中心に】精子ファクター PLCζ と卵活性化. J Mamm Ova Res, 27(4)：198-203, 2010.

12) Ezzati M, Djahanbakhch O, et al：Tubal transport of gametes and embryos：a review of physiology and pathophysiology. J Assist Reprod Genet, 31(10)：1337-1347, 2014.

13) Lyons R A, Saridogan E et al：The reproductive significance of human Fallopian tube cilia. Hum Reprod Update, 12(4)：363-372, 2006.

14) Niakan K K, Han J, et al：Human pre-implantation embryo development. Development, 139 (5)：829-841, 2012.

15) 小川誠司・山田満稔. 他：ヒト胚の初期発生.「生殖補助医療（ART）-胚培養の理論と実際」. 日本卵子学会編, pp140-144, 近代出版. 2017.

16) Kalmbach K H Fontes Autunes DM, et al.：Telomeres and human reproduction. Fertil Steril, 99(1)：23-29, 2013.

17) Tay JI, Ruserford AJ, et al：Human tubal fluid：production, nutrient composition and response to adrenergic agents. Hum Reprod, 12(11)：2451-2456, 1997.

2-1-4）着床

1) Carson DD, Bagchi I, et al：Embryo implantation. Dev Biol, 223(2)：217-237, 2000.

2) Dey SK1, Lim H, et al：Molecular cues to implantation. Endocr Rev, 25(3)：341-373, 2004.

3) Gellersen B, Brosens JJ：Cyclic decidualization of the human endometrium in reproductive health and failure. Endocr Rev, 35(6)：851-905, 2014.

4) Jones CJ, Fazleabas AT：Ultrastructure of epithelial plaque formation and stromal cell transformation by post-ovulatory chorionic gonadotrophin treatment in the baboon (Papio anubis). Hum Reprod, 16(12)：2680-2690, 2001.

5) Strakova Z, Mavrogianis P, et al：In vivo infusion of interleukin-1b and chorionic gonadotropin induces endometrial changes that mimic early pregnancy events in the baboon. Endocrinology, 146(9)：4097-4104, 2005.

6) Capalbo A, Ubaldi FM, et al：MicroRNAs in spent blastocyst culture medium are derived from trophectoderm cells and can be explored for human embryo reproductive competence assessment. Fertil Steril, 105(1)：225-235. e3, 2016.

7) Cuman C, Van Sinderen M, et al：Human blastocyst secreted microRNA regulate endometrial epithelial cell adhesion. EBioMedicine, 2(10)：1528-1535, 2015.

8) Wang H, Dey SK：Roadmap to embryo implantation：clues from mouse models. Nat Rev Genet, 7(3)：185-199, 2006.

9) Fawcett DW, Wislocki GB, et al：The development of mouse ova in the anterior chamber of the eye and in the abdominal cavity. Am J Anat, 81(3)：413-443, 1947.

10) Doyle L, Gates A, et al：Asynchronous transfer of mouse ova. Fertil Steril, 14(2)：215-225, 1963.

11) Modi DN, Bhartiya P：Physiology of embryo-endometrial cross talk. Biomed Res J, 2：83-104, 2015.

12) Wallace AE, Fraser R, Cartwright JE. Extravillous trophoblast and decidual natural killer cells：a remodelling partnership. Hum Reprod Update, 18(4)：458-471, 2012.

2-1-5) 黄体

1) Cavender JL, Murdoch WJ：Morphological studies of the microcirculatory system of peri-ovulatory ovine follicles. Biol Reprod, 39(4)：989-997, 1988.

2) Smith MF, McIntush EW, et al：Mechanisms associated with corpus luteum development. J Anim Sci, 72(7)：1857-1872, 1994.

3) Devoto L, Fuentes A, et al：The human corpus luteum：life cycle and function in natural cycles. Fertil Steril, 92(3)：1067-1079, 2009.

4) Christenson LK, Devoto L：Cholesterol transport and steroidogenesis by the corpus luteum. Reprod Biol Endocrinol, 1：90, 2003.

5) Croxatto HB, Kovács L, et al：Effects of long-term low-dose mifepristone on reproductive function in women. Hum Reprod, 13(4)：793-798, 1998.

6) Lydon JP, DeMayo FJ, et al：Mice lacking progesterone receptor exhibit pleiotropic reproductive abnormalities. Genes & Dev, 9：2266-2278, 1995.

7) Sanders SL, Stouffer RL. Localization of steroidogenic enzymes in macaque luteal tissue during the menstrual cycle and simulated early pregnancy：immunohistochemical evidence supporting the two-cell model for estrogen production in the primate corpus luteum. Biol Reprod, 6：1077-1087, 1997.

8) Kiriakidou M, McAllister JM, Sugawara T, et al.：Expression of steroidogenic acute regulatory protein (StAR) in the human ovary. J Clin Endocrinol Metab, 81(11)：4122-4128, 1996.

9) Devoto L, Kohen P, et al：Expression of steroidogenic acute regulatory protein in the human cor- pus luteum throughout the luteal phase. J Clin Endocrinol Metab, 86：5633-5639, 2001.

10) Johnson MC, Devoto L, et al.：Localization of insulin-like growth factor (IGF-I) and IGF-I receptor expression in human corpora lutea：role on estradiol secretion. Fertil Steril, 65：489-494, 1996.

11) Vega M, Devoto L, et al.：Progesterone synthesis by human luteal cells：modulation by estradiol. J Clin Endocrinol Metab, 79：466-469, 1994.

12) Gaytan F, Morales C, et al：Macrophages, cell proliferation, and cell death in the human menstrual corpus luteum. Biol Reprod, 59(2)：417-425, 1998.

2-2 妊娠の維持と胎児

1) 齋藤　滋・酒井正利・他：妊娠中毒症と免疫-病因論と病態論．産婦人科治療，88(5)：1075-1081, 2004.

2) 齋藤　滋：免疫学的にみた妊娠維持機構-癌との対比-．日本産科婦人科学会雑誌，56(2)：261, 2004.

3) Craenmehr MH, Heidt S, et al：What is wrong with the regulatory T cells and foetomaternal tolerance in women with recurrent miscarriages? HLA, 87(2)：69-78, 2016.

4) 齋藤　滋・宮崎聡美・他：胎盤・脱落膜とサイトカイン．産婦人科の実際，52(6)：699-707, 2003.

5) Mellor AL, Chandler P, et al：Indoleamine 2,3-dioxygenase, immunosuppression and pregnancy. J Reprod Immunol, 57 (1-2)：143-150, 2002.

6) Sasaki Y, Sakai M, et al：Decidual and peripheral blood CD4+CD25+ regulatory T cells in early pregnancy subjects and spontaneous abortion cases. Mol Hum Reprod, 10(5)：347-353,

2004.

7) Somerset D A, Zheng et al : Normal human pregnancy is associated with an elevation in the immune suppressive CD25+ CD4+ regulatory T-cell subset. Immunology, 112(1) : 38-43, 2004.

8) Saito S, Shima, et al : What is the role of regulatory T cells in the success of implantation and early pregnancy? J Assist Reprod Genet, 24(9) : 379-386, 2007.

9) Shima T, Sasaki Y, et al : Regulatory T cells are necessary for implantation and maintenance of early pregnancy but not late pregnancy in allogeneic mice. J Reprod Immunol, 85(2) : 121-129, 2010.

10) Inada K, Shima T, et al : Helios-positive functional regulatory T cells are decreased in decidua of miscarriage cases with normal fetal chromosomal content. J Reprod Immunol, 107 : 10-19, 2015.

11) Sasaki Y, Darmochwal-Kolarz D, et al : Proportion of peripheral blood and decidual CD4 (+) CD25 (bright) regulatory T cells in pre-eclampsia. Clin Exp Immunol, 149(1) : 139-145, 2007.

12) Tilburgs T, Roelen DL, et al., Evidence for a selective migration of fetus-specific CD4+ CD25bright regulatory T cells from the peripheral blood to the decidua in human pregnancy. J Immunol, 180(8) : 5737-5745, 2008.

13) Shima T, Inada K, et al : Paternal antigen-specific proliferating regulatory T cells are increased in uterine-draining lymph nodes just before implantation and in pregnant uterus just after implantation by seminal plasma-priming in allogeneic mouse pregnancy. J Reprod Immunol, 108 : 72-82, 2015.

14) Meuleman T, Snaterse G, et al : The immunomodulating effect of seminal plasma on T cells. J Reprod Immunol, 110 : 109-116, 2015.

15) Kinder JM, Jiang TT, et al : Cross-generational reproductive fitness enforced by microchimeric maternal cells. Cell, 162(3) : 505-515, 2015.

16) Engler JB, Kursawe N, et al : Glucocorticoid receptor in T cells mediates protection from autoimmunity in pregnancy. Proc Natl Acad Sci USA, 114(2) : E181-E190, 2017.

Chapter 3

生殖の病態（不妊症）

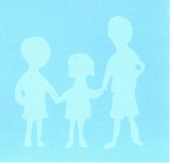

1 不妊症概論

　現在の日本における不妊症カップルの増加は，生殖補助医療（assisted reproductive technology：ART）の実施件数の急速な増加から推察される．この不妊症カップルの増加の原因は，不妊原因が変化しているというよりも挙児希望年齢の高齢化などによる社会的背景が大きな要因と考えられる．母体加齢による妊孕性の低下が原因の不妊症は，たとえART治療を行っても生児獲得が困難な難治性不妊症となる．わが国の不妊・不妊症の定義の変更により"より適切な時期"に不妊症カップルに対して医学的介入を行うことが可能となった．

1 不妊症の定義

1）不妊と不妊症

　不妊について日本産科婦人科学会では「生殖年齢の男女が妊娠を希望し，ある一定期間，避妊することなく通常の性交を継続的に行っているにもかかわらず，妊娠の成立をみない場合を不妊といい，その一定期間については1年というのが一般的である．なお，妊娠のために医学的介入が必要な場合は期間を問わない」と定義している[1]．このような"不妊"状態にあるカップルが挙児を希望し医学的治療を必要とする場合を"不妊症"という．

2）不妊期間

　わが国では長らく不妊症の不妊期間は2年とされてきたが，2015年に日本産科婦人科学会は不妊期間を1年に変更した[1]．正常な妊孕性に関する多くの報告では，避妊をしない性交を行っているカップルは1年で80〜90％に妊娠が成立し，はじめの3カ月間は1カ月あたり約25％の妊娠率であるが，その後9カ月間は1カ月あたり約10％の妊娠率に低下する[2,3]．この1カ月あたりの妊娠率をmonthly fecundity rate（MFR）という．MFRは女性の年齢が増加すると低下することが知られている（表3-1）[4]．米国産科婦人科学会と米国生殖医学会（ASRM）では，不妊症検査を受ける対象として女性の年齢が35歳未満であれば不妊期間1年としているが，35〜40歳では不妊期間6カ月で検査を受けることを推奨している[5]．また，女性の年齢が40歳以上の場合には可能な限り早期に不妊症検査を受けるべきであるとしている[5]．

表 3-1　年齢ごとに見た 1 カ月間あたりの妊娠率（monthly fecundity rate）

	1 カ月	2 カ月	3 カ月	6 カ月	12 カ月
＜ 25 歳	50%	40%	30%	20%	4%
25〜34 歳	40%	30%	20%	10%	2%
35〜40 歳	30%	20%	10%	5%	1%

(Gnoth C, et al：Hum Reprod, 18(9)：1959-1966, 2003[4] より)

2　不妊症の病態

　　不妊症の治療戦略として，一般不妊治療から ART 治療という流れが定着している．不妊症の病態も ART 治療の視点から考えることが可能である．久慈らは不妊症の病態を ART 治療の有効性の観点から以下の 3 つに分類して説明している[6]．

1) 体内における受精障害

　　配偶子（精子または卵子）が存在するまたは産生可能な状態であるが，何らかの原因により女性の体内での精子と卵子の受精が起こらないことによって妊娠が成立しない病態である．男性側では，射精障害，性交障害，精路通過障害，精子減少症・無力症などが含まれる．女性側では，卵管性不妊症，卵管への卵子のピックアップ障害，排卵障害などが含まれる．この病態は ART 治療が最も有効であるが，ART 以外の一般治療でも妊娠は可能である．

2) 配偶子の妊孕性消失

　　配偶子（精子または卵子）のいずれか，あるいは両者に妊娠できない原因があるため妊娠が成立しない病態である．男性側では無精子症などの精子形成異常が含まれる．女性側では加齢による卵巣機能不全や抗がん剤・放射線・手術などによる二次性の卵巣機能不全が含まれる．ここでの卵巣機能不全とは卵子の量的・質的な機能が低下している状態を意味する．この病態は現在のところ ART 治療を行っても改善することは困難である．

3) 子宮・母体側の異常

　　受精後の胚が着床し妊娠を維持する機構が障害されていることによって妊娠が成立しない病態である．子宮筋腫，子宮腺筋症，子宮内膜ポリープや慢性子宮内膜炎，子宮内膜増殖症およびその他の子宮内膜異常などが含まれる．この病態は手術や薬物治療による介入が必要である．

3　不妊症の分類

　　不妊症は以下のように分類することができる．

(1) 既往妊娠の有無による分類

①原発性不妊症：夫婦（カップル）間で過去に1回も妊娠が成立しなかった場合

②続発性不妊症：夫婦（カップル）間で1回以上の妊娠が成立したが，その後妊娠しない場合

(2) 不妊の原因がカップルのいずれにあるかによる分類

①男性不妊症：不妊の原因が男性にある場合

②女性不妊症：不妊の原因が女性にある場合

(3) 不妊の原因が診断可能であるか否かによる分類

①器質性不妊症：不妊の原因が明らかな場合

②機能性不妊症：不妊の原因が明らかでない場合，原因不明不妊症とほぼ同義である

4 不妊症の原因

不妊症の原因は，女性因子，男性因子，女性および男性因子の両者の3つの場合が考えられる．世界保健機構（WHO）が8,500組の不妊症のカップルを対象に行った報告によると，不妊原因の内訳は，女性因子37％，男性因子8％，女性および男性因子35％，原因不明5％であった[7]．また，Collinsは14,141組の不妊症カップルの不妊原因の内訳を，女性因子58％，男性因子25％，原因不明17％と報告した[8]．女性または男性因子別にみた不妊原因の内訳を表3-2に示した．

1）女性不妊症の原因

WHOの報告では，女性不妊症の原因の内訳は排卵因子25％，卵管因子22％，子宮内膜症15％，骨盤内癒着12％，高プロラクチン血症7％であった[7]．Collinsの報告では，排卵因子27％，卵管因子22％，子宮内膜症5％，その他4％であった[8]．Hullらの報告では，排卵因子21％，卵管因子14％，子宮内膜症6％，子宮頸管因子3％であった[9]．女性不妊症の原因の内訳を表3-3に示した．これらの報告は20年以上前のものであるが，現在でもその割合に変化がないといわれている．一方で，女性不妊症の原因は女性の年齢によって異なることが知られており，特にART治療を母数として女性不妊原因の内訳を調べると，女性の年齢の増加にしたがって，卵管因子，排卵因子の割合が低下し卵巣予備能の低下が不妊原因として増加する．

①排卵因子：正常月経周期は25～38日であるが，希発月経（月経周期39日以上）や無月経の場合は希発排卵や無排卵による不妊症である可能性が高い．高プロラクチン血症はゴナドトロピンの分泌を抑制し排卵障害の原因となる．過体重（body mass index, BMI ≧ 27）や低体重（BMI ≦ 17）では排卵障害が起きることが知られており，多囊胞性卵巣症候群や体重減少性無月経が重要である．

②卵管因子：卵管因子の原因としてクラミジアや淋菌感染症による骨盤内炎症性疾患が重要である．重度の子宮内膜症による子宮附属器周囲癒着も卵管因子の原因となる．腹部手術の既往や炎症性腸疾患（潰瘍性大腸炎やクローン病）の罹患は卵管因子のリスクとなる．

③子宮内膜症：腹腔鏡検査を行うと，不妊症の女性は9～50％に子宮内膜症が認められる．軽症の子宮内膜症と不妊に関する質の高いエビデンスは存在しないが，子宮

❶不妊症概論　**65**

表 3-2　不妊原因者別にみた不妊症の原因の内訳

	女性因子	男性因子	女性および男性因子	原因不明
WHO[7] (n=8,500)	37%	8%	35%	5%
Collins[8] (n=14,141)	58%	25%		17%

n＝不妊症カップル数

表 3-3　女性不妊症の原因の内訳

	WHO[7] (n=8,500)	Collins[8] (n=14,141)	Hull et al[9] (n=472)
排卵因子	25%	27%	21%
卵管因子	22%	22%	14%
子宮内膜症	15%	5%	6%
骨盤内癒着	12%		
子宮・頸管因子			3%
高 PRL 血症	7%		
その他		4%	

n＝不妊症カップル数

内膜症を有する女性は，原因不明不妊の女性と比べ妊孕性が低下することが知られている．一方，重症の子宮内膜症は子宮附属器周囲癒着や卵巣予備能の低下を引き起こし不妊症となる．

④**子宮・頸管因子**：子宮筋腫が不妊の原因であるかどうかは議論の余地があるが，粘膜下筋腫や子宮内腔の変形を伴う筋層内筋腫は妊孕性を低下させる．子宮内膜ポリープは子宮鏡下に摘出した摘出群は非摘出群と比べ人工授精後の妊娠率（摘出群：63%，非摘出群 28%，相対危険度 2.1，95%信頼区間 1.5-2.9）が有意に高くなる．頸管の先天奇形や手術による頸管狭窄は頸管粘液の分泌不全を引き起こし不妊となる．

⑤**卵巣予備能の低下**：これまでの報告では卵巣予備能の低下（diminished ovarian reserve：DOR）は不妊原因としてリストアップされることはなく，排卵因子や原因不明に分類されていた．現在の不妊症女性の年齢分布を考えると，DOR は不妊原因として最も重要な因子である．

2）男性不妊症の原因

男性不妊症の原因は造精機能障害，精路通過障害，性機能障害に大別される．その障害部位から，①精巣前の原因，②精巣の原因，③精巣後の原因に分類可能である．原因の特定できない特発性男性不妊症が最も多く全体の 40〜50%を占める（表 3-4）．

①**精巣前の原因**：造精機能障害の原因が視床下部・下垂体に存在するもので，GnRH またはゴナドトロピンの分泌不全による二次的な性腺機能低下症（secondary hypo-

表 3-4　男性不妊症の原因（障害部位別）

原因	障害部位	検査所見	頻度（%）
精巣前の原因	視床下部・下垂体（二次性性腺機能低下症）	低ゴナドトロピン性	1～2
精巣の原因	精巣（原発性性腺機能低下症）	高ゴナドトロピン性	30～40
精巣後の原因	精路通過障害 性機能障害		10～20
特発性			40～50

gonadism）である．男性不妊症の1～2%を占め，低ゴナドトロピン性性腺機能低下症を呈しGnRHまたはゴナドトロピンの補充により治療効果が期待できる．先天性と後天性の原因がある．

❷**精巣の原因**：造精機能障害の原因が精巣そのものにあるもので，原発性性腺機能低下症（primary hypogonadism）と呼ばれる．男性不妊症全体の30～40%を占め，高ゴナドトロピン性性腺機能低下症を呈し，精子減少症，無精子症の原因として重要である．先天性と後天性の原因がある．先天性としては，Klinefelter症候群に代表される染色体異常，停留睾丸，精索静脈瘤がある．精索静脈瘤は，正常男性の10～15%にも認められるが，不妊症男性の約30%に合併する．後天性としては，ムンプスによる精巣炎や淋菌やクラミジア感染による精巣上体・精巣炎が原因となる．その他，抗がん剤や放射線治療による造精機能障害がある．

❸**精巣後の原因**：精路通過障害と性機能障害が原因となる．精路通過障害には先天性と後天性の原因がある．先天性のものは，精巣上体の先天的欠損や精管欠損がある．後天性のものは，精管結紮術後または鼠径ヘルニア術後の精管閉塞が1%程度認められるので，問診の際手術歴を聴取することは重要である．性機能障害には，①勃起障害（erectile dysfunction：ED），②射精障害がある．EDのリスク因子として，糖尿病，高血圧，肥満，脂質異常症，心血管系疾患，喫煙，睡眠時無呼吸症候群などがある．射精障害は，外尿道口からの精液の射出がない状態であり，男性不妊症の原因として近年増加傾向にある．腟内射精障害が最も多い．逆行性射精は，骨盤内臓神経損傷や，糖尿病患者に認められるので，精液量が少ない場合は念頭に置く必要がある．

3）原因不明不妊症

不妊症の原因が明らかでないか診断が不可能な場合は，原因不明不妊症（機能性不妊症）に分類される．原因不明不妊症は不妊症全体の10～20%と報告されているが，これまでの報告には女性の加齢による妊孕性の低下が原因であるものが含まれていたと考えられる．原因不明不妊症は一般不妊治療の治療成績が他の不妊原因と比べ不良であることから，ART治療に移行する時期を逃さないよう注意が必要である．

5　不妊症の頻度

疫学的指標として，ある疾患の発生割合に関して，有病率（prevalence），罹患率（incidence rate），累積罹患率（cumulative incidence rate）が用いられる．不妊症

に関してもこれらの疫学的指標を参考に見ていく必要性がある．一般的に用いられる"頻度"とは有病率と罹患率の両者の意味を含んでいる．有病率は一時点での総数に対する疾患の割合（静的頻度）を示しているのに対し，罹患率は発生率であり観察期間中に新たに疾患が発生する割合（動的頻度）を示している．わが国における不妊症の頻度に関する大規模な報告はないが，不妊症の定義が不妊期間1年になったことからその頻度は10〜20%であることが推察される[2.3]．ここで用いた頻度は有病割合を示すものである．米国で行われた調査では，現在結婚しており子どものいない15〜44歳の女性を対象にすると，不妊症の割合は14.2%であった[10]．

（髙橋　俊文）

② 不妊症の診断

1 女性不妊症の診断

不妊症患者の診察では，まず問診を行う．問診内容は，カップルの年齢，挙児を希望してからの期間，性交の可否および回数，既往歴，結婚歴，避妊歴，月経歴，二次性徴の発育経過，妊娠・分娩歴，タイミングの取り方などである．また，患者が記録を付けている場合には基礎体温の経過を確認する．もし患者が健康な若年カップルであり，挙児希望期間が1年未満であるならば，基本的な検査を行い，タイミングの取り方を指導したうえでしばらく自然経過を観察することも選択肢となる．35歳以上の患者では，加齢に伴う妊孕性の低下を考慮したうえで的確な検査・治療計画を立てることが特に重要である．

基礎体温表には，月経周期，排卵日，性交タイミング，黄体機能など，そのカップルの生殖歴に関する重要な要素が含まれており，不妊症の診断に有益である．また，最近の体重の増減，胃薬，降圧剤，向精神薬などの高プロラクチン血症の原因となりうる薬剤の服用や，エストロゲン作用の強い補助食品の摂取など，内分泌異常を引き起こす因子をはじめ，常用薬，嗜好品，家庭および職場環境なども患者カップルから十分に聴取する．その後，身体診察では性器，乳房などの二次性徴の発育の把握や，高アンドロゲン血症，全身疾患や遺伝性疾患を疑う所見の有無を確認する．内診では，内性器の発育，形態的異常の有無などを確認する．また，骨盤傍結合織の肥厚，圧痛は骨盤内炎症や子宮内膜症の徴候であり，不妊症原因を検討するうえで重要である．必要最低限の必須スクリーニング検査をまずは行い，原則的治療方針を決定しつつ初期治療に移る．

1）一般検査

不妊治療方針決定のための初期検査では，基礎体温の測定，経腟超音波検査，内分泌学的検査，クラミジア抗体検査，子宮卵管造影法，精液検査，フーナーテストなどを行う．これらの検査は，月経周期の特定の時期に実施しなければならないものが多いため，計画を立てて効率よく行うことが重要である．

経腟超音波検査では，子宮および卵巣の器質的異常の有無，および月経周期に伴う

生理的変化を確認する．子宮に関しては，その大きさや屈曲のほかに，奇形，内膜ポリープ，子宮筋腫や腺筋症など，着床を阻害しうる要因がないかを確認する．付属器に関しては，卵巣嚢腫や卵管水腫などの器質的異常の有無を確認する．また胞状卵胞の数は，卵巣予備能を反映するとともに，多嚢胞性卵巣症候群を診断するうえでも重要な指標である．月経周期に伴う子宮卵巣の変化として，消退出血による子宮内膜の十分な剥離，卵胞の発育とそれに伴う子宮内膜の発育，排卵による卵胞の収縮と内膜の脱落膜化を確認する．これらの変化は月経周期中の適切なタイミングで確認することが重要であり，これまでの基礎体温の経過も参考にして適切な診察計画を立てておくことが望ましい．

　内分泌学的検査では，月経開始3〜7日頃に卵胞刺激ホルモン（FSH），黄体化ホルモン（LH），エストラジオールを測定する．一般的にホルモン値は，排卵期周辺で内分泌動態の急激な変動（LHサージ，エストラジオールピーク）が見られ，検査の実施時期や結果の解釈にあたっては十分に注意する．また，ゴナドトロピンは月経周期を通して律動的に分泌されていることにも留意すべきである．ステロイド代謝異常の存在が疑われる場合には，この時期のプロゲステロンや17OHプロゲステロンの測定も有効な場合がある．黄体機能の指標としてプロゲステロンを測定する場合には，黄体期中期に測定すると最も黄体機能を反映するとされている．しかし黄体期プロゲステロンの値は，個人差や各周期ごとの差が大きいため，その臨床における有用性は確立していない．なお，近年卵巣予備能の指標として抗ミュラー管ホルモン（AMH）が広く用いられるようになった．AMHは前胞状卵胞および小胞状卵胞の顆粒膜細胞から分泌され，その血中濃度は年齢とともに減少する．一方でAMHの値は個人差が大きく，また残存卵子数を反映するのみで，卵子1個あたりの妊娠の可能性は反映しない．そのため患者に説明する際にはこれらの点を留意すべきであるが，長期の治療計画の見通しを立てる場合や，体外受精における卵巣刺激法を検討する場合には有用な指標である．また乳汁分泌にかかわるプロラクチンは，排卵障害，黄体機能不全，初期流産との関連が報告されている．プロラクチンは，食事，運動，ストレスなどさまざまな要因により値が上昇することが報告されているため，評価には注意を要する．プロラクチン値が連続して50 ng/mL以上を示す場合には，下垂体プロラクチノーマの検索も考慮する．

　頸管因子に関しては，患者に性交のタイミングを指導しつつ，排卵直前期にフーナーテストもしくはミュラークルツロックテストを行う．フーナーテストには性交後2時間程度で実施するという条件が課される場合が多いものの，排卵直前期であれば性交24時間後でも十分に精子が確認できる場合も多い．ただし排卵後には頸管粘液は減少するため，月経周期のうち適切なタイミングで検査を行うことが最も重要である．

　子宮卵管造影検査では，卵管の狭窄や閉鎖，卵管水腫，卵管周囲の癒着のほか，子宮腔内の癒着や子宮内腔の形態学的異常が確認できる．造影剤には油性と水溶性があり，油性は描出力に優るものの，腹腔内の拡散像を撮影するのが翌日となるため利便性で劣る．なおこれら造影剤はヨードを含有するため，患者の甲状腺機能異常症に注意して検査の実施と使用製剤を検討する．

　これら初期検査で異常を認めた場合には，必要に応じて後述する特殊検査を行う（表3-5）．

❷ 不妊症の診断　69

表3-5 女性不妊因子別の初期検査と特殊検査

	初期検査	特殊検査
内分泌因子	基礎体温測定 ゴナドトロピン基礎値測定 黄体期プロゲステロン値測定 プロラクチン値測定 経腟超音波検査	LH-RH負荷試験 プロゲステロンチャレンジテスト エストロゲン-プロゲステロンテスト その他の内分泌学的検査
卵管因子	子宮卵管造影検査 通気法（ルビンテスト） クラミジア抗原・抗体検査	腹腔鏡・通色素検査 卵管鏡
子宮因子	子宮卵管造影検査 経腟超音波検査	子宮内膜日付診 子宮鏡 CT・MRI
頸管因子	頸管粘液検査 フーナーテスト ミュラークルツロックテスト	
腟・会陰因子	腟鏡診	帯下培養検査
その他の因子		腫瘍マーカー測定 抗精子抗体検査 抗透明帯抗体 卵巣自己抗体 抗リン脂質抗体 染色体検査

2) 特殊検査

⑴ 内分泌学的因子

　基礎体温表で規則的な排卵が予測される場合であっても，経腟超音波検査で正常な卵胞の発育および排卵を確認する．無月経の症例や，無排卵周期症が疑われる場合，月経周期が24日未満あるいは39日以上である場合には，ゴナドトロピンの値も参考に病態を評価する．無月経の場合には，血清中のエストラジオールやゴナドトロピンの値，もしくはプロゲステロンチャレンジテストの結果をもとに病態を分類する．卵胞の発育がなく卵巣性エストロゲンが分泌されない症例では，血清中エストラジオール値は低く，プロゲステロンチャレンジテストでも消褪出血は起きない．このとき，視床下部，下垂体などの中枢性の病態である場合にはゴナドトロピンは低値であり，卵巣性の病態の場合にはゴナドトロピンは高値となる．中枢性の病態の鑑別にはLH-RH負荷試験が有用である．

　内分泌学的に異常を認めない無月経の症例のうち，特に子宮内膜搔破歴があり，経腟超音波検査で子宮内膜が菲薄している症例は，子宮内膜の瘢痕化による子宮性無月経（Asherman症候群）の可能性が考えられる．このような症例では，エストロゲン-プロゲステロン投与でも一般的に消褪出血は起きず，子宮鏡下での内膜の状態評価が必要である．

⑵ 子宮・頸管・卵管因子

　経腟超音波断層法で子宮筋腫，腺筋症や形態学的異常などが確認された場合には，適宜MRIなどの画像評価を追加する．着床を妨げうる子宮内膜の圧排の有無や，体

外受精で採卵を行う際に卵巣が穿刺可能な位置にあるかを評価しておくことも重要である．また，流産手術の既往がある症例や子宮内膜が菲薄している症例では，子宮鏡により子宮内腔の評価を行う．また，子宮卵管造影法などにより卵管の通過障害が疑われる場合には，腹腔鏡および卵管鏡検査を検討する．腹腔鏡では内視鏡下通色素検査により直接卵管の疎通性を確認できるとともに，卵管周囲の癒着があった場合には剝離することも可能である．一方，卵管鏡では閉塞解除や卵管狭窄部の拡張が可能である．

2 男性不妊症の診断

　男性不妊症の診察では，まずは問診（喫煙，アルコール摂取の有無，発毛剤の使用，停留精巣，尿道下裂などの泌尿器科的疾患や，糖尿病などの全身性疾患の既往歴など）を行う．身体診察では身長，体重および体格を把握するとともに，体毛などの二次性徴の発達の確認や，外陰部の診察が重要である．細長い体格や女性化乳房は，Klinefelter症候群やアロマターゼ過剰症などの内分泌疾患を示唆する．全身所見を確認したあとで外陰部の診察に移る際には，患者の理解を十分に得ることがその後の治療をスムーズに進めるうえでも重要である．外陰部の診察では，陰茎の発達とともに，陰囊内容，すなわち精巣や精巣上体の硬度，圧痛の有無を確認する．また精巣の下降具合をみるとともに，精巣容量が10mL以上（長径5cm，短径2cm以上）かどうか，精巣静脈瘤の有無を確認する．また，鼠径ヘルニアや停留精巣の手術痕がないか，注意深く観察することも重要である．これらの手術は幼少期に行われることが多く，患者本人にもその記憶がない場合もある．これら手術歴がある場合には，医原性精路通過障害や血流障害による造精機能障害の可能性も念頭に入れておく．

　超音波検査では，正常な精巣は内部が均一に描出される．精巣容積は縦断面と横断面から縦，横，幅を計測し，近似式で求める．精巣腫瘍や精巣静脈瘤の有無を確認するとともに，精路閉塞が疑われる症例では射精管囊胞につき前立腺の超音波検査を行う．

1）精液検査

　造精機能の判定には精液検査を行う．精液検査は必ずしも精子の受精能を反映するものではないが，男性不妊症の診断根拠として重要かつ不可欠である．精液検査の診断基準には，WHOにより定められた基準が用いられることが多い（表3-6）．この基準値を満たしている場合には正常精液（normozoospermia）と呼ばれ，精子濃度が減少している場合には乏精子症（oligozoospermia），運動率が低下している場合には精子無力症（asthenozoospermia）と呼ばれる（表3-7）．精液中にフルクトース含有が証明されない場合には射精管の閉塞・欠損を疑う．精液検査は妻側に侵襲的な検査を行う前に実施すべきである．精液所見は値の変動が大きいため，異常が認められた場合には通常複数回検査を実施すべきである．その場合には，精子形成周期を考えて2～3カ月後に行うのが望ましい．

表 3-6　精液検査の正常下限値

精液量	1.5 mL
運動率	運動率 40 %，もしくは前運動精子 32 %
精子濃度	15×10^6/mL
総精子数	39×10^6
精子生存率	58 %
正常形態率	4 %

(WHO laboratory manual 5th ed. 2010[4] より)

表 3-7　精液所見の表記法

正常精液	総精子数（または濃度）と前進運動率，形態学的に正常精子が基準を満たす精液
乏精子症	総精子数（または濃度）が基準の下限以下
無精子症	射出精液中に精子がない状態
精子無力症	前進運動精子が基準の下限以下である状態
奇形精子症	形態正常精子率が基準の下限以下である状態
血精液症	射出精液中に赤血球が含まれる状態
白血球精液症	射出精液中に基準値以上の白血球がある状態

(WHO laboratory manual 5th ed. 2010[4] より)

2）内分泌学的検査

　男性不妊症診療において，内分泌学的な異常をきたす疾患の割合は約 20% 程度と報告されている．このうち，低ゴナドトロピン性性腺機能低下症などの内分泌学的治療が著効する疾患は限られる．しかし造精機能の評価において LH，FSH およびテストステロンの測定は必須であり，またクロミフェンなどを用いた内分泌学的治療中にその効果をモニタするうえでも重要である．

　男性の不妊症における内分泌学的スクリーニングにおいて，血清 FSH の上昇が最も高頻度に認められる．FSH の産生はセルトリ細胞から分泌されるインヒビンのネガティブフィードバックにより制御されているため，正常な精子形成が障害される症例では多くの場合 FSH が上昇する．またこのときライディッヒ細胞の機能低下も随伴することが多いため，FSH に加えて LH の上昇を示す場合が多い．一方 FSH が低値の場合には，視床下部もしくは下垂体の異常が疑われ，この場合には LH，FSH に加えてテストステロンも低値を示す．原因が先天性の異常であるケースも多く，Kallmann 症候群をはじめとする多様な疾患が鑑別として挙がる．また，テストステロンが正常から高値の場合には，先天性副腎過形成やホルモン産生性の腫瘍の存在を念頭に精査する．

3）遺伝学的検査

　男性不妊症患者の 10〜15% 程度が無精子症と報告されている．その一部は既知の遺伝因子によって説明できるものの，原因不明の症例も多い．無精子症の患者におい

て遺伝学的な原因を突き止めることは，精巣内精子回収法（TESE）などの侵襲的な治療法の成績を予測するうえで重要である.

Klinefelter症候群は男性約500〜1,000人に1人の割合で発症し，染色体検査により47, XXYの核型を確認することで診断される. 本疾患では，TESEにより精子の獲得が可能な場合も多い. またY染色体長腕遠位側には精子形成にかかわる領域として，azoospermia factor（AZF）領域が存在する. この領域はa, b, cの3つの領域に分類されており，繰り返し配列や回文構造のために配列が組み換わりやすい. AZFa領域の欠失はSertoli cell only syndrome, AZFb領域の欠失は精細胞成熟障害となることが報告されており，これらの症例はTESEの適応から外れる. 一方，AZFc領域が欠失する患者は乏精子症から無精子症まで広い表現型を呈するためTESEの適応となる. なお，AZFc領域の部分欠失であるgr/gr欠失は日本人の約1/3に同定されるため，その解釈には注意を要する. また近年このAZF領域の多型には，欠失だけではなく，重複や，欠失と重複が複雑に混在する多型が存在することが報告されている. またその他にも，性染色体や常染色体上に精子形成障害と関連する遺伝子が複数報告されており，臨床上有用なマーカーが新たに開発される可能性がある.

(齊藤　和毅)

③ 不妊症の治療

　前節（2. 不妊症の診断）で述べられた不妊症の原因に即した治療を行う. この際に，不妊期間や女性の年齢・卵巣予備能，合併症の有無も考慮して，速やかに治療を開始したい.

1 女性不妊症の治療

1）排卵誘発法

　排卵誘発剤は，無月経や無排卵周期症など一般婦人科診療やART周期において頻用される薬剤である. 特に強力な排卵誘発作用を有するゴナドトロピン療法では，多胎妊娠や卵巣過剰刺激症候群（OHSS）といった重大な副作用を生じる可能性もあるため，それぞれの症例の背景に即して薬剤や投与方法を選択する必要がある.

　経口の排卵誘発薬には，クエン酸クロミフェン（クロミッド®）とシクロフェニル（セキソビット®）の2剤がある.

　クロミフェンクエン酸塩（以下クロミフェンと略）は，婦人科外来で最も多く処方される排卵誘発剤である. 無排卵周期症, 第1度無月経, 多嚢胞性卵巣症候群（PCOS）の排卵誘発に対して用いられる. クロミフェンを，内因性エストロゲンのレベルが保たれている女性に投与すると，視床下部に作用して内因性エストロゲンと競合的にエストロゲン受容体と結合し，エストロゲンによるネガティブフィードバックを阻害すれGnRHを分泌させる. これにより下垂体から卵胞刺激ホルモン（FSH）と黄体化ホルモン（LH）が分泌され，卵巣を刺激して排卵が誘発される. クロミフェンの投

❸ 不妊症の治療　**73**

表 3-8 国内で現在使用されている FSH/hMG 製剤

製剤名	単位	製造販売元	FSH/LH
遺伝子組み換え型 FSH 製剤			
ゴナールエフ皮下注用	75, 150	メルクセローノ	1/0
ゴナールエフ皮下注ペン	300, 450, 900	メルクセローノ	1/0
精製 FSH 製剤			
ゴナピュール注用	75, 150	あすか製薬	1/0.0053
フォリルモンＰ注	75, 150	富士製薬	1/0.0053
hMG 製剤			
HMG 筋注用「F」	75, 150	富士製薬	1/0.33
HMG 注テイゾー	75, 150	あすか製薬	1/1
HMG 注射用「フェリング」	75, 150	フェリング・ファーマ	1/1

(2019 年 1 月現在)

与は月経 5 日目から 1 日 50 mg，5 日間の内服から開始するが，無効の場合は 1 日 100 mg，5 日間に増量する．一般に排卵は投与終了後 7〜10 日目に起こることが多く，排卵時の卵胞径は自然排卵周期よりも大きく（20 mm を超えることも多い）なる傾向にある．クロミフェンの抗エストロゲン作用により，子宮内膜の菲薄化や子宮頸管粘液の減少を認めることも多く，hMG/FSH 製剤を追加投与する症例もある．また，数周期連続してクロミフェンを使用した後には，クロミフェンを休薬することもある．クロミフェンによる第 1 度無月経の症例での排卵率は 70％程度とされているにもかかわらず，妊娠率は 20〜30％と低く，これは上記の抗エストロゲン作用によるものと考えられている．多胎妊娠率が約 5％程度，OHSS の発症が 1〜3％程度あるとされており，投与にあたっては十分なインフォームドコンセントが必要である．

　シクロフェニルは，第 1 度無月経，無排卵性月経，稀発月経の排卵誘発に用いられ，比較的軽症の視床下部障害が適応となる．投与方法は，シクロフェニルとして 1 日あたり 400〜600 mg を 2〜3 回に分けて，5〜10 日間経口投与する．排卵誘発効果は，クロミフェンと比べて弱く，双胎妊娠の頻度も低い．

　ゴナドトロピン療法の適応は，クロミフェンが無効な無排卵周期症や第 1 度無月経，血中ゴナドトロピン値が正常か低値の第 2 度無月経の症例である．また，不妊治療中の患者では，自然排卵や上記の経口の排卵誘発剤の使用による排卵があるものの妊娠が成立しない場合や，人工授精周期や ART の採卵周期でもゴナドトロピン製剤が用いられる．ゴナドトロピン製剤は，含有する FSH/ LH 比によって hMG 製剤と FSH 製剤に大別される．FSH 製剤はさらに，精製 FSH 製剤と遺伝子組み換え型 FSH 製剤に分けられる．自己注射可能な薬剤の登場により，患者の外来通院の負担が以前と比べて格段に軽減している．国内で現在用いることのできるゴナドトロピン製剤を表 3-8 に示した．これらの製剤の選択にあたっては，①遺伝子組み換え製剤か尿由来製剤か，②LH の含有量，③各製剤の生成方法の違いに起因する特徴，④自己注射可能かどうか，⑤費用，⑥妊娠率を考慮する．実際の投与は，図 3-1 に示したように，月経周期 3〜5 日目より hMG/FSH 製剤を 50〜150 単位連日／隔日投与し，卵胞発育

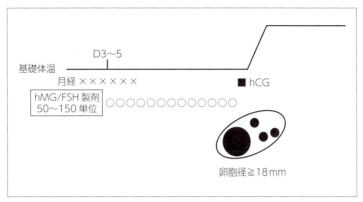

図 3-1　hMG/FSH 投与法
(石川智則:月経異常とホルモン療法.産婦人科治療,98(増刊):573-582,2009)

させる.卵胞径が 18 mm を超えた時点で,ヒト絨毛性ゴナドトロピン (hCG) を投与し,排卵を促す.hMG の投与によって高い排卵率・妊娠率が得られる一方,多発排卵による OHSS や多胎妊娠も高率に発生するため,十分なモニタリングが必要である.

2) 卵管因子不妊の治療

子宮卵管造影検査で,近位卵管閉塞と診断された場合には卵管鏡下卵管形成術 (FT) が選択できる.FT での卵管疎通率は 90% 以上で,術後 1〜3 カ月後の子宮卵管造影による再閉塞率は約 10% であるとされている.妊娠は治療後 2 年間以上の経過症例の統計から約 30% に妊娠が成立し,妊娠成立までの期間は平均 7.8 カ月で,妊娠例の中で 1 年以内の経過で妊娠した例は 87% であった[1]).

一方,遠位卵管閉塞と診断された場合や卵管周囲癒着が疑われる場合には,腹腔鏡手術により卵管・卵管采周囲癒着剝離術や卵管采形成術・開口術を考慮する.いずれの治療においても,術後一定の期間を経過しても自然妊娠が成立しない場合には ART を考慮すべきである.また,卵管留水症で ART を行った症例では,胚移植前に卵管切除や卵管起始部のクリッピングを行い,卵管内貯留液の子宮内腔への流入を防止することで着床率が改善する.

3) 子宮因子不妊の治療

粘膜下筋腫や子宮内腔の変形を呈する筋層内筋腫は不妊症の原因となるため,子宮筋腫の大きさと内腔への突出率を考慮して子宮鏡下筋腫摘出術 (TCR) あるいは腹腔鏡下筋腫核出術 (LM) を行う.

不妊症と子宮内膜ポリープとの関連やポリープ切除後の妊娠率の改善効果について,エビデンスレベルの高い報告はないが,ART を予定している場合には子宮鏡下ポリープ切除術や子宮内膜全面搔爬術を行うことが多い.

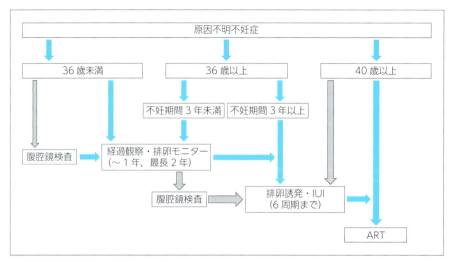

図 3-2　原因不明の不妊症の取り扱い
(日本生殖医学会：原因不明不妊症に対する治療.「生殖医療の必修知識 2017」. pp.212-217, 2017 より)

4) 頸管因子不妊の治療

頸管粘液の減少を認める症例では，エストロゲンの補充やhMG製剤の投与を行う．また，フーナーテスト不良例では子宮内精子注入法（IUI）の適応とされる．

5) 原因不明不妊症の治療

15～25%の不妊症例では，不妊症のスクリーニング検査では原因が特定されず，原因不明の不妊症と診断される．この場合には，女性の年齢や卵巣予備能，不妊期間を考慮して治療方法を検討する．治療法のフローチャートを図 3-2 に示した．負担の少ない治療から開始する（Step up法）ことが原則ではあるが，一般不妊治療を経ず初めからARTを行うことも選択肢の1つである．

2 男性不妊症の治療

1) 薬物治療

勃起障害に対してホスホジエステラーゼ5（PDE5）阻害薬〔シルデナフィル（バイアグラ®），バルデナフィル（レビトラ®），タダラフィル（シアリス®）〕が用いられ，70%の症例で効果が認められている．

特発性乏精子症，精子無力症に対しては，経験的にビタミン剤やカリクレイン製剤，漢方製剤（補中益気湯や八味地黄丸）が用いられている．

2) 手術療法

(1) 精索静脈瘤

手術用顕微鏡を用いた顕微鏡下低位結紮術が主流で，低い再発率及び合併症発生率が特徴である．術後に精子形成能の改善による精液所見改善効果が報告されており，

自然妊娠率の上昇や，顕微授精（ICSI）成績の改善，ICSIから体外受精（IVF），IUIへのステップダウンが期待できる症例も存在する．

⑵ 精路通過障害

精路の閉塞部位により，精路再建手術は以下の3つに分類される．精路通過障害を解除できれば，射出精液中に精子が認められ，自然妊娠が期待できる．

a. 精管精管吻合術

パイプカット術後や鼠径ヘルニア術後など，精管の閉塞している症例に対し閉塞部位の末梢側と中枢側の開通している精管同士をつなぎあわせる顕微鏡下精管精管吻合術が行われる．術後には約80〜90%の症例で精液中に精子の出現が認めらる．

b. 精管精巣上体吻合術

精巣上体炎やYoung症候群など精管には明らかな閉塞を認めず，精巣上体での閉塞が原因で無精子症を呈している症例が適応となる．約40%程度の症例で，術後に精液中に精子が出現する．

c. 射精管解放術

感染症やミュラー管嚢胞などによる射精管の閉塞がある症例では，経尿道的内視鏡を用いた射精管解放術を行う．

⑶ 精巣内精子回収法

射出精液中に精子を認めない無精子症の症例では，精巣から直接精子を回収し顕微授精で卵子と受精させることができる．

a. 精巣精子採取術（simple-TESE）

閉塞性無精子症の症例で，精路再建術が困難もしくは不成功であった症例に行う．閉塞性無精子症の場合は精巣内での精子形成がさかんなため，陰嚢の皮膚を小さく切開し，精巣組織の一部を採取する．採取した精巣組織に精子が確認されれば，ICSIに使用される．

b. 顕微鏡下精巣精子採取術（micro-TESE）

非閉塞性無精子症の場合は，精巣内での精子形成が極度に障害されていることが多いため，陰嚢の皮膚切開から精巣を体外に出し，手術用顕微鏡を用いて精子形成のある場所を綿密に探し，精子の採取を試みる．約50%の症例で精子が回収できるとされている．

3) 配偶者間人工授精（AIH）（子宮内精子注入法　IUI）

AIHは子宮腔内に精子を注入することにより卵管膨大部に受精に必要十分な精子を届けるための治療法（IUI）で，簡便かつ侵襲のきわめて小さい一般不妊治療方法である．軽度の男性不妊症：乏精子症・精子無力症が適応とされるが，調整後の総運動精子数が100から500万がAIHの限界とされており，これを下回る場合にはICSIの適応となる．また，精子頸管粘液不適合（フーナーテスト不良），抗精子抗体保有症例，性交障害，タイミング療法で妊娠に至らない原因不明の不妊症例もAIHの適応となる．AIHは6回程度で累積妊娠率が頭打ちとなるため，妊娠に至らない場合はARTを検討すべきである．AIHの副作用として出血，疼痛，感染があげられ，感染予防のため2〜3日間抗菌剤を服用することもある．

4）提供精子を用いた人工授精　非配偶者間人工授精（AID）

　日本産科婦人科学会の会告（平成 27 年 6 月）「提供精子を用いた人工授精に関する見解」では，原則として本法の施行は無精子症に限定されるべきとされ，被実施者は法的に婚姻している夫婦であり，本治療開始前に，夫婦にカウンセリングの機会を可能な限り提供することが推奨されている．また，精子提供者は心身とも健康で，感染症がなく自己の知る限り遺伝性疾患を認めず，精液所見が正常であることが条件とされている．本法の実施にあたっては，感染性を考慮して凍結保存精子を用い，少なくとも 180 日間凍結保存した後に提供者の感染症検査を行って陰性であった凍結保存精液のみを使用する．また，同一提供者からの出生児は 10 名以内とされている．

（石川　智則）

④ 不妊症の予防

1 予防可能な不妊要因

1）精神的ストレス

　精神的ストレスが妊娠に与える影響に関しては，ストレス性の排卵障害，妊娠成立に与える影響，そして反復流産・不育症の 3 つに大別できる．

⑴ 精神的ストレスによる排卵障害

　精神的ストレスは視床下部性の排卵障害（無月経）を引き起こす．卵胞発育と排卵は視床下部−下垂体−卵巣系がスムーズに連携することにより起こる．この系をコントロールする物質がキスペプチンであるが，視床下部弓状核から産生されるキスペプチンはエストロゲンによる負のフィードバックを受け，GnRH パルス状分泌を起こし卵胞発育を調整する．一方，前腹側質周囲核から産生されるキスペプチンはエストロゲンによる正のフィードバックを受け，GnRH サージ状分泌を起こし，LH サージを介して排卵に関与する．精神的ストレス下ではキスペプチン産生が抑制されることで，GnRH シグナルが抑制されると考えられる．その結果，排卵障害が引き起こされる[1]．精神的ストレスによる排卵障害は不妊女性だけでなく，思春期女性にも多く認められる．

⑵ 妊娠成立に与える影響

　不妊女性と出産歴のある女性の精神的ストレスを比較した検討によると，不妊女性では有意に抑うつ（ベック抑うつ問診票で 14.94 ± 12.90 vs. 8.95 ± 10.49），不安（特定不安尺度検査で 48.76 ± 10.96 vs. 41.18 ± 11.26）の精神状態であった[2]．不妊女性のベック抑うつ問診票結果は軽いうつ状態，特定不安尺度検査結果は特定不安と診断される基準である．精神的ストレスは視床下部―下垂体前葉―副腎皮質系に作用しグルココルチコイド分泌を促進する．これにより視床下部と下垂体前葉のグルココルチコイド受容体のネガティブフィードバックを引き起こし視床下部―下垂体前葉―副腎皮質系を抑制する[1]．グルココルチコイドの慢性的上昇は過体重，記憶障害，気分障害をきたし，妊孕性に影響を及ぼすことから，不妊女性の抱える精神的ストレスは妊娠成立にも影響を及ぼすと考えられる．

表 3-9　原因不明不育症例に対する tender loving care の有効性

対　象	生児獲得率		報告者
	精神的支援有	精神的支援無	
リスク因子不明不育症 この頃はまだ抗リン脂質抗体症候群の概念はないためリスク因子不明に含まれている．子宮形態異常，染色体異常，内分泌異常の症例は除かれている	86% (32/37)	33% (8/24)	Stray-Pedersen et al. AJOG, 148：140-146, 1984.
リスク因子不明不育症	73.8% (118/160) (妊娠初期から来院)	48.8% (20/41) (妊娠初期に受診せず)	Cllfford et al. Hum Reprod, 12：387-389, 1997.
リスク因子不明不育症	79.4% (54/68)	56.9% (29/51)	厚生労働研究班データ 2011.

(齋藤 滋・他：反復・習慣流産（いわゆる「不育症」）の相談対応マニュアル[3] より)

⑶ 反復流産・不育症

　反復流産は連続して2回流産を繰り返す，習慣流産は連続して3回以上流産を繰り返す状態と定義される．これらの患者がどれほどの悲しみにあるかは想像に難くない．引き起こされるさまざまな精神反応（抑うつ，不安，喪失感など）に対する精神的支援が必要となる．精神的支援でもとりわけ tender loving care：TLC（優しさに包まれるような精神的ケア）を行うことにより流産率が低下すると報告されている（表3-9）[3]．TLC だけでなく，次回妊娠に対し，正確な情報を提供することも重要である．原因不明の不育症が50%以上であること，原因が特定できなくとも特に高齢でなければ，既往流産が3～4回女性の場合，次回妊娠が無治療で継続できる率は60～70%であることの説明は患者に希望をもたらすと考える．

　精神的ストレスが妊娠に及ぼす影響は，精神的支援，心理カウンセリングの実施，そして状態に応じた適切な薬物用法（排卵誘発剤，抗不安剤など）により医療者から改善のアプローチが可能である．

2）喫煙習慣

　喫煙の健康被害として肺がん，呼吸器疾患，心疾患は広く認知されているが，生殖への影響はあまり知られていない．喫煙習慣は，①卵子の質の低下，②卵巣予備能の低下，③卵管の卵子のピックアップ障害と受精卵の輸送障害，④子宮の胚受容能の低下を介して，妊孕能へ大きな影響を及ぼす[4,5]．この結果，喫煙女性は非喫煙女性に比べて不妊症となるリスクが1.6倍に上昇すると報告されている[6]．以下に喫煙習慣の生殖へ及ぼす影響を概説する．

⑴ 卵子の質の低下

　酸化ストレスは卵子の質を低下させることが知られているが，喫煙による酸化ストレスもミトコンドリア機能低下，DNA ダメージなど卵子の質低下を引き起こすと考えられている[7]．そのため，不妊治療の現場では抗酸化剤としてビタミンC・E，メラトニン，L-カルニチンなど種々の抗酸化剤が使用されている．しかし，残念ながらこれらの投与が十分卵子の質を改善しているとはいいがたい．さらに酸化ストレスは流産，早産，子宮内胎児発育不全の原因ともなるため，妊娠中の喫煙は必須である．

❹ 不妊症の予防　　79

⑵ 卵巣予備能の低下

　喫煙者の卵巣機能低下の割合は非喫煙者に比較して有意に高い（12.31％と4.83％），卵胞刺激ホルモン（FSH）基礎値は喫煙者で有意に高値であり，黄体期のプロゲステロン濃度が低い，つまり黄体機能不全のリスクが高まる[4]．近年，卵巣予備能の評価方法として抗ミュラー管ホルモン（AMH）が測定されているが，これが喫煙者で有意に低い，しかし禁煙により改善する可能性があることも報告されている[8]．

⑶ 卵管の卵子のピックアップ障害と受精卵の輸送障害

　ピックアップ障害は卵子─精子の受精機会を著しく低下させる．さらに，受精卵の子宮内腔への輸送の遅れは，子宮内膜の適切な胚受容時期（着床の窓）とズレを生じさせ，着床を妨げる．これらのことから妊娠率の低下は説明されるが，注意すべきは受精卵の輸送障害は異所性妊娠を増加させることである．異所性妊娠のオッズ比は1日の喫煙本数に依存し，非喫煙者と比較して1〜5本では1.6であるが20本以上では3.5まで上昇する[9]．

⑷ 子宮内膜受容能の低下

　喫煙の子宮内膜の胚受容能への影響は，ドナー卵を用いた生殖補助医療の結果により検討可能である．レシピエントの喫煙状況以外のドナー，夫の精液所見などにより影響を受けない条件下で検討した結果，喫煙0〜10本のノン・ヘビースモーカーでの妊娠率は52.2％であったのに対し，10本より多いヘビースモーカーでは妊娠率が34.1％と有意に低下していた[10]．この結果から喫煙は子宮内膜着床能を低下させ，結果不妊のリスクを上昇させると考えられる．

　女性の妊孕性低下だけでなく，喫煙は精液所見にも影響を与える．喫煙により精子濃度は平均22％低下し，その他のパラメータも喫煙量に比例して悪化する．妊娠を望むカップルに喫煙習慣があれば，まず取り組むべきは禁煙である．

3）体重因子

　体重の過多，過少いずれでも生殖機能の異常，すなわち，月経異常，不妊，妊娠や分娩異常の頻度が増加する[11]．体重は女性の生殖機能にJ-型の効果を及ぼすとされており（図3-3），肥満とやせ，どちらにおいても月経異常は高頻度となる．BMIと月経異常との関連をみると，月経異常のリスクはBMIが22〜23でもっとも低く，BMIが24〜25ですでに2倍となり，BMIが35以上の女性では5倍のリスクとなる（図3-3）．

⑴ 肥満

　月経異常のみならず，生殖年齢女性の肥満が生殖に及ぼす影響はこれまで数多く報告されている（表3-10）[12]．肥満女性では生殖補助技術（ART）周期での妊娠率は低下し，高度肥満ではさらに低下すると報告されている．妊娠率はBMIが20〜24.9の女性と比較すると，BMIが25〜29.9ではオッズ比0.81，BMIが30〜34.9では0.73，BMIが35以上では0.50と低下する[13]．一方，適切な体重へのダイエットは妊娠のチャンスを増加させると考えられている[14,15]．また，同様にART周期での流産率が増加し，流産率の増加は肥満度に関係すると報告されている[16,17]．流産率はBMIが18.5〜24.9の女性と比較すると，BMIが25〜29.9ではオッズ比1.29，BMIが30〜34.9では1.71，BMIが35以上では2.19と増加する[17]．妊娠後の周産期合併症の増加は特にBMIが

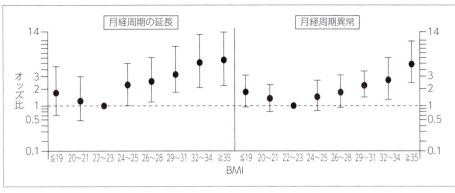

図 3-3　BMI と月経異常の関係
(Rowland AS, et al：Epidemiology, 13(6)：668-674, 2002[11] より改変)

表 3-10　肥満の生殖に及ぼす影響

初経の早期化
月経周期不整，希発/無月経
慢性的な無排卵
ART 周期での妊娠率の低下
流産リスクの上昇
周産期合併症（妊娠高血圧症候群，妊娠糖尿病，帝王切開）の増加
早産結果の悪化
男性化
多囊胞性卵巣症候群とそれに関連したメタボリックシンドローム

(Pasquali R, et al：Hum Reprod Update, 9(4)：359-372, 2003[12] より改変)

40 以上では顕著である[18]．また，児の先天異常は BMI が 30 以上で有意に増加する[18]．以上の結果から，生殖年齢女性の肥満が生殖に及ぼすネガティブインパクトは非常に大きい．

(2) やせ・るいそう

　一方，生殖年齢女性の体重の減少（やせ・るいそう）は無月経を誘引し，排卵障害，不妊に至らしめる．詳細な問診のうえ，やせをきたす器質的疾患を除外すること，体重減少性無月経と神経性食欲不振症を鑑別することが重要となる（表 3-11）．神経性食欲不振症であれば摂食障害を専門とする心療内科，精神科への紹介が望ましい．体重減少性無月経の多くは WHO の Group1 排卵障害：視床下部・下垂体機能不全（低エストロゲン，低ゴナドトロピン）を呈する．排卵障害を治療する前に無月経に対する治療を要するが，標準体重の 70％ 未満と急激な体重減少がある場合は，原則として月経誘発を行ってはならない．標準体重の 90％ までの体重回復を目標とするが，その過程で Group2 排卵障害：視床下部・下垂体機能異常（エストロゲン正常範囲，ゴナドトロピンほぼ正常）となる場合はある．栄養障害がある，標準体重 80％ 未満での妊娠は母児のリスクが高いため，不妊治療は慎重である必要がある．近年，女性アスリートと月経異常が注目されている．体脂肪率の低下がその要因だが，エストロゲン低下による骨粗鬆症の発症リスクも増加する[19]．指導者の適切な体重管理と栄養管理な予防策が重要となる．

表3-11　神経性食欲不振症の診断基準

1. 標準体重の−20％以上のやせ
2. 食行動の異常（不食，大食，隠れ食いなど）
3. 体重や体型についての歪んだ認識（体重増加に対する極端な恐怖など）
4. 発症年齢30歳以下
5. （女性ならば）無月経
6. やせの原因と考えられる器質的疾患がない

1〜3は既往歴を含む．
6項目をすべて満たさないものは疑診例として経過観察する．

（厚生労働省特定疾患・神経性食欲不振症調査研究班）

　体重の過多，過少はいずれも生殖機能異常，そして妊娠と出産へ悪影響をもたらす．標準体重であることが妊娠しやすい体作りの第一歩であることを啓発していく必要がある．

4）性感染症（STD）

　性感染症（STD）の中でも不妊症と関係が深いのは性器クラミジア感染症と淋菌感染症である．女性ではともに頸管炎から上行性に進展し重症化すると，卵管炎や骨盤腹膜炎を生じる．つまり両STDは卵管の永続的な障害により卵管性不妊の要因となる．米国では性器クラミジアは286万人，淋菌感染症は82万人が罹患していると推測されている．症状がない女性がほとんどであることから，米国CDCでは25歳以下の性的活動をもつすべての女性に対し，性器クラミジア感染症と淋菌感染症のスクリーニング検査を推奨している（https://www.cdc.gov/std/infertility/）．

⑴ 性器クラミジア感染症

　性器クラミジア感染症は性行為により感染し，女性では子宮頸管炎と骨盤内炎症性疾患（PID）を発症する．その患者数は世界的にも，すべての性感染症の中で最も多い．無症状のままで卵管炎，PIDを発症するが，米国のデータでは未治療であれば10〜15％がPIDに進展するとされる．上腹部まで感染が広がると急性でかつ劇症の肝臓周囲炎を発症する．子宮頸管炎は感染後，1〜3週間で発症する．子宮頸管炎から卵管炎に進展した場合，その後遺症として卵管内腔の上皮細胞障害による受精卵の輸送障害，卵管内腔の狭小化や閉塞をきたす．また，卵管采はじめ子宮付属器周囲の癒着を生じる．炎症が高度で遷延した場合には最終的に卵管采は閉塞し，卵管水腫に至る場合がある．これらにより卵管性不妊に至るが，妊娠時は異所性妊娠のリスクを増大させる．

　女性のクラミジア感染の診断法としては，子宮頸管擦過検体の病原検査を行うが，特に核酸増幅法の感度が高い．しかし，女性のクラミジア感染症の感染範囲は腹腔内まで及び，子宮頸管のみの検索では不十分であるため，不妊症のスクリーニングとしては血清抗体検査が有用である．血清クラミジア抗体のIgG，IgAともに陽性であれば卵管または腹腔内の軽症感染を想定し，IgAのみ陽性の場合は活動性の感染を疑い，治療を行う．一方，IgGのみ陽性であれば既往感染が疑われ，現在の活動性感染はないと推測される．治療はマクロライド系またはキノロン系の経口抗菌薬により行う．

治療はパートナーとともに行い，治療の効果判定は治療後3週間以上あけ実施し，病原の消失を確認する．確実な薬剤の服用とパートナーの同時治療があれば，再発はないと考えられる．

(2) 淋菌感染症

淋菌感染症は性器クラミジア感染症と並んで頻度の高い性感染症である．また，淋菌感染症は性行為で感染するが，1回の性行為による感染伝達率は30％と高い．女性では尿道炎と子宮頸管炎から発症し，重症例では卵管炎からPIDを生じる．PIDの病原微生物としては，クラミジアや他の一般細菌に比べて頻度は高くないが，淋菌性卵管炎を治療せずに放置するとクラミジアと同様に不妊症や異所性妊娠の原因となる．

子宮頸管炎の診断法には，子宮頸管分泌物の分離培養法，子宮頸管擦過検体の核酸増幅法などがある．子宮頸管擦過検体はクラミジアも同時検出できるため便利であるが，薬剤感受性を確認できない点が問題となる．淋菌は薬剤耐性菌が増加しており，適切な治療のためには培養検査も併施が望ましい（保険請求上，併施が行えないこともある）．現在，淋菌のニューキノロンおよびテトラサイクリンの耐性率は70～80％で，感受性であることが確認されない限り使用すべきではない．第三世代経口セファロスポリン系薬の耐性率は30～50％程度である．つまり，淋菌感染症に対しては経口抗菌薬での治療は行うべきではない．現況ではセフトリアキソン静注とスペクチノマイシン筋注の単回投与が第一選択となる．

クラミジア感染症と淋菌感染症はで注意を要するのは，ときに咽頭感染も併発していることである．性器感染治療後であってもオーラルセックスを介して再感染の可能性が有り，咽頭感染も念頭に置いた治療が必要である．両感染症は上腹部まで及ぶと肝周囲炎を発症する．右上腹部に激烈な痛みを訴える場合には両感染症の鑑別が必要である．

5) 加齢（社会的不妊）

女性の妊孕能のピークは20代から30代前半であり，その後は急速に低下する．この事実は日本国内で実施されたARTの治療成績からも明らかであり，35歳以上では妊娠率が低下し，流産率が増加し，その結果，生産率は著しく低下する[20]．米国で行われている，若年者からのドナー卵を用いたARTの治療成績は母体年齢の影響を受けない（図3-4）[21]．このことから，妊孕能の低下は子宮内膜やホルモン環境の加齢による変化ではなく，卵の老化によることを意味する．日本では女性の高学歴化，社会進出が進み晩婚化（平成28年の人口動態統計で平均初婚年齢29.4歳）と初産年齢の高齢化（同，30.7歳）が進んでおり，今後は加齢による妊孕能の低下，それによる不妊症の増加がますます問題となると想定され，加齢が社会的不妊といわれる所以もそこにある．

(1) 卵加齢のメカニズム

卵の加齢，すなわち卵質の低下は，卵の染色体異常の増加とミトコンドリアと小胞体を主とした卵細胞質内小器官の加齢による機能低下を含む．加齢による卵の染色体異常は卵母細胞の減数第一分裂に起こる早期染色体分離が主な原因であると考えられている．最近の研究では母体加齢により，卵母細胞の染色体上にある染色体接着因

❹ 不妊症の予防　83

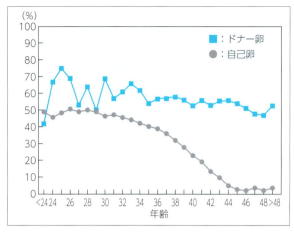

図 3-4 米国におけるドナー卵と自己卵を用いた ART の治療成績
(http://www.cdc.gov/art/ART2011/PDFs/ART_2011_National_Summary_Report.pdf[21] より)

子の cohesion（コヒーシン）が母体加齢により減少することが病因論として提唱されている[22]．

　一方，卵の加齢においてはミトコンドリア機能低下がとりわけ注目されている．マウス卵での研究ではあるが，若年マウスと加齢マウスの卵をマイクロアレイにより解析した結果，加齢マウスの卵子ではミトコンドリア機能，酸化ストレス制御，細胞周期，DNA や遺伝子の安定化に関与する遺伝子発現が低下していることが報告されている[23]．また，高齢女性から採取された卵は若年女性の卵と比較して，ミトコンドリア膜電位が低下しているとの報告もある[24]．さらに高齢女性での mtDNA の欠失や点突然変異の増加も報告されている[25]．ミトコンドリアの機能が低下すれば卵・受精卵の恒常性が維持されなくなるだけでなく，さまざまな受精現象・胚発育に必要なエネルギーである ATP 量が不足することから，受精率が低下し胚発育が悪化すると推測される．最近になり，染色体異常増加の原因の一端がミトコンドリア機能の低下，ATP 不足であることも明らかとなってきた[26]．以上のことから，卵加齢による卵の質低下のメカニズムには染色体異常の増加とミトコンドリア機能の低下とが大きく関与し，とりわけミトコンドリア機能の低下が加齢に伴う妊孕能低下の大きな要因であると考えられる．

(2) 加齢への対策

　加齢による不妊は本質が卵の低下によるので，治療法が確立されておらず難治性である[27]．近年，受精卵のタイムラプス・イメージングなどさまざまな生殖医療に関する技術開発，胚培養液の研究と開発がなされているが，国内の ART 治療成績が示すように高齢不妊症患者の治療成績は改善していない．高齢患者の ART 治療成績の向上のためにサプリメントの投与が行われているが，その効果は限定的である．加齢による卵巣予備能の低下に対しては DHEA（dehydroepiandrosterone）内服の有効性が報告されている[28]．ミトコンドリア機能低下の原因が酸化ストレスにあると推測されることから，卵の質改善の目的に抗酸化剤の投与が行われている．ART 時に用いられる代表的なサプリメントはメラトニン，L-カルニチン，ビタミン C，E などであるが，その効果は限定的である[29]．

　将来の卵の加齢に備え，若く卵の質が良好なときに卵を凍結する「社会的卵子凍結

が行われている．しかし，凍結卵子を用いた ART の治療成績は良好とはいえず，決して将来の出産を保証するものではない．適切な年齢での妊娠・出産が重要であることを広く啓発することが，社会的不妊の最大の予防策である．

（五十嵐　秀樹）

/ 文　献 /

3-1　不妊症概論
1) http://www.jsog.or.jp/news/html/announce_20150902.html（2018 年 3 月 31 日アクセス）
2) GUTTMACHER AF：Factors affecting normal expectancy of conception. J Am Med Assoc, 161(9)：855-860, 1956.
3) Zinaman MJ, Clegg ED, et al：Estimates of human fertility and pregnancy loss. Fertil Steril, 65(3)：503-509, 1996.
4) Gnoth C, Godeharat D, et al：Time to pregnancy：results of the German prospective study and impact on the management of infertility. Hum Reprod, 18(9)：1959-1966, 2003.
5) American College of Obstetricians and Gynecologists Committee on Gynecologic Practice and Practice Committee：Female age-related fertility decline. Committee Opinion No. 589. Fertil Steril, 101(3)：633-634, 2014.
6) 久慈直昭・他：一般不妊外来の流れと治療の step up.「不妊・不育診療指針」. 柴原浩章編, pp35-37, 中外医学社，2016.
7) WHO Technical Report Series. Recent Advances in Medically Assisted Conception Number 820, pp1-111, 1992.
8) Collins JA：Unexplained infertility. Infertiliy：Evaluation and Treatment. Keye WR, Chang RJ, et al（eds）. pp249-262, WB Saunders, Philadelphia, 1995.
9) Hull MG, Glazener CM, et al：Population study of causes, treatment, and outcome of infertility. Br Med J（Clin Res Ed），291(6510)：1693-1697, 1985.
10) Chandra A, Copen CE, et al：Infertility and impaired fecundity in the United States, 1982-2010：data from the National Survey of Family Growth. Natl Health Stat Report, 14(67)：1-18, 2013.

3-2　不妊症の診断
1) Whitman-Elia GF, Baxley EG：A primary care approach to the infertile couple, J Am Board Fam Pract, 14：33-45, 2001.
2) 沖　利通・他：各論（1）検査.「不妊・不育診療指針」. 柴原浩章編, pp80-163, 中外医学社, 2017.
3) 日本生殖医学会：不妊症の検査・診断.「生殖医療の必修知識 2017」. pp63-156, 日本生殖医学会，2017.
4) WHO laboratory manual for the examination and processing of human semen. fifth edition. World HealthOrganization, 2010/ 荒木康久・他編，角田啓道・他訳：WHO・ラボマニュアル「ヒト精液検査と手技」, 第 5 版, 高度生殖医療技術研究所，2010.

3-3　不妊症の治療
1) 末岡　浩：卵管鏡. 婦人科疾患の診断・治療・管理. 日産婦誌, 61(11)：580-584, 2009. http://fa.kyorin.co.jp/jsog/readPDF.php?file=to63/61/11/KJ00005822377.pdf

3-4　不妊症の予防
1) Sominsky L, Hodgson DM, et al：Linking stress and infertility：a novel role for ghrelin. Endocr Rev, 38：432-4567, 2017.
2) Lakatos E, Szigeti JF, et al：Anxiety and depression among infertile women：a cross-section survey from Hungary. BMC Womens Health, 17(1)：48, 2017.
3) 齋藤　滋・竹下俊行・他：反復・習慣流産（いわゆる「不育症」）の相談対応マニュアル. 平成 23 年度厚生労働科学研究費補助金（成育疾患克服等次世代育成基盤研究事業）「地域における周

産期医療システムの充実と医療資源の適正配置に関する研究」, 2012.

4) Sharma R, Biedenharn KR, et al：Lifestyle factors and reproductive health：taking control of your fertility. Reprod Biol Endocrinol, 11：66, 2013.

5) Practice Committee of the American Society for Reproductive Medicine：Smoking and infertility：a committee opinion. Fertil Steril, 98(6)：1400-1406, 2012.

6) Augood C, Duckitt K, et al：Smoking and female infertility：a systematic review and meta-analysis. Hum Reprod, 13(6)：1532-1539, 1998.

7) Agarwal A, Aponte-Mellado A, et al：The effects of oxidative stress on female reproduction：a review. Reprod Biol Endocrinol, 10：49, 2012.

8) Dólleman M, Verschuren WM, et al：Reproductive and lifestyle determines of anti-Müllerian hormone in a large population-based study. J Clin Endocrinol Metab, 98(5)：2106-2115, 2013.

9) Talbot P, Riveles K, et al：Smoking and reproducetion：the oviduct as a target of cigarette smoke. Reprod Biol Endocrinol, 3：52, 2005.

10) Soares SR, Simon C, et al：Cigarette smoking affects uterine receptiveness. Hum Reprod, 22 (2)：543-547, 2007.

11) Rowland AS, Baird DD, et al：Influence of medical conditions and lifestyle factors on the menstrual cycle. Epidemiology, 13(6)：668-674, 2002.

12) Pasquali R, Pelusi C, et al：Obesity and reproductive disorders in women. Hum Reprod Update, 9(4)：359-372, 2003.

13) Wang JX, Davies M, et al：Body mass and probability of pregnancy during assisted reproduction treatment：retrospective study. BMJ, 321(7272)：1320-1321, 2000.

14) Practice Committee of the American Society for Reproductive Medicine in collaboration with the Society for Reproductive Endocrinology and Infertility：Optimizing natural fertility. Fertil Steril, 90 (5 Suppl)：S1-S6, 2008.

15) Clark AM, Thornley B, et al：Weight loss in obese infertile women results in improvement in reproductive outcome for all forms of fertility treatment. Hum Reprod, 13(6)：1502-1505, 1998.

16) Fedorcsák P, Dale PO, et al：Impact of overweight and underweight on assisted reproduction treatment. Hum Reprod, 19(11)：2523-2528, 2004.

17) Wang JX, Davies MJ, et al：Obesity increases the risk of spontaneous abortion during infertility treatment. Obes Res, 10(6)：551-554, 2002.

18) Practice Committee of American Society for Reproductive Medicine：Obesity and reproduction：an educational bulletin. Fertil Steril, 90 (5 Suppl)：S21-S29, 2008.

19) Nattiv A, Loucks AB, et al：American College of Sports Medicine position stand. The female athlete triad. Med Sci Sports Exerc, 39(10)：1867-1882, 2007.

20) 日本産科婦人科学会「登録・調査小委員会 ART オンライン登録 2015 年データブック」

21) http://www.cdc.gov/art/ART2011/PDFs/ART_2011_National_Summary_Report.pdf

22) Duncan FE, Hornick JE, et al：Chromosome cohesion decreases in human eggs with advanced maternal age. Aging Cell, 11(6)：1121-1124, 2012.

23) Hamatani T, Falco G, et al：Age-associated alteration of gene expression patterns in mouse oocytes. Hum Mol Genet, 13(19)：2263-2278, 2004.

24) Van Blerkom J：Mitochondrial function in the human oocyte and embryo and their role in developmental competence. Mitochondrion, 11(5)：797-813, 2011.

25) Barritt JA, Cohen J, et al：Mitochondrial DNA point mutation in human oocytes is associated with maternal age. Reprod Biomed Online, 1(3)：96-100, 2000.

26) Eichenlaub-Ritter U, Vogt E, et al：Spindles, mitochondria and redox potential in ageing oocytes. Reprod Biomed Online, 8(1)：45-58, 2004.

27) Igarashi H, Takahashi T, et al：Oocyte aging underlies female reproducetive aging：biological mechanisms and therapeutic strategies. Reprod Med Biol, 14(4)：159-169, 2015.

28) Zhang M, Niu W, et al：Dehydroepiandrosterone treatment in women with poor ovarian response undergoing IVF or ICSI：a systematic review and meta-analysis. J Assist Reprod Genet, 33(8)：981-991, 2016.

29) Showell MG, Mackenzie-Proctor R, et al：Antioxidants for female subfertility. Cochrane Database Syst Rev, 7：CD007807, 2017.

Chapter 4

生殖補助医療（ART）の実際

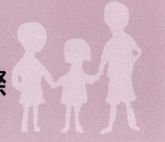

1 ARTに関する知識

1 ARTの歴史

　ヒトの体外受精（IVF）の歴史をもう一度振り返ってみると，1944年に，ピルの開発者としても有名なRockらが138個のヒト卵胞卵をIVFした結果，138個中4個が2〜8細胞期まで分割したと報告し，その後約10年を経て，Shettlesがヒト卵胞卵を血清あるいは卵胞液中に卵管上皮を加えた，いわゆる今日の共培養の手技を用いてヒトのIVFに成功したと報告した．しかし，この成績については批判的な意見も多く，Shettlesの報告した分割卵は変性あるいは異常分割卵であるという反論がなされた．

　わが国においても，1963年に東邦大学の林　基之らが，*in vitro*（体外）で正常に受精が成立しても，体外環境下では，正常な受精卵と類似した異常分割卵をみることが少なくないことを警告している．その後，Edwardsらも，ハムスター精子ですでに成功している手技，すなわち，射精精子を卵胞液中で培養した後で，この精子を授精に用いた結果，ヒトのIVFに成功したと報告している．

　1974年，ブエノスアイレスでの第8回国際不妊学会，ならびに，サンパウロにおける第1回ヒト生殖世界会議などの際に，林　基之，筆者らは，イギリスのSteptoe，Edwardsらとヒト卵のIVF応用についての具体的な可能性について激論した．その折，両人の言動から，イギリスチームによるヒトIVFの最初の成功の可能性を肌で感じた．当時，すでにEdwardsらは，卵胞卵を *in vitro* で培養し，これをヒトのIVFに応用することを目的とし，Lancet誌上などに多くの論文を発表していた．また，1971年に京都で開催された第7回国際不妊学会でのEdwardsの報告が，その後の3年間で，一気に実現の端緒についたわけであった．

　その後，培養成熟卵の応用を諦めたイギリスチームは，*in vivo* での発育卵胞卵を腹腔鏡下で採取し，これを受精に応用することに方針を転換したことで，Steptoeという腹腔鏡の名手と組むこととなり，1978年，ついにイギリスのオルダム総合病院産婦人科医Patric Steptoeとケンブリッジ大学生理学のRobert Edwardsの絶妙なコンビによって世界中の不妊夫婦が待望していたIVF第1号の誕生となった．

　そして，Edwardsは，賛否両論の真っ只中にあって「われわれは，ほんの少し神のお手伝いをしただけ」といって胸を張った．1992年のPalermoらによる卵細胞質内精子注入法（ICSI）の応用後のIVFの第二次開花期を待つことなく，Edwardsは1988年に世を去った．

わが国でのIVF第1成功例は，1978年のイギリスでの成功から4年後の1982年，東北大学の鈴木らによって報告された．その成功までのドキュメントは，鈴木雅州著「体外受精-成功までのドキュメント」共立出版（1983年）に詳細に報告されている．

　しかし，わが国におけるIVFの成功はその後，生命倫理との関連で賛否両論による熱い議論を呼び，生殖医療の進歩に大きく貢献してきたIVFの技術を，われわれはいかにして不妊症に悩むカップルだけでなく，一般社会の中に認めさせていくかということに関して努力するかが問題となってきた．

　1983年10月，日本産婦人科学会は会告として，「体外受精・胚移植」に関する見解を学会員に示した．これは理事会内に設置された「体外受精などに関する委員会」が数回にわたる討議を重ね，各界の意見を十分聴取した結果に公表されたもので，日本不妊学会，日本受精着床学会，日本アンドロロジー学会の了承も得られていた．筆者はこの委員会の最初のメンバーの1人として，この見解の草案の作成に直接関与してきた．

　なお，わが国ではこれに先立ち，1982年11月に，日本受精着床学会を発足させ，IVFの学術面を文字通りサポートしていく体制が確立され，不妊治療は名実ともにARTの時代に突入した．

　また，わが国のIVF成功の歩みは，学会の会告に先立ち1983年2月，東北大学の妊娠例，同じく1983年4月，6月の第2例，第3の妊娠，ならびに，8月の東京歯科大学市川病院の第4例などが報告されている．

　その後，学会は1986年3月に「体外受精・胚移植の臨床実施の登録報告制について」の会告を出し，わが国におけるARTの臨床実施実績は日本産婦人科学会の倫理委員会，登録・調査小委員会で集計され，定期的に学会誌上に公表されることとなった．

　世界のARTの実情は，1992年のPalermoらによるICSIの成功によって，大きく変貌してきた．

　わが国においては，1992年に26施設で963周期のICSIが行われたが，4年後の1996年には実施施設は4倍の106施設に増加し治療周期数は13,175周期と13.7倍に増加，採卵あたりの臨床妊娠率，生産率は1992年の4.5％，3.2％から1996年には21.2％，15.0％と4.7倍まで高値となった．また，2007年までに，161,980回の採卵と105,842回の胚移植により29,156例が妊娠し，17,644例の生産分娩数が報告されている．しかし流産率は，30歳未満，30〜34歳，35〜39歳，40〜44歳，45〜49歳でそれぞれ7.5，8.5，13.1，24.1，36.6％であった．

　その後，今日に至るまでの不妊診療におけるARTの世界的な進展は，文字通り目を疑うばかりの躍進ぶりであり，それに呼応したわが国におけるARTの進展も例外ではなかった．

　具体的な数字をあげると，わが国における2015年の総分娩数は100万人であるが，そのうちARTによる出生数は約14,000人で，実に1/7強がARTベビーということになる．また，学会への登録施設の数も2015年で607施設となり，ARTベビーの数はすでに，40万人台となっており，今やARTは不妊治療の中心となってきている．

（鈴木　秋悦，門上　大祐，森本　義晴）

2 ART の基礎知識

　体外受精のような，配偶子（卵子および精子）を体外に取り出す操作を伴う生殖医療の総称を生殖補助医療（assisted reproductive technology）といい，ART と略してよばれることが多い．ART の基本は精子と卵子を体外で融合させ，女性の体内に戻すことである．本項では卵子と精子に分け，図を用いて解説する．

1）卵子について

⑴ 卵巣刺激方法（図 4-1 の 1）

　ART を行うには卵巣から卵子を採取するが，その卵巣の前処置法により大きく次の 4 つに分けられる．いずれの場合も月経周期 7 日目ごろより経腟超音波エコーにより卵胞の発育を観察し，一定の大きさ（卵胞直径約 18 mm）に達すれば採卵日を決定する．

　a）**自然周期**：自然に出現する主席卵胞を観察し，血中のエストロゲンと LH を測定することにより，最適のタイミングで成熟卵を排卵直前に採取する方法である．通常 1 個の成熟卵が得られる．

　b）**経口排卵誘発剤周期**：経口排卵誘発剤であるクエン酸クロミフェン製剤（商品名：クロミッドなど），シクロフェニル（商品名：セキソビット），またはアロマターゼ阻害薬（商品名：フェマーラ）を単独または少量の hMG 注射を追加して投与し，複数個の卵子を採取する方法である．採卵時期の決定法は自然周期と同様である．自然周期，経口排卵誘発剤周期ともに排卵を誘発する体内の LH 上昇前に採卵を決定するか下垂体刺激ホルモン（GnRH）アンタゴニスト（商品名：セトロタイドやガニレスト）により LH を抑制してから採卵を決定する．数個の成熟卵が得られる．

　c）**刺激周期**：下垂体刺激ホルモン（GnRH）アゴニスト（商品名：スプレキュアやナサニール）で前処置を行い，LH の上昇を抑えながら FSH や hMG 注射を投与し多数の卵胞を発育させる．排卵の心配をすることなく多くの卵子を採取可能であるため最もよく用いられている．アゴニストを用いる方法には，刺激前周期の高温相から採卵決定までアゴニストを用いる long 法と，刺激周期の月経発来後に用いる short 法の 2 つが用いられている．いずれの方法も hMG 注射による卵巣過剰刺激症候群（OHSS）を起こす可能性がある．多数の成熟卵が得られ，高い妊娠率が期待できる．OHSS が回避できる方法として近年では GnRH アンタゴニスト刺激法が用いられる．これは GnRH アゴニストによる前処置を行わずに FSH や hMG 注射を投与して多数の卵胞を発育させ，卵胞径が 14 mm 程度を超えた時点から GnRH アンタゴニストを使用し LH の抑制を行う方法である．卵成熟トリガーに hCG を使用せず GnRH アゴニストによるトリガーも可能であるため，OHSS の重症化を予防できる．

　d）**未熟卵採卵**：無刺激または少量の FSH や hMG を投与し，直径 10 mm 以下の小卵胞から未熟卵を採取し，体外で成熟させる新しい ART の方法である．注射をほとんど用いないため OHSS の危険性がないばかりでなく，経済的肉体的負担の軽い方法である．

⑵ 採卵方法

　経腟超音波エコーで観察しながら，採卵針を腟から刺入して卵胞を穿刺吸引し卵子

❶ ART に関する知識　　**89**

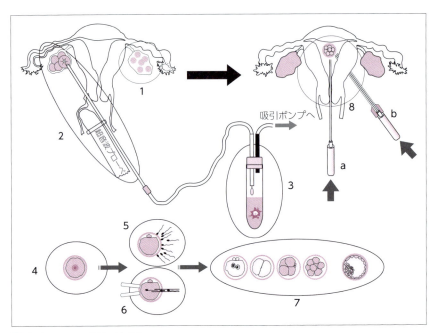

図 4-1　ART の方法（卵子）

を採取する（図 4-1 の 2）．詳細については「3　採卵」の項を参照されたい．

(3) 卵子の検索

　吸引された卵胞液を実態顕微鏡下に検鏡し，卵胞液中に浮遊する卵子・卵丘細胞複合体（Cumulus oocyte complex：COC）を検索する（図 4-1 の 3）．COC は培養液で洗浄後に授精用の容器に移す．

(4) 未熟卵成熟培養（In vitro maturation：IVM）

　採取された未熟卵は特殊培養液中で 24 時間から 36 時間培養され，成熟卵になったものに授精操作が行われる（図 4-1 の 4）．

(5) 媒精（Insemination）

　精子の状態の良好な例では，数時間培養した COC に約 10 万 /mL の濃度で精子を添加し，通常は翌朝まで COC と共培養する（図 4-1 の 5）．媒精後 16〜20 時間経過したところで卵丘細胞を除去し受精の確認を行う．2 つの前核，すなわち精子由来前核と卵子由来前核，の認められた正常受精卵のみを引き続き培養する．

(6) 顕微授精（卵細胞質内精子注入法　Intracytoplasmic sperm injection：ICSI）

　ICSI とは，成熟卵を顕微鏡下に観察しながら，ガラスピペットに吸引した精子を卵細胞内に注入する操作をいう（図 4-1 の 6）．乏精子症，受精障害例，睾丸や副睾丸から採取された精子は ICSI の適応となる．成熟卵に対してのみ実施可能であるため，COC の酵素処理により卵丘細胞を除去し，成熟卵（図 4-1 の 6 のごとく第 1 極体の認められるもの）にのみ ICSI を行う．

(7) 受精卵培養

　正常受精卵は胚移植のスケジュールに合わせて継続培養される．胚盤胞まで培養される場合には媒精 3 日後に変更が必要な培養液（Single medium）と，必要としない

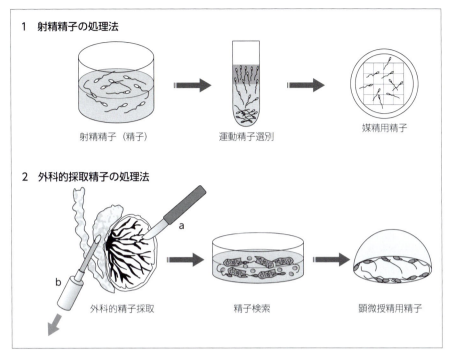

図 4-2　ART の方法（精子）

培養液（Sequential culture medium）がある．媒精後 2 または 3 日目の胚移植を分割胚移植といい，5 または 6 日目のものを胚盤胞移植という（図 4-1 の 7）．
(8) 胚移植
　胚移植法には子宮頸管からカテーテルを通して胚を子宮腔内に留置する経子宮頸管胚移植法（図 4-1 の 8a）と，頸管通過が困難例において子宮筋層を通して注射針を子宮腔に刺入し，その注射針の中にカテーテルを挿入し胚移植を行う経子宮筋層胚移植法（図 4-1 の 8b）の 2 つの方法がある．

2）精子について

(1) 射精精子を用いた ART（図 4-2 の 1）
　精液検査良好例ばかりでなく乏精子症例であっても射精精液中に ICSI 可能な精子が存在する場合には射精精液を処理後に ART に用いる．精液を特殊洗浄液にて遠心洗浄後，培養液の底部に遠心精子を静置し培養液上層に上昇してくる運動良好精子（swim up 法）を媒精や ICSI に用いる方法が一般的である．
(2) 精巣および精巣上体精子を用いた ART（図 4-2 の 2）
　無精子症や高度乏精子症では症例に応じて精巣（testicular sperm extraction：TESE）（図 4-2 の 2a）や精巣上体（percutaneous epididymal sperm aspiration：PESA）（図 4-2 の 2b）から精子を採取し ICSI に用いることができる（「11　TESE・MESA」参照）．

3）ケアの要点

　ART を受ける患者は何事に対しても通常産婦人科患者よりも敏感に反応することが多い．常に正しい ART の知識をもってケアにあたることが大切である．患者がどのような治療の，どの過程にあるかを正しく認識して接することが重要である．

（福田　愛作，門上　大祐，森本　義晴）

② ART の実際

1　ART 実施前の検査

　患者は多額の費用と労力をかけて ART 治療に望んでおり，その成功のために ART 治療実施前に夫婦に行っておくべき検査について述べる．

1）妻　側

⑴ 問　診

　既往疾患，合併症，アレルギーの有無，ショック，手術既往，麻酔既往などについての履歴を明らかにしておく．内容に応じて採卵時の麻酔法，使用薬剤を変更し，合併症によっては事前に専門科へコンサルトして合併症のコントロール，治療を優先した後に ART を行う．

⑵ 血液検査

　血液型（ABO 型，Rh 型），出血凝固系検査（PT，APTT），CBC，肝機能，腎機能，甲状腺機能検査を行い，異常がないことを確認しておく．

⑶ 麻酔前検査

　静脈麻酔など，患者を眠らせる麻酔を予定する場合は，心電図，呼吸機能，胸部 X 線検査を行っておく．

⑷ 感染症検査

　B 型肝炎，C 型肝炎，HIV，梅毒反応など，医療スタッフへの感染，医療器具の消毒による患者間の感染を防ぐために行っておく．

⑸ 子宮頸部細胞診

　子宮頸癌発生は ART 施行年齢での発生でもまれではない．せっかく ART で妊娠成立しても妊娠継続を断念せざるを得ないということにもなりかねないので事前に検査しておくべきである．また，子宮鏡や超音波で内膜の異常を認める場合には内膜細胞診も検査しておく．

⑹ 卵巣予備能（Ovarian reserve）のチェック

　排卵誘発に対する卵巣機能を事前に把握しておく．詳細は次項に譲る．

⑺ 腟内細菌検査

　細菌性腟炎，カンジダ腟炎などを併発していると，採卵，胚移植時に骨盤腹膜炎や子宮内感染の問題が生じるので，細菌培養検査を行い，陽性なら ART プログラムに入る前に治療しておく．

(8) 超音波検査

超音波検査では子宮形状, 筋腫の有無, 内膜性状, 卵巣形態と位置, 卵巣腫瘍, 卵管水腫の有無などの情報が得られる. PCOS 様卵巣であれば OHSS を予想して治療に入る. 卵巣嚢腫がある場合や卵巣の癒着が疑われる場合は, その位置や癒着の程度などによって罹病側の卵巣穿刺が困難で採卵不可能なことを事前に予測できる. また卵管留水腫を認める場合は, 胚移植後の着床障害の原因にもなり得るので卵管水腫切除を先に検討する必要性も出てくる.

(9) 子宮鏡検査

採卵, 媒精, 培養を経て良好な胚を獲得しても, 子宮内にポリープや内膜の高度不整があれば胚移植後の着床は期待できない. このため子宮鏡による子宮内腔の観察は ART 前に必須の検査である. 異常が認められる場合には内膜全面掻破やレゼクトスコープによる処置が必要であり, 術後周期の再検査で子宮内腔の正常化を確認した後に ART プログラムに入る.

(10) mock-ET (経腹超音波下)

胚移植は ART 一連の過程での最終段階であり, 最も重視すべき手技ともいえる. 実際の胚移植がスムーズに行えるために, ART 施行の前周期に, 実際に使用する ET チューブを用いて挿入試験を行い, 子宮内腔の正確なポジションにスムーズに挿入可能であるかを確認しておく. この mock-ET によって, 挿入可能なチューブの種類 (細, 太, 軟, 硬, スタイレット必要), 挿入方向, 挿入長などが明らかになり, 実際の胚移植時に手間取って時間がかかり, 胚に余計なダメージを与えなくてすむようになる. 可能であれば実際の胚移植と同様, 経腹超音波を用いて, 経腹超音波による描出方向なども記載しておくとよい.

経腹超音波での子宮内膜描出が困難なケース (強度後屈, 腸管癒着など) では, 経腟超音波ガイド下の専用チューブを用いる.

2) 夫　側

(1) 感染症検査

精液処理を扱うスタッフへの感染, 医療器具の消毒による患者間の感染を防ぐために, B 型肝炎, C 型肝炎, HIV, 梅毒反応などの検査を行う.

(2) 精液検査

精液性状を事前に把握しておき, 顕微授精か, 通常の媒精かを決めておく.

(3) 精液培養

膿精子症などの場合には精液培養を施行し, 感受性のある抗生剤で治療を行っておく.

(4) 染色体検査, ホルモン検査

高度乏精子症の場合には, 染色体異常のチェックと LH, FSH, PRL, テストステロンなどのホルモン検査を行う場合もある.

(松田　和洋, 門上　大祐, 森本　義晴)

2 卵巣予備能（Ovarian reserve）と卵巣刺激法

　生殖補助医療において早発 LH サージを抑制できる GnRH アゴニスト，GnRH アンタゴニストは不可欠で，患者の卵巣予備能力を十分に把握し，卵巣刺激法の特徴を熟知し，患者に合った卵巣刺激法を選択することにより，良好な生産率が期待できるようになってきた．

1）卵巣予備能を判断する項目
　　① 10 mm 未満の胞状卵胞数（day3）
　　② 血中 FSH 値（day3），血中 AMH 値
　　③ 年齢
　　④ BMI（kg/m^2）
　　⑤ 手術の既往（卵巣の片側摘出，部分切除）
　　⑥ 子宮内膜症の有無
　　⑦ 月経歴

2）卵巣刺激法の選択
⑴ GnRH アゴニストプロトコール

　a. long protocol（long 法）：治療前周期の 3 日目より OCP（oral contraceptive pills）を 2〜4 週間内服する．OCP 内服終了 3 日前より GnRH アゴニスト 300 mg を 1 日 3 回点鼻開始し，hCG 注射日まで継続する．治療周期の月経 2〜3 日目より FSH を 8〜9 日間投与する．卵胞 3 個以上 18 mm を超えたら hCG を注射する．

　b. short protocol（short 法）：治療前周期の 3 日目より OCP を 2〜4 週間内服する．月経 1〜2 日目より GnRH アゴニスト 300 mg を 1 日 2〜3 回点鼻し，翌日より FSH を 6〜7 日間投与する．卵胞 3 個以上 18 mm を超えたら hCG を注射する．

⑵ GnRH アンタゴニストプロトコール

　a. single dose：FSH 注射 7〜8 日目に GnRH アンタゴニスト　3 mg を投与し，72 時間後も必要な場合は 0.25 mg を hCG 投与まで連日投与する．

　b. multiple dose：FSH 注射 6 日目か卵胞最大径 16 mm になったら GnRH アンタゴニスト　0.25 mg を hCG 投与まで連日投与する．

　c. （i）fixed protocol：FSH 注射 6 日目に GnRH アンタゴニスト　0.25 mg を hCG 投与まで連日投与する．

　（ii）flexible protocol：原則として平均卵胞径 14 mm になったら GnRH アンタゴニスト　0.25 mg を hCG 投与まで連日投与する．

⑶ その他

　a. クロミフェン-hMG-GnRH アゴニスト（hCG）：月経 3 日目よりクロミフェン 50〜100 mg を 5 日間服用する．月経 8 日目に卵胞径，血中 E$_2$，LH を測定し，hMG 150 IU を連日投与し，月経 10 日目以降，主席卵胞径 18 mm 以上，血中 E$_2$ 値が 1 卵胞あたり 300 pg/mL 以上をめどに GnRH アゴニスト（or/and hCG）を投与する．

　b. レトロゾール-FSH-GnRH アゴニスト（hCG）：月経 3 日目よりレトロゾール（aromatase inhibitor）2.5 mg を 5 日間連日服用する．月経 4 日目より FSH 150〜

225 IU を連日投与し，主席卵胞径 18 mm 以上目安に GnRH アゴニスト（or/and hCG）を注射する．

c. luteal E_2 pretreatment：黄体期中期より E_2 2〜4 mg を次周期の月経 2 日目まで内服し，3 日目より FSH を投与し，GnRH アンタゴニストを使用するプロトコールで月経 8 日目まで卵胞発育を抑制，均一化し妊娠率の向上をはかる方法である．

d. low dose hCG：GnRH アゴニスト（long 法）や GnRH アンタゴニストプロトコールの後半に FSH に hCG25〜200 IU を加える方法で，小さな卵胞を少なくし卵巣過剰刺激症候群を軽減するとともに卵の成熟率・妊娠率を高める方法である．

e. random start：月経周期のどこからでも卵巣刺激が可能となった．妊孕性温存がよい適応である．

f. progestin-primed ovarian stimulation：月経 3 日目よりトリガー（GnRH アゴニスト/hCG）まで黄体ホルモンと FSH/hCG を併用し，早発 LH サージを抑制する方法である．

3）ゴナドトロピン製剤の選択

D_3 血中 LH 値が 1.5 mIU/mL 以上の時，FSH，1.5 mIU/mL 未満の時，hMG を使用する．

初期投与量として年齢，卵巣機能を考慮し，正常〜高反応の場合は 150〜225 IU，低反応の場合には 300〜450 IU を使用する．また long 法の場合は初期投与量を多めに使うのが原則である．BMI や視床下部・下垂体・卵巣機能に応じて hCG の投与量やトリガーとしての GnRH アゴニストを考慮する．hCG 投与量は血中 E_2 値，BMI などにより 10,000 IU，5,000 IU，2,500 IU から選択する．

4）モニタリング

通常 FSH 投与 6 日目に超音波検査により卵胞径，数，血中 LH，E_2，P_4 を測定し，注射の量，種類を決定する．卵胞径の増大がみられないもの，血中 E_2 値の増加がみられないものはキャンセルとなる．卵巣過剰刺激症候群が予想される場合は早めにコースティング（coasting）する．

5）hCG 注射のタイミング

long 法では 18 mm 以上の卵胞 3 個以上，血中 E_2 値 1,500〜2,000 pg/mL のタイミングに hCG を注射するほうがよい．short 法や GnRH アンタゴニスト法では long 法より卵胞径が小さいうちに hCG を注射したほうがよい．レトロゾールを併用した場合は血中 E_2 値が低めに出ることも念頭に入れておく．卵巣過剰刺激症候群が予想される場合は hCG 注射・採卵をキャンセルするか，採卵して全凍結するもしくは GnRH アゴニスト周期以外では hCG の代わりに GnRH アゴニストを使用することも可能である．

＜問題点および注意事項＞

多胎妊娠：移植胚数の制限により防止可能である．究極の目標は単一胚盤胞移植である．

卵巣過剰刺激症候群：患者把握，卵巣刺激法の選択，卵巣刺激中のモニタが重要で

あり，コースティング，キャンセル，全凍結などの選択肢があり，十分な管理が必要である．

今後は患者負担が少なく，妊娠率，生産率が高く，卵巣過剰刺激症候群や多胎妊娠などの副作用の少ない softer mild ovarian stimulation が主流となろう．それに付随して，GnRH アンタゴニストに OCP，メトフォルミン，レトロゾール，luteal E_2 pretreatment，low dose hCG などを併用することにより，良好な結果が期待できる．さらに治療周期より 3 カ月前のゴナドトロピン依存性発育の初期段階から卵・卵胞発育を改善していく治療法が望まれる．

（門上　大祐，森本　義晴）

3　採　卵

ART の採卵において最初になすべき最も重要なことは"患者の本人確認"である．卵や精子に名前を書けないので，最初の確認がきわめて重要であることを認識しておく必要がある．次に，できるだけ患者に不安感を持たせないよう採卵準備に入る．

1）腟洗浄

卵や精子に影響を与える可能性のある殺菌剤や消毒薬は腟洗浄に用いない．通常は滅菌生理食塩水や滅菌水を流しながら洗浄する．大腸菌などのコンタミ（contamination）を起こさないよう分泌物を十分に除去洗浄する必要がある．ただし，単一の卵胞が腟壁近くに位置する場合には洗浄により卵胞破裂を誘起することがあるので注意を要する．洗浄にはかなりの不快感や，ときには強い痛みを伴うことがあるので，採卵に対する恐怖心を与えないためにも，注意深く行うべきである．麻酔を用いる場合には，十分に麻酔が効いてから洗浄操作を始める．

2）麻酔方法

⑴ 無麻酔

自然周期採卵などで 1〜2 個の卵胞しか存在しない場合には麻酔を施行することなく採卵が行われることも多い．

⑵ 局所麻酔

穿刺側の腟壁から子宮頸部にかけて局所麻酔薬（キシロカインなど）を注入する．卵胞数の少ない場合や患者が希望すれば多数の卵胞があっても局所麻酔で採卵することが可能である．ただし，1〜2 個の卵胞であっても，卵胞が子宮の裏に位置したり，経腟超音波プローベから遠い場所に位置する場合には静脈麻酔が必要となる．

⑶ 静脈麻酔

刺激周期採卵では広く用いられている麻酔法である．鎮痛剤と鎮静剤を用いた静脈麻酔（NLA 変法麻酔，プロポフォール）を用いることが多い．一般的には呼吸抑制の強くない薬剤が用いられるが，患者の体調によっては呼吸停止を誘起することもあるので，麻酔中は患者の痛みの状態のみならず，呼吸，血圧，血中酸素飽和濃度，脈拍，心電図などのバイタルサインにも細心の注意を払う必要がある．

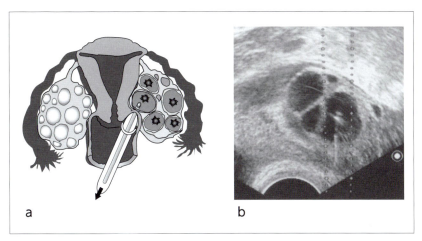

図 4-3　ART における採卵
a．採卵時における採卵針と卵巣との関係を簡略図に示している
b．採卵時の経腟超音波エコー像
　　波線で示されたガイドラインの中心に卵胞内の穿刺針が映し出されている

3）採卵操作

(1) 採卵セット準備

殺菌消毒済みの経腟超音波プローベの先端に滅菌ゲルをのせ滅菌コンドームをかぶせる．穿刺針ガイドを装着後，滅菌水で洗浄する．穿刺針は試験管への経路を含め培養液を通し洗浄するとともに吸引圧の確認も行う．

(2) 卵胞穿刺法

プローベを腟内に挿入し両側の卵巣を確認する．穿刺側の卵巣をプローベで観察し，卵巣が動かず，また卵巣とプローベの間に血管や腸管が存在しない位置でプローベを固定する．次にプローベを強く卵巣に押し当て，卵胞穿刺を開始する（図 4-3a）．針の先端が卵胞の中心部に入れば吸引を始め，卵胞サイズが縮小してきても針の先端は常に卵胞の中心に置き，最後の一滴まで卵胞液を吸引する（図 4-3b）．そうすれば卵胞フラッシュをしなくても，卵を採り損ねることはない．卵胞内に培養液を注入し，卵胞フラッシュを行う場合もある．

4）採卵後の注意点

採卵後はまず腟壁からの出血をチェックする．少量であれば放置しても止血する．穿刺部から拍動性に出血する場合にはガーゼタンポナーデを行う．縫合結紮を必要とすることはほとんどない．次に，腹腔内出血の有無を経腟超音波にて確認することが重要である．そのとき上体を起こして観察すれば，少量の出血でもダグラス窩に集まるため発見しやすい．採卵後の腹腔内出血は多くの場合術後すぐに症状があらわれるので発見しやすいが，ときには数時間後（患者が帰宅してから）に症状が出現することもあるので，術後指導に注意が必要である．

5）ケアの要点

ART における唯一の外科的処置である．術前，術中，術後と ART 患者特有のケ

アとともに，外科手術と同様のケアも行う必要がある．外来手術と侮ってはいけない．

（福田　愛作，門上　大祐，森本　義晴）

4 媒　精

　体内での受精は卵管膨大部で起こる．精子は射精直後には受精能を有しておらず，卵管膨大部に到達するまでに子宮頸管，内腔，卵管を通過しながら，精漿や細菌の除去が行われ，さらにキャパシテーション（capacitation）や先体反応（acrosome reaction）などの形態的・生理的変化を経てはじめて受精能が獲得される．この一連の流れの中で精子の淘汰が起こり，実際に卵管膨大部に達する精子は10個程度といわれている．媒精（*in vitro* fertilization：IVF）という作業はこの過程のバイパスである．

1）卵子の準備

　採卵後はただちに卵丘細胞除周囲に付着した血液や緩衝剤，ヘパリンなど不要物の除去を行う．体内では，排卵後卵子は第2減数分裂中期に達しているが，体外受精では排卵前卵子を卵巣から採取しているので，受精能獲得のため，卵丘細胞が付着した状態で（図4-4，卵子卵丘細胞複合体　COC）3～6時間前培養を行う．

2）精子の準備

⑴ 精子調整の意義

　ARTにおける精子調整の意義は，①細菌・ウイルスや混入物の除去，②精漿の除去，③成熟精子の選別，④運動性良好精子の選別であり，体内での一連の過程を経た後に卵管膨大部に到達する精子と同等の受精能を持つ精子を選別することにある．

⑵ 精子の調整の実際

　精液を採精後30分静置，液化状態の確認し精液量を測定する．Makler Counting Chamber（Self-Medical Instruments 社，ISRAEL）などの測定盤を用いて精子濃度，運動率，奇形率を測定する．液化した精液に対して，密度勾配溶剤を用いて成熟精子の濃縮を行い，続いてスイムアップ（swim up）法（約30分）により運動性良好精子を回収する[1]．密度勾配法には連続密度勾配法，多層法，2層法がある．当科においては密度勾配溶剤に親水性シランのコロイド状シリカ粒子であるSperm Grad（Vitrolife 社）を用いて2層法を採用している（図4-5）．実際には遠心チューブに90% Sperm Grad 液，45% Sperm Grad 液，精液の順に重層し，1,500 rpm で10分遠心分離して得られた沈殿を回収し，その沈殿を2回精子洗浄液で1,000 rpm で10分遠心し洗浄する．

　続いて，このようにして得られた精子に対してスイムアップ法を行う．スイムアップ法は精子の運動性を利用した分離法であり，運動性の高い精子を選別することが可能である．密度勾配法で得られた精子の沈殿に卵子培養液を1 mL そっと重層し，30分静置したうえで上清を回収する．

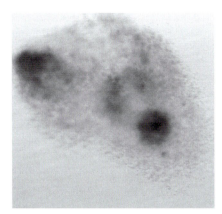

図 4-4　採卵時卵子

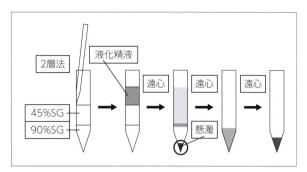

図 4-5　精子調整法（2 層法）

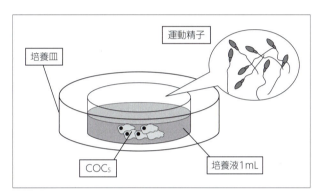

図 4-6　ディッシュを用いた媒精の方法

3）培養液

　　受精，前核期，卵割期を経て胚盤胞に至る各ステージにおいて，胚が必要とする物質は異なる．たとえば，初期胚においては，乳酸やピルビン酸が主なエネルギー源であり，過剰のグルコースは初期胚の胚発生を阻害することが報告されているが[2]，8細胞期以降では必須アミノ酸の添加やグルコースの増量が必要となる[3]．また媒精時には，精子や卵丘細胞の機能を維持するために，グルコースは不可欠である．現在アルブミンやアミノ酸，その他成長因子やホルモンを添加した培養液が発売されており，それぞれのステージに応じて培養液の液替えを行うことが重要である．

4）媒精〜受精の確認

　　体外受精では，体内での受精時に比べて多くの精子が必要であり，$1 \times 10^5/mL$ の濃度で媒精を行う．媒精濃度の上昇は，多精子侵入の原因となるので注意が必要である．媒精の方法にはディッシュを用いる方法（図 4-6），マイクロドロップを用いる方法，チューブを用いる方法，ストローを用いる方法がある．

　　37.0℃，5% CO_2，5% O_2，90% N_2 気相下で培養し，16〜20 時間後に卵丘細胞を除去し受精の確認をする．雌性前核と雄性前核の確認をもって受精と判断する．

〈西　弥生，門上　大祐，森本　義晴〉

5 顕微授精

　日本で顕微授精が臨床応用されてすでに 20 年が経過した．顕微授精は，通常の媒精で受精卵が得られない重症男性不妊症や原因不明の受精障害の治療として確立されたものとなった．顕微授精法は，卵細胞質内精子注入法（intracytoplasmic sperm injection：ICSI）で行われる．日本における ICSI による出産児（ICSI 児）数は年々増加しており，新鮮胚移植では 2007 年以降 ICSI 児数が IVF 児数を超え，日本産科婦人科学会（2015）の報告によると IVF 児年間 4,629 人に対し ICSI 児 5,761 人となっている．凍結胚移植による出産児を合わせると，年間約 20,000 人以上が ICSI により生まれていると思われる．

1）顕微授精の適応

　乏精子症や原因不明の受精障害により，通常の媒精では受精が期待できない症例が，ICSI の適応となる．適応と考えられる精液所見について一定の基準はないが，調整後運動精子数が 100 万に満たない症例や運動性不良の症例においては ICSI を考慮すべきと考える．

2）準　備

⑴ 精子の採取法

　一般的には射出精液を前章（媒精）で述べた方法で調整するが，射出精液に精子が存在しない症例では，精巣内精子採取法（TESE）が行われ ICSI に供される．

⑵ 卵子調整

　通常，採卵された卵子は卵丘細胞に覆われており（図 4-7a），極体の位置を確認することは困難である．2〜4 時間の前培養後，ヒアルロニダーゼ添加培養液内でピペッティングを行い，卵丘細胞を除去する（図 4-7b）．

3）手　技

　倒立顕微鏡とマイクロマニピュレーターを使用する（図 4-8）．マイクロマニピュレーターにホールディングピペットとインジェクションピペットをセットし，通常第 1 極体のそばに核があると想定して極体が 6 時または 12 時方向にくるようにホールディングピペットに卵子をセットする（図 4-9a）．続いてインジェクションピペットに不動化処理（精子尾部をピペットの先端で押さえつけ，精子の動きを停止させる操作．注入を円滑にするだけでなく，受精に必要な精子・卵子それぞれの活性化に必要な過程である）を行った精子を 1 個吸引し，卵子細胞質に注入する（図 4-9b）．胚の発育は pH，光，温度，浸透圧により大きな影響を受けるので，常に迅速かつ愛護的な操作を行うことが重要である．小さな心配りの積み重ねが，体外受精の成績を大きく左右することになるのである．近年，より卵子への侵襲が少ない方法として Piezo ICSI も普及してきている．

4）問題点

　男性不妊症症例では，Y 染色体長腕に DAZ（deleted in azospermia）遺伝子と呼

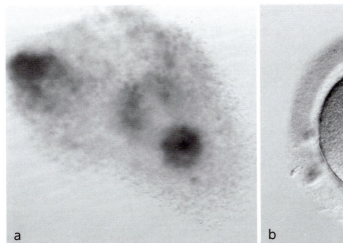

図 4-7 卵子の調整

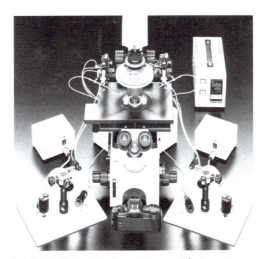

図 4-8 倒立顕微鏡とマイクロマニピュレーター

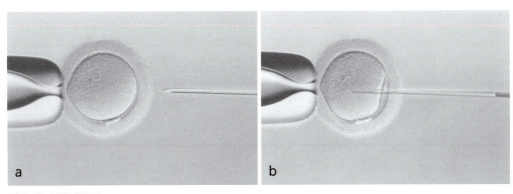

図 4-9 ICSI の手技

❷ ART の実際 101

ばれる造精機能関連遺伝子の微小欠失が認められることがある[1]．ICSIによりこの遺伝子異常が男児に継承されてしまうと，児も男性不妊患者となる可能性があるので十分なインフォームドコンセントが必要である．また，ARTとゲノムインプリンティング異常症との関連が報告されているが，特にICSIとの関連を指摘される疾患もあるので[2]注意が必要である．このように，顕微授精は難治性の不妊患者に福音をもたらした反面，問題も含んでいる．妊娠率向上の手段として明確な基準のないまま行われてきたICSIだが，その適応について基準作成が必要と考えられる．同時にわれわれ生殖補助医療従事者は，データを蓄積し次世代に及ぼす影響をフォローアップすることが義務と思われる．

（西　弥生，門上　大祐，森本　義晴）

6　胚の選別と胚移植

　ARTの成績に影響を及ぼす大きな6つの柱には，ART実施前の検査，卵巣予備能を評価した適切な卵巣刺激，採卵，ラボワーク，胚の選別と胚移植[1]，黄体補充がある．本項では，ARTの成績を決定するうえで，非常に重要な部分をしめる「どの胚を胚移植するか」と臨床医が最も緊張する場面であるにもかかわらず，注意が払われることが少なかった「胚移植の実際」について述べる．

1）胚の選別

　ヒトの胚は，見た目がきれいな胚でも約40%に染色体異常があるといわれている．外観が悪い胚では染色体異常の割合が増加する．つまり，染色体異常の確率が少ない胚を選んでいなければ，一生懸命胚移植をしてもいい結果には結びつかない．良好な胚を選択するために，採卵日の卵，前核期胚（1日目の胚），3日目の分割した胚，5日目の胚盤胞とそれぞれ指標を決めて評価を行う．採卵日翌朝（Day1朝）の胚では，雌性前核と雄性前核の核小体の状態，極体と前核との位置，Halloがあるかないか，また，採卵日翌日の夕方（Day1夕）には胚を再び観察して2分割しているかどうかをチェックする．3日目の胚の選別には，割球数，フラグメント率，多核のある割球の有無，割球の大きさの差を用いる．通常3日目に胚移植を行うことが多いと考えられるが，1日目と3日目の胚の各種の指標を参考にして，どの胚を胚移植するかを決定する．実際に，木場公園クリニックでは，○○小学校出身，○○大学△△学部出身と表現するように，3日目までは胚1個ごとの履歴がシートに詳細に記録されている．その履歴をもとに，どの胚を胚移植するかを決定する．5日目（または6日目）まで胚を培養する胚盤胞移植を行う場合には，胚をDavid Gardnerの分類に従って評価を行い，選別を行う．胚を約10分毎に観察することができるタイムラプスシステムの中で，胚を培養すると，胚の分裂パターンや胚の分割時間など得られる情報量が多くなり，胚選別時に有効である．

2）胚移植（ET）

　胚移植は医師が行う技術のなかで，最も妊娠率に影響する重要な部分である．それは，いくらよい胚を作って選別したとしても，胚移植できっちりと子宮腔内に胚が戻っ

ていなければ妊娠は期待できないからである．胚移植は医師の力量によって大きく差が出てくる部分である．胚移植を成功させるために，以下の点に気をつけながら胚移植を行う．

(1) 移植前周期トライアル

卵巣刺激を行う前周期に，尿をためた状態で胚移植時に使用するカテーテルを用いて，子宮腔長，挿入時の方向を測定する．

(2) 腟と子宮頸管の細菌培養

移植前周期トライアル実施時に，腟と子宮頸管の細菌培養を実施する．細菌培養が陽性時には治療を実施する．

(3) 子宮鏡と子宮頸管拡張

移植前周期トライアルで ET カテーテルの挿入が困難な症例には，胚移植前に子宮鏡を行う．子宮頸管が狭窄しているケースでは，胚移植前周期に子宮頸管の拡張を行う．

(4) 頸管粘液の除去

子宮頸部に洗浄を行って，頸管粘液をできるかぎり除去する．

(5) 超音波下の胚移植

経腹超音波下に胚移植を実施する．経腹超音波で ET カテーテルが確認できない時には，経腟下に超音波を行う．

(6) ET カテーテルの選別

ET を成功させるために，やわらかいカテーテルを使用する．

(7) 胚移植

胚移植は，カテーテルの先に魂を込めて集中力を高めて実施する．

(8) ET 後の安静時間

原則的にベッド安静は必要ないとされている．塚原子宮腟部鉗子を使用した時は，ウテメリン® 1 錠を内服し，15 分間のベッド安静としている．

ET は，ART の治療成績を決める最後のテストのようなものである．「患者様の希望がつまった大事な胚を戻させていただいている」という姿勢が重要だと私は考えている．

(吉田　淳)

7　黄体補充

ART における黄体補充の目的は，新鮮胚移植においては①過排卵刺激によるエストロゲン，プロゲステロンバランスの調整，②GnRH アナログ，GnRH アンタゴニスト使用による下垂体からの LH 分泌不全に伴う黄体機能不全の改善，③アンタゴニスト使用周期の GnRH アナログによる LH サージ誘発に伴う黄体産生低下の補充にある．一方，近年の胚凍結技術の発達に伴い，わが国では胚移植周期総数のおよそ 80％を融解周期が占めるに至っていることから，融解胚移植，特にホルモン補充周期での黄体ホルモン補充の重要性が高まっている．

本項では ART に標準的に用いられる黄体ホルモン剤について述べる．

❷ ART の実際　　103

1）黄体ホルモン製剤の投与経路による有効性の差異

　黄体ホルモン投与は，現在最も一般化している経腟投与，経口投与，そして筋注がある．

　数多く報告されている投与経路別の比較検討では，治療成績は筋注（50 mg 連日投与）＝経腟＞経口と認識されている[1]．筋注投与は油性黄体ホルモンの連日筋注投与となるので，安全性や利便性を考慮すると，自己注射が一般的でない日本では実施困難と考えられる．

2）経口黄体ホルモン剤

　わが国では天然黄体ホルモン剤は市販されておらず，合成黄体ホルモン（プロゲスチン）製剤が主に使われている．ウトロゲスタンは，海外では更年期障害のホルモン補充として経口投与が認められており，日本では経腟投与のみ許可されているが，経口，経腟の比較検討試験では，経腟投与の優位性が示されている[2]．プロゲスチン製剤としては，ジドロゲステロン（デュファストン®），クロルマジノン（ルトラール®），メドロキシプロゲステロン（ヒスロン®）などが用いられているが，プロゲスチン製剤には弱いアンドロゲン作用，抗アンドロゲン作用，グルココルチコイド作用，あるいは抗グルココルチコイド作用を示す可能性があることに留意する必要がある[3]．

3）経腟黄体ホルモン剤

　以前は輸入製剤を用いるか自家製黄体ホルモンを用いていた施設が多かったが，2014 年からプロゲステロン腟剤が国内でも承認され，多くの製剤が入手可能となった．表 4-1 に現在入手可能なプロゲステロン腟錠の特性について比較した．製剤の選択は製剤の利便性，使用回数，かゆみなどの副作用を考慮して決定することが望ましい．

4）エストロゲン製剤

　ART の黄体補充，特にホルモン補充周期による融解胚移植ではエストロゲン補充が必須となる．エストロゲン製剤も基本的には天然型を用いることが望ましい．国内で入手可能な天然型エストロゲン製剤としては，エストラーナ®テープ，ジュリナ®

表 4-1　プロゲステロン腟錠の比較

	ルティナス®	ウトロゲスタン®	ルテウム®	ワンクリノン®
標準的な投与量	100 mg，1 日 3 回	200 mg，1 日 3 回	400 mg，1 日 2 回	90 mg，1 日 1 回
特徴	アプリケータあり発泡性	錠剤海外では経口適用あり（ただし更年期障害）	以前からある坐剤形状血中 P は他剤より高い	gel 剤1 日 1 回使用
印象	アプリケータは使いやすいという人と使いにくいという人がいるかぶれることがある	外陰のかぶれ，ただれがある	基剤が溶けて脂っぽい帯下を感じる	装着感については評価が良い他剤に比して高額

があるが，経口剤としてプロギノーバ®（2mg/day）を輸入し使用する場合がある．
　以上，黄体補充製剤について述べたが，各製剤の選択，使用方法は患者の背景，内分泌，子宮内膜所見，利便性，費用を含めた患者負担などを考慮し決定することが望ましい．

（小田原　靖）

8 胚盤胞移植

　ARTでは従来，排卵後2〜3日間胚を培養し分割期胚で子宮に移植する方法が主流であり，高い妊娠率を得るため複数個の胚を移植していたが，同時に多胎妊娠が増加するという弊害を生じていた[1]．分割期胚移植を行っていた理由の1つに，ヒト胚における十分な胚盤胞培養系が確立されていないという背景があったが，現在は多くの有効な培養液が開発され，排卵後5〜6日間培養し，胚発生の最終段階である胚盤胞期で移植する方法が広く普及している．

　胚盤胞の培養：現在，胚盤胞の培養方法は大きく分けて2種類に分類できる．採卵後3日目までは，この時期の胚が存在する卵管環境に近い培養液[2]を使用し，採卵後3日目からは，胚の細胞分裂も急激に促進されるため，よりグルコースやアミノ酸等の栄養分を含み子宮内環境に近い培養液[3]の2種類を用いて培養する方法（sequential culture medium）と，採卵3日目までと3日目以降に同一の培養液を使用する方法（single medium）である．適切な培養液を用いて培養することにより前核期胚（受精卵）の約半数が胚盤胞まで到達する（図4-10）．現在，胚盤胞までの市販培養液としてCook社（Sydney IVF Cleavage Medium, Sydney IVF Blastocyst Medium），Irvine Scientific社（Complete Early Cleavage Medium, Complete MultiBlast Medium, Continuous Single Culture-NX），Life Global社（Global），ナカメディカル社（ONESTEP Medium），Origio社（Sequential Cleav™, Sequential Blast™），Sage（Quinn's Advantage Cleavage Medium, Quinn's Advantage Blastocyst Medium），Vitrolife社（G-1™, G-2™, G-TL™），扶桑薬品工業（HiGROW OVIT

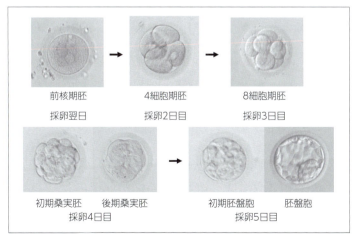

図4-10　胚（受精卵）の発育過程

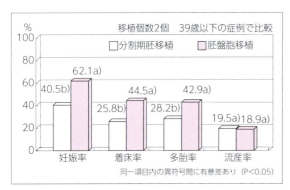

図 4-11 分割期胚移植と胚盤胞移植の成績

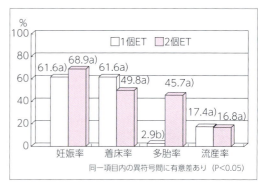

図 4-12 胚盤胞移植における移植個数別による成績
　　　　―形態良好胚周期

Plus）などが手軽に購入できる．蔵本ウイメンズクリニックでは，主に sequential culture medium として Vitrolife 社，Origio 社の培養液を，single medium として Global Medium を使用している．

1）胚盤胞移植のメリット

① 分割期胚移植より胚1個あたりの着床率が高いため，移植個数を1個にすることで妊娠率を低下させることなく，多胎妊娠を予防することが可能である（図4-11, 12）．

② 双胎を含めた多胎妊娠は出生児体重が単胎妊娠に比べ小さいことより児の異常やNICUへの入院率が高くなり，また出生後の両親の負担も大きいものとなる[4]．このARTの欠点を補うものが，胚盤胞を1個移植する単一胚盤胞移植である[5]．

③ 卵管性不妊症例のARTにおける子宮外妊娠率は高いが胚盤胞移植は子宮外妊娠率を下げることが期待できる[6]．

④ 形態のよい分割期胚を移植しても妊娠しない症例に対して胚盤胞まで培養して，その発生能を確認するとともに胚盤胞移植することで妊娠率の改善を図ることが期待できる．

2）胚盤胞移植のデメリット

① 胚移植のキャンセル率が上がる可能性がある．すべての胚が胚盤胞になるわけではなく，採卵数の少ない症例や採卵後3日目の胚質が不良な症例では胚盤胞になる前に発生が停止する危険性がある．

② 胚盤胞移植は，分割期胚移植と比較して一絨毛膜性双胎の頻度が高い．

筆者は通常採卵後3日目の胚の状態をみて胚盤胞まで培養を続けるか，この日に胚移植するか患者に十分説明し相談の上，移植日を決めることで胚移植のキャンセル率を少なくするよう努めている．現在は，採卵後3日目で胚質良好なら胚盤胞移植，胚質不良なら分割期胚移植を行っている．

日本産科婦人科学会は，ARTによる多胎妊娠を減らすために会告で移植数を原則単一としている．高い妊娠率を維持するためにも単一胚盤胞移植は最も有用な胚移植法であろう．

（蔵本　武志，門上　大祐，森本　義晴）

9 胚凍結，凍結胚移植スケジュール

1）胚凍結のメリット

　　生殖補助医療（ART）において，余剰胚の凍結保存は重要な治療技術の1つであり，現在ではさまざまな低温保存法が臨床的に用いられている．その理由としては体外受精で得られた胚のうち，新鮮な胚を移植した後の余剰胚を凍結保存しておくことで，採卵周期に妊娠が成立しなかった場合でも，その後の周期で融解後の生存胚を移植することにより妊娠が可能となるためである．凍結胚の利用により，採卵を毎回行う必要がないことから，患者の負担が軽減され，採卵周期あたりの妊娠率を向上させることができる．その上，移植胚数を減らすことで多胎の防止にも役立ち，子宮内環境不良やOHSSの発症・増悪のおそれがあるなど新鮮胚を移植することが不適当と考えられる時には正常発達のみられる形態良好胚を凍結保存し，その後の自然周期または子宮内膜作成周期で移植することも可能である．

2）胚凍結の方法

　　凍結する際の基本は，どのように細胞内氷晶形成を防ぐかと，いかに耐凍剤による毒性を少なくするかである．そのため低濃度の耐凍剤を加え脱水を促し，徐々に温度を低下させる緩慢凍結法[1]〔slow cooling（凍結に要する時間　約2時間）〕と，高濃度の耐凍剤と急速な温度低下により氷晶形成が全くなく固化した状態にするガラス化法[2-5]〔vitrification（約15分）〕がある．

　　以前，ヒト余剰胚の凍結保存は受精直後の前核期から2〜8分割胚では，緩慢凍結法やストローを用いた通常のガラス化法が用いられていたが[2]，近年，日本では特に低温保存の容器にCryotop（北里バイオファルマ）を用いた超急速ガラス化法[3]が主流となり，胚盤胞の段階ではCryoloop（Vitrolife：Goteburg，スウェーデン）も一部の施設では用いられ，両方ともエチレングリコールとDMSOを耐凍剤として用い，高い生存性，妊娠率が報告されている．

3）凍結胚移植のスケジュール

　　凍結胚融解後の移植スケジュールとしては，①自然排卵周期で行う方法と，②外因性にエストロゲン（E_2）とプロゲステロン（P）を投与し子宮内膜を作成し移植する方法がある[6]．

　　①の自然排卵周期で行う方法では，自然排卵を確認した日を採卵日と仮定し，前核期ならその翌日，2〜3日目の分割胚や5〜6日目の胚盤胞であれば，それと同時期に融解・胚移植し，一般的な黄体補充を行う．

　　②では，まず内因性のゴナドトロピン分泌を抑制するため，前周期にGnRHaかOC（経口避妊薬）を内服し，生理周期3日目からE_2製剤を開始する．そして投与後11〜13日目に血中E_2値（300〜500 pg/mL）と子宮内膜の厚み（0.8 cm以上）を確認後，P剤の投与を開始し，P開始後の日数に合わせて凍結胚を融解し，移植する．妊娠が確認された場合は卵巣に黄体形成がないため，ホルモン補充（E_2とP）は胎盤形成が認められるまで続ける必要がある．

4）凍結胚移植の成績と今後の展望

　従来，余剰胚凍結による胚移植の妊娠率は低かったが，これは主に凍結に耐えうる初期良質胚の選別（特に2PN）が困難なため，不必要な凍結胚移植が行われていたことによる．われわれは現在，良質胚盤胞のみを凍結し融解胚移植に向けているため，2009年度の妊娠率は，新鮮胚盤胞移植と同等以上の成績（新鮮34.7％：凍結48.8％）となっており，1個の胚盤胞を移植する（Single blastocyst transfer）ことで臨床上十分と考えられる．

　緩慢凍結法と超急速ガラス化法のどちらが臨床上適しているかをEBMや安全性[7]に基づいて考慮した場合，われわれは胚盤胞培養液の進歩もあり，余剰胚を胚盤胞まで追加培養し，胚盤胞に達した胚（良質胚）のみをガラス化保存する方法が，得られる臨床的効果は高いと考えている．短時間で簡単にでき，臨床的有用性が高いガラス化法は日本においてすでに主流であり，今後は欧米においても主流となって，胚だけではなく，未受精卵や卵巣組織の凍結にも使用されるものと思われる．

（向田　哲規，門上　大祐，森本　義晴）

10　アシストハッチング（AHA）

　ヒトの卵は透明帯という膜で覆われている．この透明帯は，受精時に精子と結合したり，物理的なダメージから卵を守っている．そして，受精した胚は分割が進んでいくと透明帯から脱出（ハッチング）して，子宮内膜に着床する．しかし，透明帯は胚の体外培養や凍結融解，患者の加齢により硬化するといわれ，透明帯の硬化はハッチングを妨げることがある．この際に透明帯の一部を開孔することによって，ハッチングを人工的に補助することが可能である．この方法をアシストハッチング（以下，AHA）という．AHAはCohenら[1]によって最初に試みられ，胚の着床率が向上したと報告している．透明帯が厚い症例や38歳以上の患者，ART反復不成功例，凍結融解胚，フラグメント率が高い胚にAHAは有効であるといわれている．しかし，AHAは手技に熟練していないと作業中に胚が損傷する可能性が高いため，きわめて慎重かつ短時間で行う必要があり，不適切なAHAはかえって着床率が著しく低下する．AHAの方法には機械的方法，化学的方法，レーザー法の3種類がある．通常，受精後培養2日目から3日目の胚（4〜8細胞期胚）に施行されることが多く，HEPESを含んだ培養液のドロップの中で透明帯を開孔する．ただし，開孔部があまり大きくなると割球が透明帯の外に出てしまうことがあるので，開孔部は25〜40mmが適当であるといわれている．

1）機械的方法

　穿刺用ピペットを用いて部分的に透明帯に切開を加える場合，ホールディングピペットで胚を保持する．この際，透明帯と割球の距離ができるだけ離れている場所が12時の方向になるようにする．1時から11時の方向に穿刺用ピペットを穿刺し，その後ホールディングピペットから胚を外す．そして穿刺部の外側をホールディングピペットにこすりつけて切開する．

2）化学的方法

酸性タイロード液（pH 2.1〜2.5）を用いる場合，あらかじめ AHA 用ピペットに酸性タイロード液を吸引し，充填しておく．ホールディングピペットで胚を保持する．この際，透明帯と割球の距離ができるだけ離れている場所が酸性タイロード液を吹き付ける側になるようにする．酸性タイロード液を AHA 用ピペットにて透明帯に静かに吹き付け，小孔が形成されたら，ただちに周囲の培養液を吸引し，過剰な酸性タイロード液を除去する．操作が終了したら，速やかに胚を培養液に移し，数回洗浄し，酸性タイロード液を洗い流す．この酸性タイロード液を用いた方法は比較的容易で開孔部の大きさを調節しやすいが，酸性タイロード液が直接割球に触れると悪影響をもたらすため，慎重にかつ短時間で操作を行わなくてはならない．これらの欠点を補うために透明帯部分菲薄化法（透明帯外層のみを融解して内層を温存する方法）も考案されている．

3）レーザー法

レーザー装置のコストの低下や安全性の向上により，レーザーを用いた AHA も多く試みられ，化学的方法よりも良好な着床率，妊娠率が得られたという報告[2] もある．レーザー法は胚の保持を必要としない．透明帯を貫通させるレーザーの照射部位はかなり高温になり，周囲にも影響する可能性がある．そのため，照射時間を可能な限り短くして処理することが必要となるため，照射時間の制限や等温線リング表示機能を備えている．

以上の方法などにより AHA を施行した胚は，1 時間以上は培養液の中におき，その後胚移植に用いる．一方，AHA の問題点として，開孔部が小さすぎると胚の一部が脱出した後，透明帯に引っかかり胚が 2 つに分離し，一卵性双胎が発生する可能性があるといわれている[3]．また，AHA が 38 歳以上の患者や透明帯の厚い患者，あるいは凍結融解胚などに対して有効性がなかったという報告[4] もある．しかし適切な AHA を施行すれば，着床率，妊娠率の向上につながるとわれわれは考えている．

（門上　大祐，森本　義晴）

11　TESE・MESA

1）TESE（精巣内精子採取法）・MESA（精巣上体精子採取法）の適応

射精液中に精子を認めない無精子症患者のうち，精路再建不可能な閉塞性無精子症と精路閉塞はないが，精巣での精子形成がきわめて少ない非閉塞性無精子症患者が対象となる[1,2]．精巣上体精子採取法（microsurgical epididymal sperm aspiration：MESA）で採取された精子（精巣上体精子）は conventional IVF に用いることができるが，精巣内精子採取法（testicular sperm extraction：TESE）で得られた精子（精巣精子）は受精能がないために ICSI にしか用いることができない．MESA は 1990 年代にはさかんに用いられたが，回収できる精子数は多いものの，多数の白血球の混入と精路閉塞部位に近い部分の精巣上体管から精子を採取するため，運動性に乏しい精子が回収されることが多い．さらに実際の臨床の現場では TESE・MESA で得られた精子はいずれも ICSI を選択することになるため，MESA よりも容易な

❷ ART の実際　　109

TESE が行われている．現在 MESA は，精巣上体管―精管吻合術の一過程として例外的に行われている．

　TESE は閉塞性無精子症に対して行われる通常の TESE（conventional TESE）と非閉塞性無精子症に対して行われる顕微鏡下での TESE（microdissection TESE：MD-TESE）がある．前者は通常の精巣生検に準ずるために本項では省略し，MD-TESE について示す．

2）MD-TESE の実際（図 4-13）[2]

(1) 麻酔
　局所麻酔でも可能であるが，術中の疼痛管理や手術時間を考慮して，全身麻酔（静脈麻酔を含む）または脊椎麻酔が望ましい．

(2) 手技の実際
　① 陰嚢縫線で縦切開し，精巣挙筋筋膜・総鞘膜・固有鞘膜を切開して精巣白膜に至る．これを縦切開（または横切開）し，精細管を同定する．
　② 手術用顕微鏡（20〜30 倍）で観察し，精子形成のありそうな精細管を特定しこれを採取する．
　③ 観察用顕微鏡（200〜400 倍）で観察し，精子が存在すればこれを回収し，さらにこの周囲の精細管組織を採取し，培養液に浸した状態で ICSI を行う施設に搬送する．
　④ 白膜・鞘膜・皮膚を合成吸収糸で閉鎖する．

(3) MD-TESE の成績[3]
　閉塞性無精子症では 100％で精子採取可能であったが，非閉塞性無精子症では 30〜40％に留まっているのが現状である．

(4) MD-TESE の合併症
　術後一過性に血中テストステロン値が低下するが，MD-TESE ではホルモン補充療法を必要とするほどテストステロン値が低下することはまれである．

（岡田　弘，門上　大祐，森本　義晴）

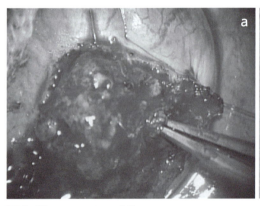
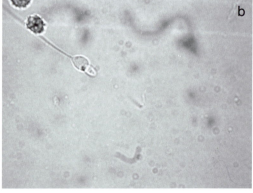

図 4-13 MD-TESE の実際
a．精巣内のごく一部の精細管にしか存在しない．精子形成のある精細管を手術用顕微鏡下に特定し，この精細管を採取した（クラインフェルター症候群）．
b．採取した精細管から，精子が回収でき，これを ICSI して挙児に成功した．

12 卵子提供，代理母

日本産科婦人科学会会告では，体外受精—胚移植（IVF）の実施は夫婦に限るとしており，現在わが国での卵子提供および代理母による不妊治療は実施できない状況にあるので，欧米の現況を中心に述べる．

2007年6月にJISART（https://jisart.jp）は，倫理委員会が実施を承認した会員施設から申請があった非配偶者間体外受精の症例について，日本産科婦人科学会（学会），厚生労働省雇用均等・児童家庭局母子保健課（厚労省）にその実施を申請した．学会の回答は「日本学術会議（学術会議）の結論を持って判断するとのことであったが，従来の見解は変わらない」であった．厚労省の回答は「本申請については何らかの許可を出す立場ではなく，世論や学術会議の動向を見ている」とのことであった．学術会議へ同様の申請をしたところ「学術会議は審議をするところであり，申請を受ける立場にない」との内容であった．この経過を踏まえ，2008年3月JISARTは実施を承認した．その後，JISARTは独自のガイドラインを作成，それに順じて実施施設は非配偶者間体外受精を行っている．

1）卵子提供

(1) 卵子提供体外受精（D-IVF）の適応と現況

IVFが成功するためには良質卵を採取することが絶対条件であるので，早発閉経，化学療法などによる閉経，ターナー症候群，更年期の女性で挙児希望がある例ではD-IVFしか解決法はないので適応となる．さらにIVFを何回繰り返しても良質卵が採取できないため妊娠に至らない症例（反復不成功例）や，近年の女性晩婚化による卵の老化が不妊原因の症例もD-IVFの適応となっている．

米国生殖医学会倫理委員会は，D-IVFは身体的，精神，心理的危険性を伴うので，卵受容者の年齢は"生殖年齢"を超えないことが望ましいとしている．

D-IVFには倫理的問題が存在するためその実施を法的に禁止している国もあるが（ドイツ，ノルウェー，スウェーデンなど），多くの国では実施されている．最も多く実施しているアメリカでは，2000年に10,200周期のD-IVF（新鮮，凍結胚移植）が実施されており，この数は1996年のそれの約2倍に増加している[1]．その理由の1つとして女性の晩婚化が指摘されている．

(2) 提供者（ドナー）スクリーニング

歴史的には姉妹などの近親者や友人がドナーとなっていたが，現在では匿名のドナーが主流である．良質な卵を得るために若年（35歳未満）で，出産経験のあるものが望ましいとされるが，ドナーが不足しているのが現状である．アメリカでは商業主義によってドナーを募集，斡旋する業者が存在するが，他の国ではそれを禁じている．そして近年，出自を知る権利の問題も問われるようになり，ドナー不足は今後の問題でもある．

(3) 方　法

受容者（レシピエント）は採卵するドナーと子宮内膜を同期化しなければならない．そのために月経のあるレシピエントには実施約2カ月前より経口避妊薬を投与してドナーのhMG投与開始日には月経が開始するように調整する．ドナーには通常IVFと

同様の卵巣刺激法を行い，レシピエントには月経3日目から卵胞ホルモン剤（E）を投与する．採卵日よりEに加えて黄体ホルモン剤（P）を投与し，採卵2〜3日後に胚移植を行う．採卵12〜14日後に血中hCGを測定，陽性であればEとP投与は継続し，胎盤形成が完成する採卵後6週頃まで続ける．その後は通常産科管理でかまわない．

2）代理母（代理懐胎）

代理懐胎とは夫婦の依頼によって他人の女性（代理母）が妊娠・出産することであるが，妊娠成立に至る方法の違いから代理母の卵子を使用する場合を代理母，使用しない場合を代理出産（借り腹）と分けている．すなわち前者は人工授精で妊娠可能であるが，後者はIVFの技術が必要となり，代理母は自分とは遺伝子が異なる児を妊娠・出産することになる．日本産科婦人科学会の検討では代理出産は原則禁止すべきとの見解であり，理由として主に妊娠・出産に対するリスクの問題を軽視していることなどをあげている．現在この勧告のもと国内では自主規制が行われているため，原則として実施されていないが，代理出産をそのものを規制する法制度はいまだ未整備である．ここでは代理出産について述べる．

⑴ 適応と現況

代理出産が適応となると考えられるのは，妻が先天的な子宮奇形や子宮欠損である，子宮摘出後で子宮がない，IVFで良質胚を移植するも反復して着床しない，そして重度の疾患があり妊娠が不可能な症例などである．倫理的，心理的な問題が多いため，アメリカでは禁止されている州もあるが，出産数は増加傾向にあり，1999年には約700例であったのが2016年には約3,400例まで増加している[2]．

⑵ 代理母のスクリーニング

一般には胚を提供する夫婦の家族（姉妹，母親）や友人が代理母となる例が多いが，アメリカでは斡旋する業者が存在する．

⑶ 方　法

D-IVFと基本的に同様であるが，胚を凍結しておいて代理母の自然排卵後に融解胚移植を行ってもよい．また，近年では代理母の身体的，精神的負担を少しでも軽減するために，PGD（着床前遺伝子診断）やCCS（着床前全染色体診断）を実施し，あらかじめ染色体異常のない胚を選別して移植する傾向にある．

倫理的問題については文献[3]を参照していただきたい．

卵・胚提供者，受容者，代理母が，専門家による厳重な心理的，医学的スクリーニングが必要であることはいうまでもない．

（門上　大祐，森本　義晴）

/ 文　献 /

4-2-4）媒精

1）福田　勝：精子調整法．鈴木秋悦編，体外受精，改訂版．メジカルビュー社，pp126-129, 1996.

2）Seshagiri PB, et al：Glucose and phosphate inhibit respiration and oxidative metabolism in cultured hamster eight cell embryos：evidence for the crabtree effect. Mol Reprod Dev, 30（2）：105-111, 1991.

3）Conagham J, et al：Effects of pyruvate and glucose on the development of human preimplantation embryos *in vitro*. J Reprod Fertil, 99(1)：87-95, 1993.

4-2-5）顕微授精

1）Silber S, et al：Y chromosome deletions in azoospermic and severely oligozoospermic men undergoing intracytoplasmic sperm injection after testicular sperm extraction. Hum Reprod, 13(12)：3332-3337, 1998.

2）Cox GF, et al：Intracytoplasmic sperm injection may increase the risk of imprinting defects. Am J Hum Genet, 71：162-164, 2002.

3）Yamanaga K, et al：The usefulness of a piezo-micromanipulator in intracytoplasmic sperm injection in humans. Hum Reprod, 14：448-453, 1998

4-2-6）胚の選択と胚移植

1）吉田　淳，田中美穂，鈴木寛規：私はこうしている　胚移植．産婦人科治療，87(1)：85-88, 2003.

4-2-7）黄体補充

1）Practice Committee of the American Society for Reproductive Medicine：Progesterone supplementation during the luteal phase and in early pregnancy in the treatment of infertility：an educational bulletin. Fertil Steril, 89(4)：789-792, 2008.

2）Friedler S, et al：Luteal support with micronized progesterone following in-vitro fertilization using a down-regulation protocol with gonadotrophin-releasing hormone agonist：a comparative study between vaginal and oral administration. Hum Reprod, 14(8)：1944-1948, 1999.

3）Elizur SE, Tulandi T：Drugs in infertility and fetal safety. Fertil Steril, 89(6)：1595-1602, 2008.

4-2-8）胚盤胞移植

1）Adamson D, Baker V：Multiple births from assisted reproductive technologies：a challenge that must be met. Fertil Steril, 81(3)：517-522, 2004.

2）Gardner DK, Schoolcraft WB, Wagley L, et al：A prospective randomized trial of blastocyst culture and transfer in in vitro fertilization. Hum Reprod, 13(12)：3434-3440, 1998.

3）Gardner DK, Lane M, Calderon I, et al：Environment of the preimplantation human embryo *in vivo*：metabolite analysis of oviduct and uterine fluid and metabolism of cumulus cells. Fertil Steril, 65：349-353, 1996.

4）Lane M, Gardner DK：Different regulation of mouse embryo development and viability by amino acids. J Reprod Fertil, 109：153-164, 1997.

5）Anja P, Loft A, Schmidt L, et al：Morbidity in a Danish National cohort of 472 IVF/ICSI twins, 1132 non-IVF/ICSI twins and 634 IVF/ICSI singletons：health-related and social implications for the children and their families. Hum Reprod, 18(6)：1234-1243, 2003.

6）Kuramoto T, Boediono A, Egashira A, et al：Selected single blastocyst transfers maintained pregnancy outcome and eliminated multiple pregnancies. Reprod Med Biol, 3：13-18, 2004.

7）吉岡尚美・東島利紀・西村千佳子・他：胚盤胞移植は子宮外妊娠予防につながるか？　日不妊会誌，48：113-117, 2003.

4-2-9）胚凍結，凍結胚移植スケジュール

1）神谷博文・他：ヒト卵子・胚の凍結保存．森　崇英・久保春海・岡村　均編，図説 ART マニュアル．pp157-163, 永井書店，2002.

2）Mukaida T, Wada S, et al：Vitrification of human embryos based on the assessment of suitable conditions for 8-cell mouse embryos. Hum Reprod, 13(10)：2874-2879, 1998.

3）Mukaida T, Nakamura S, et al：Vitrification of human blastocysts using cryoloops：clinical outcome of 223 cycles. Hum Reprod, 18(2)：384-391, 2003.

4）Mukaida T, Nakamura S, et al：Successful birth after transfer of vitrified human blastocysts with use of a cryoloop containerless technique. Fertil Steril, 76：618-620, 2001

5）向田哲規・中村早苗・高橋克彦・他：超急速ガラス化法（Ultra-rapid Vitrification：Cryoloop 法）

を用いた胚盤胞ガラス化保存の臨床成績. 受精着床誌, 20(1)：28-32, 2003.
6) 東口篤司・他：胚の凍結保存. 鈴木秋悦編, 体外受精 Update. pp165-170, メジカルビュー社, 2001.
7) Takahashi K, Mukaida T, et al：Perinatal outcome of blastocyst transfer with vitrification using cryoloop：A 4year follow-up study. Fertil Steril, 84：88-92, 2005.

4-2-10) アシストハッチング（AHA）
1) Cohen J, Elsner C, et al：Impairment of the hatching process following IVF in the human and improvement of implantation by assisting hatching using micromanipulation. Hum Reprod, 5(1)：7-13, 1990.
2) Hsieh YY, Huang CC, et al：Laser assisted hatching of embryos is better than the chemical method for enhancing the pregnancy rate in women with advanced age. Fertil Steril, 78(1)：179-182, 2002.
3) Alikani M, Noyes N, et al：Monozygotic twinning in the human is associated with the zona pellucida architecture. Hum Reprod, 9(7)：1318-1321, 1994.
4) Balaban B, Urman B, et al：A comparison of four different techniques of assisted hatching. Hum Reprod, 17(5)：1239-1243, 2002.

4-2-11) TESE・MESA
1) 近藤宣幸・島　博基：精巣上体および精巣内精子採取術, 精子凍結保存法. 村井　勝・山口　脩・松田公志編, Urologic Surgery シリーズ 7　男性不妊症と陰茎・陰嚢の手術. pp72-82, メジカルビュー社, 2001.
2) 岡田　弘：精巣精子抽出術（TESE）と精巣上体精子吸引術（MESA）. 産婦人科治療, 88（増刊）：709-712, 2004.
3) Okada H, et al：Conventional versus microdissection testicular sperm extraction for nonobstructive azoospermia. J Urol, 168：1063-1067, 2002.

Chapter 5

不妊症と手術

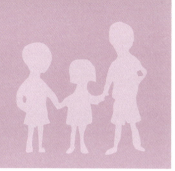

1 腹腔鏡下手術

1）不妊症における腹腔鏡下手術の考え方

　産婦人科領域において，腹腔鏡は不妊症の診断・治療とともに発展してきたといっても過言ではない．1970年代より卵管・腹膜因子，原因不明の不妊症を対象とした腹腔鏡検査が普及し，またこの検査で判明した子宮内膜症に対する腹腔鏡下手術が行われるようになった．

　現在は生殖補助医療（ART）の普及に伴って腹腔鏡検査の頻度は減少してきたが，不妊症の原因疾患に対する腹腔鏡下手術は，不妊治療の中で重要な役割を担っている．

　一般的に子宮筋腫や子宮内膜症，子宮腺筋症などは不妊の原因疾患となり得ることが知られているが，これらはエストロゲン依存性疾患であり，30～40代の生殖年齢女性に好発する．近年，晩婚化に伴いこれらの疾患を合併する不妊症例が増えてきた．このような症例に対してARTを先行すべきか，手術治療を先行すべきかの画一された指針はなく，年齢や疾患の程度等により症例に応じた選択が必要となってくる．手術を選択する場合は妊孕能に十分注意をして手術を行うことが重要なポイントとなる．

　本項では不妊に関連した疾患の中で，卵巣囊腫，多囊胞性卵巣症候群（PCOS），子宮内膜症，子宮筋腫，子宮腺筋症，卵管疾患に対する腹腔鏡下手術について，その手術適応や手術方法を概説する．

2）腹腔鏡下手術のための器機類と製剤

(1) 気腹装置，モニタ，スコープ類

　気腹装置，光源，カメラ，モニタでシステムユニットを構成しておく．腹腔内圧は8～10 mmHgとなるように気腹装置を設定する．スコープには硬性鏡，フレキシブルタイプがあり，また近年では3Dカメラを用いる施設もある．

(2) トロッカー類

　通常のトロッカーは5 mm径，12 mm径がある．使用するスコープサイズや摘出物の種類・大きさによって径を選択する．また小切開創を設ける場合はLap Disc™やWoundretractor™を準備する．

(3) 手術器具類と凝固止血装置

　鉗子類，バイポーラ，モノポーラ，持針器，ミオームボーラー，超音波凝固切開装置，Ligasure™，ThunderBeat™などのadvanced bipolar devices．それぞれの機材の特性を理解して使い分けたい．

115

⑷ **子宮操作鉗子（子宮マニピュレーター）**

経腟的に子宮内に挿入し，子宮の操作性を確保する．鉗子数の限られる腹腔鏡下手術においては，子宮の操作性確保が重要となる．

⑸ **洗浄吸引器**

洗浄と吸引を1本の器具で切り替えて行う．また洗浄吸引とモノポーラーが一体となったタイプもある．

⑹ **癒着防止剤，止血製剤**

インターシード®，セプラフィルム®，アドスプレー®などの癒着防止剤，タコシール®，フィブリン糊製剤などの止血製剤を準備しておく．

⑺ **電動モルセレーター**

筋腫核出時に用いる．使用時に組織が飛散することがあり，2014年4月に米国FDAより「想定されていなかったがん組織，特に子宮肉腫があった場合に子宮以外の場所にがんをまき散らすリスクがある」として使用を推奨しない旨の勧告が出された．現状でモルセレーターを使用する場合は，悪性疾患を可及的に除外し，使用に伴うリスクを十分に説明したうえで，被実施者からインフォームドコンセントを得ることが必要である．また組織を回収袋に収納してから使用する等，組織の飛散を避ける工夫が各施設でなされている．

⑻ **希釈ピトレシン®**

筋腫核出時には生理食塩液で100倍希釈として用いることが多い．卵巣囊腫核出時に使用する場合もある．血管収縮作用により手術操作中の出血量減少が期待できる．ただし保険適応外使用となるため，研究倫理審査委員会（IRB）での承認および被実施者へのインフォームドコンセントと使用承諾が必要となる．

⑼ **希釈インジゴカルミン液**

適宜希釈し，卵管通色素検査に用いる．子宮マニピュレーターやヒスキャス®を用い，卵管を通水する．

3）腹腔鏡下手術の準備

⑴ 機材配置と患者の体位

機材，術者の代表的な配置は図5-1のとおりである．患者体位は砕石位，もしくは仰臥位Y字型開脚位のうえ，骨盤高位で行う．骨盤高位とした際に体がずり落ちないよう固定に注意し，肩当てをしておくことが望ましい．また腕神経叢麻痺を防ぐ目的で両腕は体幹と平行にしておくことが多い．

⑵ 気腹トロッカー挿入

通常は気管挿管全身麻酔で手術を行う．前述の体位を準備後，臍窩に切開をおき，ここからオープン法，もしくはダイレクト法でトロッカーを挿入しCO_2ガスで気腹する．その後，腹腔鏡観察下に図5-2の配置で各トロッカーを挿入していく．トロッカー配置は術式により選択する．

4）卵巣の手術

⑴ 卵巣囊腫に対する腹腔鏡下囊腫摘出術

a. 手術の適応

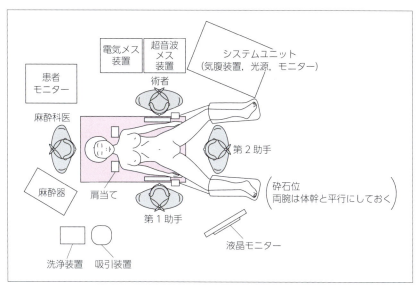

図 5-1 腹腔鏡下手術の機材と術者配置

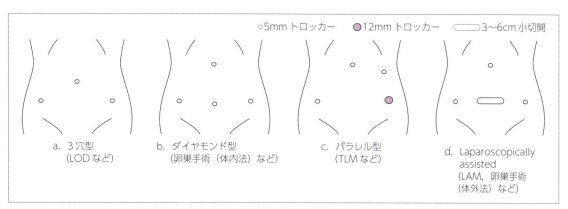

図 5-2 各種手術におけるトロッカー配置
a. 3穴型　b. ダイヤモンド型　c. パラレル型　d. Laparoscopically assised

　卵巣囊腫には漿液性腺腫や粘液性腺腫，成熟奇形腫，チョコレート囊胞などさまざまな組織型がある．ここではチョコレート囊胞以外の一般的な良性卵巣腫瘍に対する手術について述べる．チョコレート囊胞に対する取扱いは（6　子宮内膜症の手術）を参照されたい．

　一般的に6cmを超える卵巣囊腫では捻転のリスクが高く手術治療が勧められている[1]．不妊女性に卵巣囊腫を合併した場合の手術適応も同様であるが，手術に伴う卵巣機能低下の可能性を踏まえて適応を検討する必要がある．症例が高齢である場合などは術前の抗ミュラー管ホルモン値の評価で卵巣予備能を把握しておくことも有用である．また術前に悪性腫瘍を慎重に除外しておく．

b. 腹腔鏡下卵巣囊腫摘出術の手順-1（体内法）（図 5-3-a）

　図 5-2-b のようにダイヤモンド型のトロッカー配置で手術を開始し，すべての操

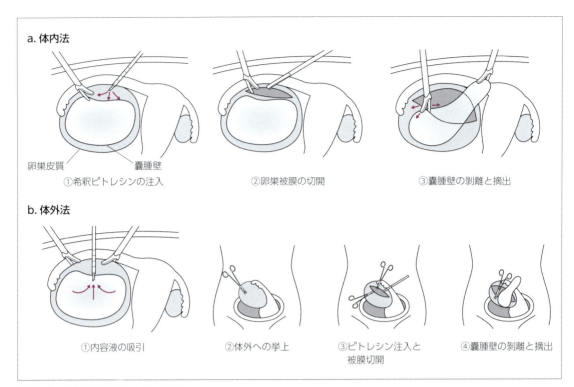

図 5-3 腹腔鏡下囊腫核出術の手順
　　a. 体内法　b. 体外法

作を腹腔鏡下に行う方法である．
　まず 200 倍希釈ピトレシンを 22G Suction Needle™ で卵巣実質と囊腫壁の間隙に注入する（Vasopressin injection technique：VIT 法）．この方法で囊腫壁を水圧である程度剝離しておくとその後の剝離操作が容易であり，また剝離面の出血を減少させるメリットもある．その後，鋏鉗子もしくはフック型モノポーラー鉗子で卵巣門対側の卵巣被膜を切開する．囊腫壁を確認したら，囊腫壁と卵巣実質を把持しながら鈍的に剝離して囊腫を摘出する．この際，事前に囊腫内容液を吸引しておくと剝離操作が進めやすい．
　摘出した囊腫は回収袋に収納し，12 mm トロッカー孔から回収する．
　卵巣実質剝離面からの出血は凝固止血し，必要時には縫合修復を行う．
　c. 腹腔鏡下卵巣囊腫摘出術の手順-2（体外法）（図 5-3-b）
　体内法での操作が困難な大きな囊腫の場合に選択される．まず腹腔鏡下に囊腫，骨盤内を観察したのち，恥骨上 2～3 cm の高さに小切開をおき，囊腫内容を吸引したのち体外へ囊腫を挙上させる．体外で囊腫の摘出と卵巣縫合を行い，修復した卵巣を体内へ戻す方法である．
(2) **多囊胞性卵巣症候群（PCOS）に対する腹腔鏡下卵巣多孔術（laparoscopic ovarian drilling：LOD）**
　　a. **手術の適応**
　　PCOS は排卵障害をきたすことから不妊の原因として比較的高頻度にみられる疾患

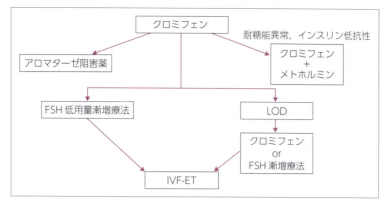

図 5-4 PCOS の治療選択
（日本産科婦人科学会生殖内分泌委員会報告．日産婦誌，61：902-912，2009[2)] を参考に作図）

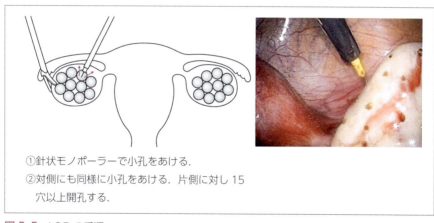

① 針状モノポーラーで小孔をあける．
② 対側にも同様に小孔をあける．片側に対し 15 穴以上開孔する．

図 5-5 LOD の手順

である．クロミフェンやアロマターゼ阻害薬等での排卵誘発に抵抗性の症例にはLOD も選択肢となる[2)]（図 5-4）．

b. LOD の手順

　LOD では図 5-2-a のとおり，3 穴のトロッカー配置がよく用いられる．両側卵巣に存在する小囊胞に針状のモノポーラー電極を用い小孔をあけていく（図 5-5）．産婦人科内視鏡手術ガイドラインでは 1 つの卵巣に対し少なくとも 15 穴の開孔を推奨している．

　LOD 後は 30〜90％の症例で自然排卵が回復し，1 年後の累積妊娠率は 50〜80％と報告されている．

5）子宮筋腫の手術

(1) 手術の適応

　子宮筋腫を合併した不妊症の場合，まずは超音波断層法や MRI 検査を用い，子宮筋腫の部位，大きさ，子宮内腔の変形の有無を把握することが重要となる．不妊治療

に先行して手術を行うかどうかは，①筋腫が不妊原因となっているか，②筋腫が将来の妊娠・分娩時の障害となる可能性があるか，③筋腫に随伴する症状が強い（過多月経や圧迫症状など），④術後の避妊期間を許容できる年齢か，などが判断のポイントとなる．

子宮内腔の変形を伴う筋層内筋腫や粘膜下筋腫は妊娠率を低下させることが知られているが[4]，内腔の変形を伴わない筋層内筋腫や漿膜下筋腫が不妊原因となるかどうかについてのエビデンスは得られていない．しかしながら，筋腫合併妊娠では流産，早産，前期破水，胎位異常，常位胎盤早期剥離，子宮内発育遅延，産道通過障害，帝王切開率の増加など，妊娠中や分娩時におけるリスクが知られている．子宮内腔の変形を伴わない筋腫であっても，これらのリスクを考慮のうえ手術を先行するかどうか検討する必要がある．

また子宮筋腫の術後は3〜6カ月の避妊期間を設ける必要があるため，症例が高齢で，避妊期間中にさらなる妊孕能低下が予想される場合には，手術治療を先行すべきかどうかを前述のリスクと総合して判断しなければならない．ARTを前提とする症例であれば，術後避妊期間中に採卵・胚凍結を行うことも選択肢となる．

⑵ 術式の決定と術前準備

筋腫核出術では筋腫の核出，筋層の縫合・修復，筋腫の回収の3工程が必要となる．全工程を腹腔内で行うTLM（total laparoscopic myomectomy）と，腹腔内での筋腫位置の把握と前処置を行った後，腹腔外で核出処理を行うLAM（laparoscopically assisted myomectomy）がある（図5-6）．筋腫の大きさや個数によって，TLMでは残存や再発リスクが高いと判断される症例にはLAMが選択される．また粘膜下筋腫を伴う場合には子宮鏡下手術の併用も検討される．

術前準備としてGnRHアゴニストの使用も考慮される．3〜4周期のGnRHアゴニスト投与を行うことで筋腫の縮小を図り，手術時の操作向上や出血量減少，術前の貧血改善が期待できる．ただしこれも不妊治療開始時期を遅らせることになるため，前述の避妊期間の許容とあわせて，使用するかどうかを総合的に判断する必要がある．

また多発子宮筋腫に対しての手術では，核手術中の出血量増加が見込まれる．必要に応じ同種血輸血回避のために自己血貯血を行っておく．

⑶ TLMの手順

TLMのトロッカー配置はパラレル型もしくはダイヤモンド型で行う．まず筋腫で突出した子宮筋層壁に，22G Suction Needle™で100倍希釈ピトレシンを局注する．これにより子宮筋層の血管を収縮させ，出血量を減少させる効果が期待できる．

次に筋層壁を超音波メス，もしくはフック型モノポーラー鉗子で筋腫が見えるまで切開する．筋腫を確認した時点で鉗子やボーラーで筋腫を牽引し，正常筋層との境界面を剥離して核出する．

筋腫は細切して12mm径トロッカーより回収するか，もしくは電動モルセレーターを使用して回収する．モルセレーター使用の際には，前述の注意点を参考にされたい．

筋腫核出後は筋層の縫合に移る．筋層修復は，筋腫床の閉創縫合，切開面の筋層縫合，漿膜面の縫合の3創縫合を基本とする．

⑷ LAMの手順

LAMでは図5-2-dのように左右下腹部に5mmトロッカー，恥骨上に30〜60mm

120　Chapter 5　不妊症と手術

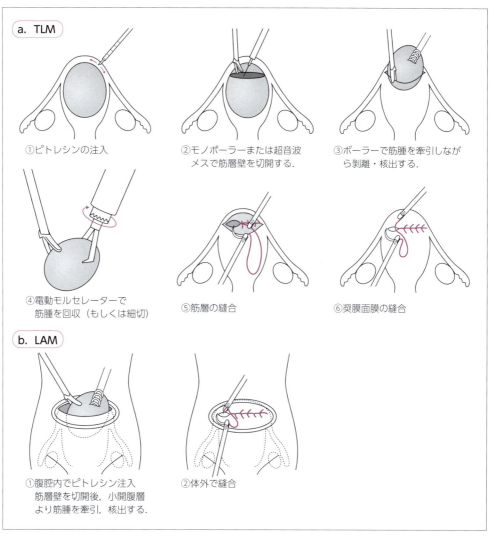

図5-6 筋腫核出術の手順
  a. TLM b. LAM

程度の小開腹をおく．ピトレシン局注，筋腫表面の子宮筋層切開までの手順はTLMと同様である．筋腫を確認したら小開腹創より筋腫を牽引し，筋腫の核出，縫合操作を体外で行う．

(5) 術後の管理

  子宮筋腫核出術後は，術中に子宮内膜が破綻した症例では術後6カ月の避妊期間，内膜破綻のない症例では術後3カ月の避妊期間を設けることが多いが，症例により個別化する．分娩時に子宮破裂のリスクが高いと判断される症例には原則帝王切開が選択される．漿膜下筋腫など子宮筋層の欠損が少ないと判断される症例であれば，子宮破裂のリスクを十分説明したうえで経腟分娩トライアルも許容される．

  また子宮筋腫の術後再発率は15〜30％とされており[5]，術後避妊期間を経過した後は可及的速やかに妊娠できるようサポートが必要である．

6）子宮内膜症の手術

⑴ 子宮内膜症手術の適応

子宮内膜症は生殖年齢女性の約 10％に認められ，進行すると卵巣や卵管周囲の癒着に伴う卵子のピックアップ障害をきたし，不妊の原因となることが知られている[6].

日本産科婦人科学会の「子宮内膜症取扱い規約」では子宮内膜症合併不妊に対して腹腔鏡下手術を第一選択としており，内膜症において手術治療は golden standard ともいえる．

自然妊娠を期待する場合，r-ASRM 分類（表 5-1）stage Ⅰ/Ⅱにおける内膜症病変の切除・焼灼，stage Ⅲ/Ⅳの嚢胞摘出術は，いずれも術後の妊娠率向上が報告され[7]，手術が推奨されている．しかし ART を前提とした場合には（表 5-2），ESHRE（Europian Society of Human Reproduction and Embryology）のガイドライン，ASRM（American Society of Reproductive Medicine）のガイドラインでは ART を前提とした stage Ⅲ/Ⅳのチョコレート嚢胞に対し，ART 前の嚢胞摘出が妊娠率を改

表 5-1　r-ASRM 分類表

病巣			<1cm	1〜3cm	>3cm
腹膜		表在性	1	2	4
		深在性	2	4	6
卵巣	右	表在性	1	2	4
		深在性	4	16	20
	左	表在性	1	2	4
		深在性	4	16	20

癒着			<1/3	1/3〜2/3	>2/3
卵巣	右	フィルム様	1	2	4
		強固	4	8	16
	左	フィルム様	1	2	4
		強固	4	8	16
卵管	右	フィルム様	1	2	4
		強固	4*	8*	16
	左	フィルム様	1	2	4
		強固	4*	8*	16
ダグラス窩閉塞		一部		4	
		完全		40	

*卵管采が完全に閉塞している場合は 16 点とする．

Total　1〜5　；微症　　STAGE Ⅰ
　　　　6〜15；軽症　　STAGE Ⅱ
　　　　16〜40；中等症　STAGE Ⅲ
　　　　>41　；重症　　STAGE Ⅳ

（日本産科婦人科学会：子宮内膜症取扱い規約 第 2 部 治療編・診療編，第 2 版，金原出版，2010[8] より）

表 5-2　チョコレート囊胞合併不妊症に対する手術の各学会の見解

	日産婦 2010	ESHRE2014	ASRM2012
STAGE Ⅰ/Ⅱ	推奨	推奨(効果は少ない)	推奨(効果は少ない)
STAGE Ⅲ/Ⅳ	推奨	推奨	推奨
ART を前提とした手術	推奨	推奨せず	推奨せず
術後再発	推奨せず	推奨せず	推奨せず

善するエビデンスがないとしている．一方，日本産科婦人科学会の「子宮内膜症取扱い規約」では 3～4 cm 以上のチョコレート囊胞に対し妊孕能改善，破裂予防，感染リスク減少，病理学的確認の観点から囊胞摘出術も実施可能としている[8]．症例を個別化し，不妊以外の症状改善も期待するのであれば，囊胞摘出を先行してもよいといえるが，卵巣予備能の低下には注意が必要である．

⑵ 腹腔鏡下子宮内膜症手術の手順

　子宮内膜症の手術のポイントは内膜症に伴った癒着の剝離，腹膜病変の焼灼，チョコレート囊胞の摘出，可能なら卵管通過性の確保である．

　両側への対応が比較的容易なためトロッカーは図 5-2-b のダイヤモンド型とすることが多い．トロッカー挿入後はまず骨盤腔内の観察を十分に行う．子宮，付属器周囲に癒着があれば，本来の解剖の形にできるだけ戻すことを目標に癒着剝離を行う．卵管通過性が望める場合は，卵管の運動性が確保できるよう卵管周囲の癒着を剝離しておく．ブルーベリースポット等の腹膜病変はバイポーラーなど周囲の正常組織へ侵襲の低いパワーソースを用いて焼灼する．

　チョコレート囊胞の摘出は ⑷-①の通常の卵巣囊腫に対する腹腔鏡下囊腫核出術と同様の手順で行う．ただし希釈ピトレシンによる VIT 法は，薬剤による液性剝離が正しい層で行われていないと正常卵巣皮質の欠損につながる場合があるため注意を要する．またチョコレート囊腫では囊腫壁周囲の線維化が強い例もあり，このような症例では鈍的剝離を行うと卵巣皮質を欠損する可能性がある．鑷鉗子を用いて囊腫壁から卵巣皮質を削ぐようにすると，不要な卵巣皮質の欠損を防ぎ卵巣予備能の保護につなげることができる[9]．また卵巣予備能の観点から，囊胞壁の焼灼術にとどめる場合もある．

7) 子宮腺筋症の手術

⑴ 手術の適応

　子宮腺筋症はこれまで子宮筋層内に子宮内膜の基底層が浸潤，増殖して発生すると考えられてきた．また子宮後壁外側の子宮腺筋症は，ダグラス窩の深部内膜症由来に発生するとも考えられている．子宮の増大や子宮内腔の変形を伴うため，妊孕能の低下や流早産リスクの上昇につながる．

　子宮腺筋症に対し不妊治療を先行するか，薬物療法や手術療法を先行するかの画一された見解はない．日本産科婦人科学会生殖・内分泌委員会の報告では腺筋症病変のタイプにより，腫瘤形成型とびまん型にわけ，先行治療なし，薬物療法先行，手術療法先行の妊娠率，流産率を比較している．腫瘤形成型では手術治療の先行により流産

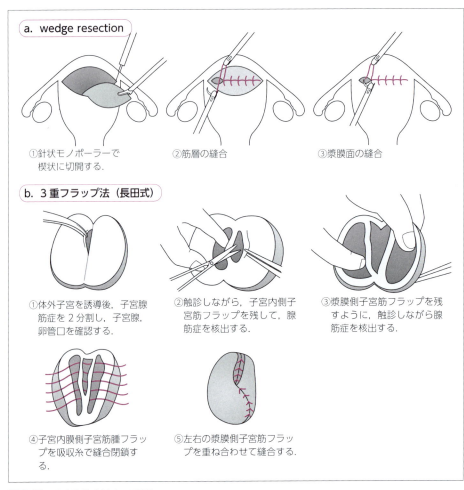

図 5-7 子宮腺筋症核出の手順
a. wedge resection　b. 3 重フラップ法（長田式）

(文献 11, 12) を参考に作図)

率の低下を認めたものの，妊娠率に有意差はなく，またびまん型では妊娠率，流産率とも有意差は認めなかった[10]．

手術の適応を考慮する際には，腺筋症病巣が限局性であるか，腺筋症核出後に子宮筋層の修復が可能か，腺筋症に伴う随伴症状の強さなどが検討するポイントとなる．

腺筋症病巣と正常子宮筋層の境界は不明瞭であるため，手術時には腺筋症病巣を十分に除去しつつ，いかに正常筋層の欠損を最小限にするかが重要となってくる．

楔状切除術（wedge resection）や腹腔鏡下手術と小開腹を併用した 3 重フラップ法（長田式）[11]，ダブルフラップ法[12] などの術式が考案されており，現時点でも試行錯誤が続いている（図 5-7）．いずれの術式においても術者の熟練を要する手術である．また子宮筋腫の術後と同様，切除範囲が広範囲に及べば子宮破裂のリスクとなるため，分娩方法は帝王切開術が選択される．なお，子宮腺筋症に対する核出術は，2018 年 3 月現在，「高周波切除器を用いた子宮腺筋症核出術」の名称で先進医療として認定さ

れている.

⑵ 楔状切除術（wedge resection）

腺筋症をモノポーラーで楔状に切除し，筋層・子宮漿膜をそれぞれ縫合し形成する．病巣が子宮漿膜に接した外側型に適している．

⑶ 3重フラップ法（長田式）

まず腹腔鏡下手術で子宮・卵管周囲の癒着剝離を行った後，下腹部に4～6cmの小切開をおき腺筋症の核出に移る．子宮内腔に達するまで腺筋症を2分割する．触診で腺筋症病巣を確認しながら子宮内膜側と漿膜側に子宮筋フラップを残して，腺筋症病巣を核出する．その後，子宮内膜側のフラップを縫合し子宮腔を形成し，さらに左右の漿膜側のフラップを重ね合わせて3層の子宮筋層で子宮を形成する．

⑷ ダブルフラップ法

上記の長田式術式を腹腔鏡手術に応用した方法である．子宮内腔は開放せずに腺筋症を2分割し，子宮漿膜側の子宮筋フラップを残して腺筋症病巣を核出する．

フラップを重ね合わせて2層の筋層で子宮を形成する．

8）卵管の手術

⑴ 手術の適応

卵管閉塞は確実に不妊の原因となることから，自然妊娠を期待する症例に対しては手術治療が第一選択となるが，近年ではARTの普及を受け卵管閉塞に対する手術は減少している．卵管閉塞ではその閉塞部位によって選択される術式が異なってくる．卵管間質部・峡部の近医部閉塞に対しては，卵管鏡下手術が選択されるが，これについての詳細は次項を参照されたい．

卵管膨大部より末梢の遠位部閉塞は腹腔鏡下手術の最もよい適応となる．

⑵ 卵管手術の術式（図5-8）

a. 腹腔鏡下卵管開口術

卵管閉塞の原因はクラミジア感染や，虫垂炎などの骨盤内炎症，子宮内膜症，骨盤内の手術既往など，卵管周囲に炎症が波及することが原因となる．

卵管粘膜の性状が保たれており，卵管留水腫が1cm以下と軽度，さらに卵管壁の肥厚がない症例では卵管開口術によって自然妊娠が期待できる[13]．

卵管開口術では，卵管と卵管采周囲の癒着を剝離した後，閉塞した先端を切開して卵管采部を翻転固定する．この際に周囲の線維化した組織を十分に除去し，なるべく損傷の少ない卵管采粘膜を露出させるようにするとよい．

b. 腹腔鏡下卵管切除術

3cmを超える卵管留水腫や，卵管粘膜の損傷が強い症例では，上記の卵管開口術を行った場合でも，卵管機能の回復は期待できない．

基本的にはARTが第一選択となるが，卵管内に貯留した液体が子宮側に流入することが着床障害のリスクになると考えられている．

そのため卵管留水腫がある場合は，胚移植に先立ち卵管切除術を実施する場合がある．

c. 端々吻合術

避妊目的に卵管手術の既往がある場合や，卵管妊娠の手術既往例で，両側に正常卵管が残存している症例に適応となる．患部を切除し，健常卵管を4本の縫合・結紮で

125

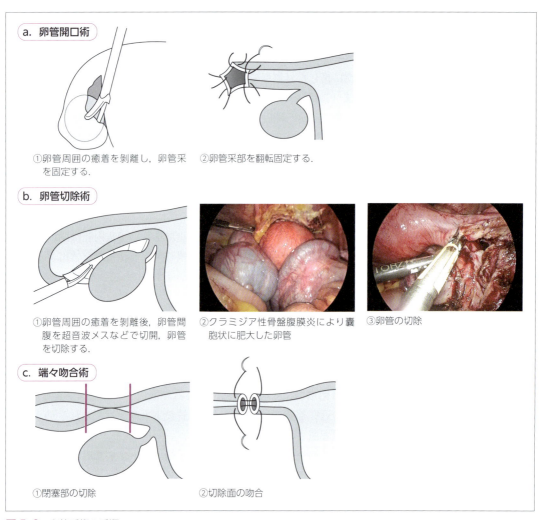

図 5-8 卵管手術の手順
　　　a. 卵管開口術　b. 卵管切除術　c. 端々吻合術

端々吻合する．
　子宮内膜症などのその他の不妊因子がないこと，術後に形成される卵管の長さが4cm以上あることが望ましいとされている[15]．腹腔鏡下での縫合には高度の技術が必要である．

（小林　未央，岩瀬　明）

2　卵管鏡下卵管形成術

　女性不妊症の原因には，排卵因子（排卵障害），卵管因子（閉塞，狭窄，癒着），子宮因子（子宮筋腫，子宮内膜ポリープ，先天奇形），頸管因子（子宮頸管炎，子宮頸管からの粘液分泌異常など），免疫因子（抗精子抗体など）などが存在する．この中で卵管因子が最も多いといわれている．また，排卵因子，卵管因子，男性不因子は特

に頻度が高く，不妊症の3大原因ともいわれる．近年は不妊症の原因として女性因子ばかりでなく男性因子の増加もいわれ，男女の原因比率はほぼ同等であると考えられている．

卵管性不妊は女性側の不妊原因の中でも最も頻度が高いが，卵管の治療はその病態や構造から困難と考えられ，現在では生殖補助医療が卵管性不妊症に対する第一選択肢ととらえられている．卵管性不妊症に対して従来はマイクロサージェリーが行われていたが全身麻酔を要する腹腔鏡を必要とするため，外来で可能なARTの普及により現在ではほとんど実施されていない．このような状況の下で自然妊娠が期待でき本来の病因に対する治療が可能な卵管鏡下卵管形成術（FT）が開発され[1]，わが国において腹腔鏡下手術としての実用化と治療技術が開拓された[2,3]．FTの目的は卵管通過性の回復を得ることにより自然妊娠成立の可能性を開いたり高めたりすることと同時に卵管内を観察することにより，その病態を的確に把握し今後の治療方針に役立てることである．われわれは2000年より腹腔鏡を併用しない外来手術としてのFTを開始し成果を上げているので外来FTの実際とその効果を解説する．

1）手術の適応

FTの適応はすべて卵管通過性検査の診断結果に基づく．卵管通過性検査により卵管閉塞や卵管狭窄（両方を合わせて以後，卵管通過性障害と表す）と診断された症例が適応となる．

卵管通過性検査には卵管造影検査（HSG），通水検査と通気検査の3つがあるが，客観性と再現性に優れたHSGをわれわれは採用している．もちろん通水や通気検査による適応でも手術は実施できる．HSGには油性造影剤と水溶性造影剤が用いられるが，水溶性造影剤は注入後瞬時に卵管を通過し卵管所見の評価が困難となるため，われわれは油性造影剤を用いている．油性造影剤は造影終了後の妊娠成立に効果があるとの報告もある[4]．造影剤注入にはバルーンカテーテルを用い，造影はX線モニターを患者とともに観察しながら行っている．造影剤注入時の注入圧と患者の痛みとを同時に知ることで卵管狭窄の診断が可能となる．また注入時の患者の反応をリアルタイムに知ることができるので，造影時に過度の痛みを患者に与えないよう予防することが可能となる．HSG所見にて卵管遠位部もしくは卵管采周囲部に異常の認められた場合は，FTではなく腹腔鏡手術の適応と考えている．卵管近位部に卵管閉塞や卵管狭窄の認められたものをFTの適応とする（図5-9）．卵管遠位部と近位部の両方に異常のある場合は，遠位部の治療後にFTを実施している．

2）適応疾患の病態

卵管閉塞や卵管狭窄の原因には淋菌感染やクラミジア感染の既往を考える．近年淋菌感染はほとんど見られないため，われわれはFT実施例には全例クラミジア抗体検査を実施している．患者に自覚症状がなくても過去にクラミジア感染の既往のある例はまれではない．また，人工妊娠中絶や流産に伴う子宮内操作，経腟分娩や帝王切開手術の経験者，婦人科疾患や外科的疾患による腹腔内手術の経験者にも卵管通過性障害が散見される．ただし，卵管通過性障害の存在は予見できないのですべての症例に卵管通過検査を行うことは当然である．

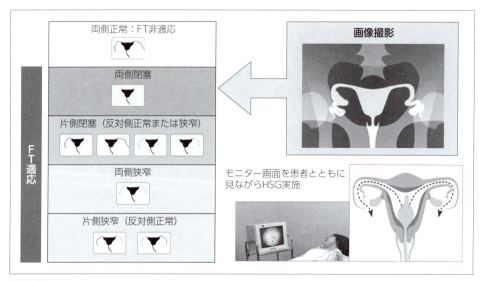

図 5-9 FT 適応 HSG 所見と卵管造影の実施方法

3）FT の手技

　FT の治療原理は心臓の冠動脈疾患に対して行われるバルーンカテーテル治療と同様である．その利点の第一は腹腔鏡を併用することなく日帰り手術として静脈麻酔もしくは局所麻酔下にて実施可能なことである．FT はもともと腹腔鏡下に卵管近位部閉塞解放のために用いられていた．筆者は腹腔鏡下に 30 例を実施し，この手術が FT 単独で実施可能と考え 2000 年より FT 単独で外来手術として開始した．すなわち，経腟的に子宮頸部から卵管口近くまでバルーンカテーテルを挿入し，バルーンカテーテルを卵管口から間質部を経て卵管采部に向かって進展させることで，卵管を傷つけることなく閉塞部位の開放や狭窄部位の拡張が可能となる．さらに内蔵された卵管鏡により逆行性に卵管内腔を観察することが可能であるため，障害部位の直視評価ができその後の治療法の選択に有益な情報が得られる．従来は全くのブラックボックスであった卵管内の直接評価が可能となる診断的治療のできる画期的な方法である[5]．

(1) 具体的な実施方法

　FT システム（ファロプラスト FT カテーテルシステム）は他の内視鏡と同様のものである（図 5-10，11）．しかし，卵管治療と卵管内観察を同時に行うため灌流ポンプや卵管内腔へアクセスするための使い捨て FT カテーテルキットを必要とするところが子宮鏡とは異なっている．その方法は卵管内にバルーンカテーテルを挿入しその内圧を 6 気圧と 2 気圧に上下させ進展，全長を進展させたのちにバルーンカテーテルから卵管鏡を突出させた状態で内腔を観察する（図 5-12，13）．現在ほとんどの症例を静脈麻酔下で実施しているので，局所麻酔での方法については本項では割愛する．

(2) 実施方法

　①まず手術室内での患者，医師，器具類の配置を図 5-14 に示した．手術は採卵や胚移植を行うのと同じタイプの内診台上で実施する．患者足元の患者の左側に FT シ

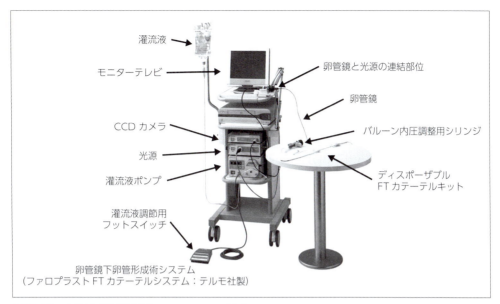

図 5-10 卵管鏡下卵管形成術システムとその構成

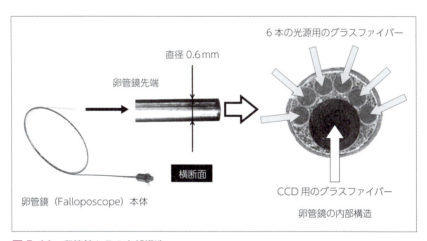

図 5-11 卵管鏡とその内部構造

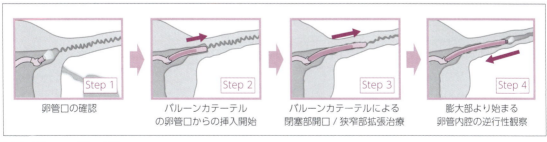

図 5-12 FT 手術の実際

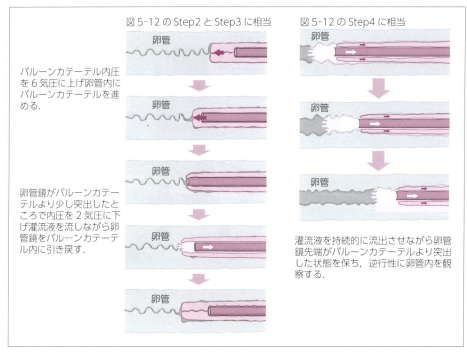

図 5-13 卵管内バルーンカテーテルの進展時と逆行性卵管内腔観察時のバルーンカテーテルと卵管鏡の位置関係

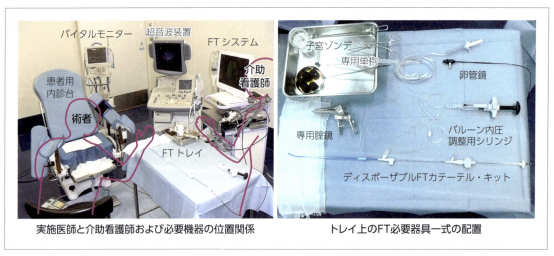

図 5-14 FT 実施時の患者と術者ならびに FT システムの位置関係およびトレイ上の FT 必要器具一式

ステムを設置し，トレイに専用スペキュラム，消毒用綿球，子宮ゾンデ，ディスポーザブルカテーテルとバルーン内圧調整シリンジを載せ，術者の横に置く．
②点滴ルートから静脈麻酔剤（プロポフォールまたは NLA 変法）を注入し，まず外陰部ならびに腟内の消毒を実施．FT 専用腟鏡を掛け単鉤を子宮頸部に装着し牽引し腟鏡に固定．子宮ゾンデにて子宮の屈曲方向確認と内腔長を測定する．

③FT操作の開始

Step1：頸管よりFTカテーテルを挿入し治療側の卵管口にウェッジ（クサビを打ち込むように押し付ける）する．卵管鏡を少し突出させ，卵管口を直視することによりウェッジされていることを確認する．この操作が確実にできることがFTを正しく実施できるかどうかのポイントとなる．

Step2：卵管内にバルーンカテーテルを進展させ前進させることで治療を開始する．抵抗のある場合には無理に押し込まず，いったんバルーンカテーテル先進部直前に灌流液を注入しスペースを作り，再度挿入を試みる．無理に押し込むと卵管穿孔や卵管鏡破損の原因となる．

Step3：バルーンカテーテルを全長まで進展する．カテーテルには6cmと10cmがあるのでHSG所見にて卵管采に近い部位に障害があれば10cmのカテーテルを用いる．われわれは通常6cmのカテーテルを用いている．

Step4：バルーンカテーテルが最後まで進展したところでカテーテル内圧を2気圧に下げ卵管鏡をバルーンカテーテルの先端から突出させ，灌流液を持続的に注入し卵管鏡にて卵管内腔を逆行性に観察する．

4）卵管鏡下卵管形成術の治療成績

FT実施後少なくとも6カ月間はタイミング療法または人工授精法により妊娠成立を待機する．われわれの4,000例統計によるFT実施後1年間の経過観察では，全症例の統計で24％に妊娠が成立し，両側罹患群では22.3％であったが，片側罹患群では30.1％と片側群より有意に高い成績を示した（図5-15）．妊娠例について検討すると，FT実施1年後の妊娠例を100とすると，妊娠例の80％以上はFT実施後4カ月以内に妊娠が成立，90％以上が8カ月以内に妊娠が成立していた（図5-16）．この妊娠率を患者年齢で比較したところ，30歳以下では31.1％，30〜34歳では29.8％，35〜39歳では20.7％，40歳以上では7.1％と年齢上昇に伴い低下し，40歳以上では10％以下となっている（図5-17）．卵管内腔所見と妊娠率の間に関連性は認められな

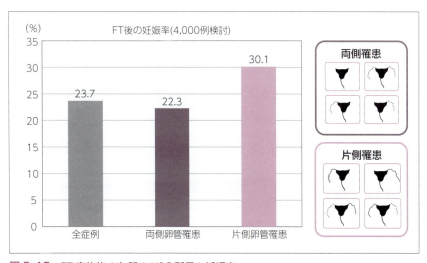

図5-15　FT実施後1年間のHSG所見と妊娠率

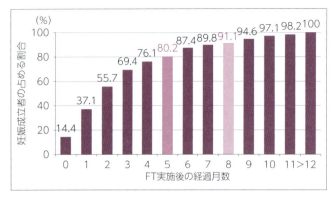

図 5-16 FT 実施 1 年後の妊娠成立者を 100 とした場合の FT 実施から妊娠成立までの期間と妊娠者の占める割合

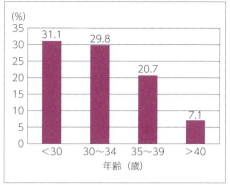

図 5-17 患者年齢と FT 後妊娠率

かった．以上の成績より，われわれは 34 歳以下の患者では FT 後 6 カ月間はタイミング治療や人工授精にて自然妊娠を期待し経過を観察している．35 歳以上の症例については 3〜4 カ月間の経過観察としている．40 歳以上の症例については FT 後 1〜2 回の人工授精後の体外受精（IVF）を推奨している．ただ，卵管因子のために直接 IVF を希望し IVF 治療を受けたにもかかわらず，IVF にて妊娠が成立せず治療のステップダウンを希望されたときには FT を実施している．このような患者の中で，自然妊娠が成立した症例も経験している．卵管は単なる受精の場や胚を運搬するための管（ダクト）の役割を果たすだけではなく，胚発育のアシストや着床促進など多彩な機能をも持った内分泌臓器と考えられる．そこで卵管の通過性の存在が胚の着床に有利と考え，IVF 反復不成功例で卵管因子のある症例には，胚移植前に FT を実施し効果を上げている[6]．

現在の不妊治療では卵管性不妊症イコール IVF という既成概念が成り立っている．しかし，不妊治療を受ける患者は本来自然妊娠による出産を希望している．女性の不妊原因の最も頻度の高いのが卵管因子である．今回の成績からわかるように卵管因子の患者に対しては，まず FT を試みることが患者の精神的，肉体的，経済的負担の点からも，考慮すべき治療法と考えている．その大きな要因として FT は健康保険の適用もあり若い世代には願ってもない福音といえる．また高額医療費の認定証を取得すれば医療機関の窓口で高額医療の限度額のみの支払いですむ．このことが FT 治療拡大の後押しとなればと期待している．

（福田　愛作）

3 男性不妊症の手術

本項では男性不妊症の手術として，精索静脈瘤手術および閉塞性無精子症に対する手術について述べる．これらは男性不妊症の原因の中で数少ない治療可能な疾患である．

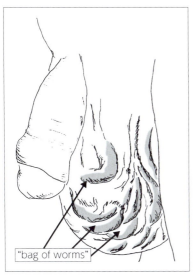

図 5-18　左精索静脈瘤Ⅲ度（立位）の所見

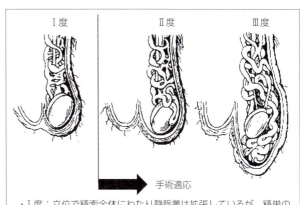

- Ⅰ度：立位で精索全体にわたり静脈叢は拡張しているが，精巣の上極よりは下がっていない
- Ⅱ度：立位で静脈叢は拡張し，精索被膜を引き延ばして下がり，精巣両極間のいろいろの高さまで達する
- Ⅲ度：立位で拡張した静脈叢は，精巣とともに陰嚢底部まで降下し，その結果陰嚢は変形する

図 5-19　精索静脈瘤のグレード
（鈴木良徳：精索静脈瘤の研究. 日泌尿会誌, 58(11)：1105-1114, 1967[4] より）

1）精索静脈瘤

　一般に精索静脈瘤は健常人の約 15％，男性不妊症の約 40％に認めるとされている．男性不妊の原因の中でもっとも多く認められる．最新のわが国の統計によると男性不妊症例の 30.3％に精索静脈瘤を認めた[1]．精索静脈瘤は精巣へ持続的なダメージを与え，造精機能を低下させる．未だに詳細は不明のままであるが，静脈の逆流とそれによる精巣温度の上昇が精索静脈瘤による造精機能障害の重要な機序である．酸化ストレスによる精子 DNA の断片化も起きているとされている．精索静脈瘤に対する手術を含めた治療介入は最近では効果的とされてきているが，妊孕性が改善することは臨床的にまだ決定的とはいえない状況でもある[2]．

(1) 精索静脈瘤の診断

　不妊男性の評価は，生殖医学的な面も含めた詳細な病歴の聴取，視診や触診，最低 2 回の精液検査が不可欠である．視診触診は臥位と立位の両方で，必要に応じて腹圧をかけて行う．英語では，"a bag of worms" と表現されている（図 5-18）．精索静脈瘤は，Ⅰ からⅢ度に分類される．一般的な分類は，Ⅰ度は腹圧をかけたときに触知，Ⅱ度は容易に触知，Ⅲ度は肉眼でもわかる静脈瘤，である[3]．この診断法は基準が曖昧で検者によって判断が異なる場合が少なくない．これが精索静脈瘤の治療成績についての結果に問題を引き起こしている一因である．一方で，触知可能な（palpable）精索静脈瘤は臨床的に意義があり，不妊との関連があるとのコンセンサスがある．わが国では鈴木の分類があり，こちらの方がより明確なものとも考えられる（図 5-19）[4]．超音波やドップラーエコー，その他の検査は，触知可能できない静脈瘤のスクリーニングにルーティンで用いることは薦められていない．陰嚢エコーは診断がはっきりしない場合の補助として行う．ただ，一般に 2.5〜3.0 mm の静脈が複数ある場合は臨床上意義があるとされている．大きな静脈瘤ほど精液所見をより悪化させ，治療による

改善も大きい[5].

⑵ 静脈瘤に対する治療の適応

　治療には手術と経皮的塞栓術がある．手術は，鼠径管を基準として，高位や低位，あるいは鼠径管を解放するもの，あるいは腹腔鏡下のものがある．妊娠率に対する大きな相違はないが，コストや再発率，合併症に差がある．

　静脈瘤が触知可能であること，不妊症であること，女性パートナーに不妊の因子がないあるいは治療可能であること，精液所見が異常であること，以上の4つがすべてそろった場合が治療のよい適応となる．精液所見が正常の場合（あるいは奇形精子症のみの精液所見異常）や触知しない静脈瘤の場合は積極的には適応でない．未婚男性でも精液所見の異常があり挙児希望がある場合や痛みがある場合の触知可能な静脈瘤は治療適応となる．精液所見が正常でも若年の場合は将来の造精機能障害や精巣機能低下（性線機能低下症）のリスクがある．そのため，未治療の場合には精巣へのダメージが持続することも念頭におき，フォローアップが必要である．患側の精巣のサイズが小さくなっている場合手術の適応である．このような場合，より精液所見が悪化している場合が多いという報告があることを筆者らは報告した[6].

⑶ 治療を考慮するにあたって検討すべき事項

　人工授精や体外受精，顕微受精もオプションであるが根本的な解決にならず，その都度治療が必要である．静脈瘤に対する手術や塞栓術は根治が期待でき，精液所見を改善させる可能性がある．静脈瘤に伴った痛みなどの症状，年齢，コスト，女性因子，時間的余裕（通常精液所見の改善には3〜6カ月かかる），静脈瘤のサイズ，FSH値，総運動精子数も考慮する[7].

　女性因子により体外受精や顕微受精が必要な状況でも，精索静脈瘤の手術をこれらに先行して行う場合がある．非閉塞性無精子症であっても10〜50％の症例で精子が出現したとの報告もあり，その場合は精巣内精子回収術が不要となるため，意義がある．

⑷ 精索静脈瘤に対する手術

　いくつかの手術方法があるが，どの手技でも，精索内の内精静脈を結紮切断する（図5-20）．局所麻酔あるいは全身麻酔で行われる．ほとんどの専門家は，鼠径管を開くかあるいは外鼠径輪より尾側（低位）で，手術用顕微鏡を用いて手術を行う．以前は腹腔鏡下の手術がよく行われていたが，鼠径部の手術にはないリスクがある．顕微鏡で拡大視野で行うことにより，動脈やリンパ管の温存が可能になる（図5-21）．鼠径管より頭側（高位）での結紮術では，再発率が15％程度（静脈塞栓術での再発率も15％程度）と，低位結紮術の1〜2％に比較して高いため，後者の方が優れた方法とされている（図5-22）．ただし，最近では高位でも顕微鏡を用いて治療成績向上がなされてきている．わが国では2018年4月から顕微鏡下の精索静脈瘤手術が保険収載され，今後さらに普及すると考えられる．

⑸ 治療成績

　一般的に，手術により40〜70％で精液所見が改善し，40％程度に自然妊娠が見込める．妊娠率については治療法の間で大きな差はないが[8]，再発率や陰嚢水腫発生率が，顕微鏡下手術で優れている（図5-22）[9].正常まで所見が改善しなくても，高度乏精子症で顕微受精が必要であった症例が，体外受精や人工授精ですむようになった

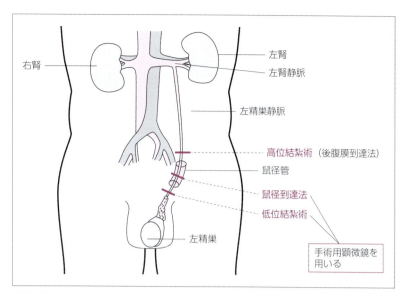

図 5-20　精索静脈瘤手術における結紮部位

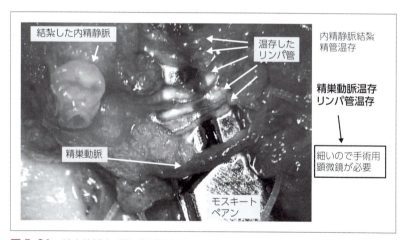

図 5-21　精索静脈瘤手術（顕微鏡下低位結紮術）の術中写真（自験例）

り，乏精子症の症例が自然妊娠をしたりといった不妊治療のステップダウンが見込める．所見改善まで 3～6 カ月かかるため，女性パートナーの年齢などによって時間的余裕がない場合は問題となる．一方で，手術により精子の質の向上も認められている．精子 DNA 断片化が改善したり，精子の運動能の改善あるいは精子頭部の空胞形成の改善が報告されている[8,10]．

大規模なものはないものの，未治療群と治療群を比較した最近の臨床試験でも手術の精液所見改善率や妊娠率に対する有用性が示されている[11]．Cochrane review では以前は治療の有効性が否定されていたが，最新のものでは強いエビデンスではないとしているものの手術や塞栓術の有効性を認めている[12]．

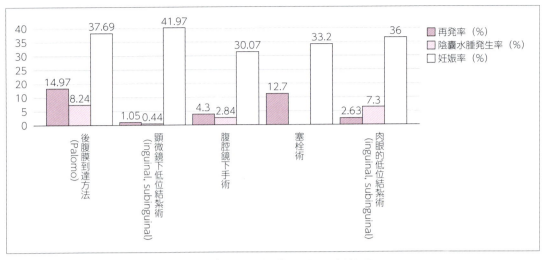

図 5-22 精索静脈瘤治療法の比較 36 研究（1980〜2008）のメタアナリシス
(文献 9) より作図

(6) フォローアップ

術後は陰嚢水腫や静脈瘤の再発に留意する．再発を疑った場合は血管造影にて責任血管を同定し，塞栓術あるいは結紮術を考慮する．精液検査は 3 カ月ごとに妊娠するまで継続する．妊娠が得られない場合は，人工授精や体外受精を考慮する．

2) 閉塞性無精子症

閉塞性無精子症（obstructive azoospermia：OA）は，精巣での造精機能はあるが，精路の通過障害により射出精液中に精子を認めない状態である．閉塞部位は，精巣上体や精管，射精管がある．非閉塞性無精子症とは精巣のサイズや血清卵胞刺激ホルモン（FSH）値で通常鑑別される．わが国の 2015 年の統計によると，男性不妊症の 3.9％が閉塞性精路通過障害であり，最も多かったのは原因不明の精路閉塞であった（表 5-3）．また，無精子症の 24％が OA であった．治療方法は，精路の再建術あるいは精巣内精子採取法（TESE）＋顕微授精（ICSI）である．精路再建術には，精管精管吻合術（vasovasostomy：VV）と精管精巣上体吻合術（vasoepididymostomy：VE），経尿道的射精管切開術などがある（図 5-23）．OA において自然妊娠が可能なのは精路再建術のみであり，これが根治的治療でもある．一般的に OA の原因は精管結紮術が最も多く，小児期の鼠径ヘルニア根治術後も多いとされる．後者では閉塞期間が長いため，前者より治療後の成績が落ちる[1,13]．その他の原因として，尿路性器の感染症，陰嚢部や鼠径部の手術による医原性の損傷，先天奇形がある[14]．精管や精巣上体管は内腔が小さいため（精管の内腔 200〜700 μm），VV や VE は通常顕微鏡下に行われる．本項では主に VV と VE について述べる．

(1) VV と VE の適応

精路の損傷（外傷または，鼠径ヘルニア根治術や精巣固定術，精巣水腫根治術などに伴った医原性の損傷）や，精管結紮術後で挙児希望，精管結紮術後の疼痛などが適応となる．これらの病態で挙児希望の場合，他の選択肢としてとして TESE や精巣

表 5-3 男性不妊疾患における閉塞性精路通過障害内訳（2015 年，286 人，男性不妊症の 3.9%）（文献 1）より）

閉塞性精路障害		人	%
原因不明の精路閉塞		86	30.1
精巣上体炎後		52	18.2
精管結紮後		48	16.8
鼠径ヘルニア術後		42	14.7
先天性精管欠損		39	13.6
射精管・精嚢の異常	ミューラー管嚢胞	3	1
	射精管閉塞	5	1.7
	精嚢嚢状拡張	4	1.4
	その他	4	1.4
Young 症候群		3	1

平成 27 年度厚生労働省子ども・子育て支援推進調査研究事業：我が国における男性不妊に対する検査・治療に関する調査研究.
（横浜市立大学附属市民総合医療センター 生殖医療センター泌尿器科部長 湯村 寧 先生）

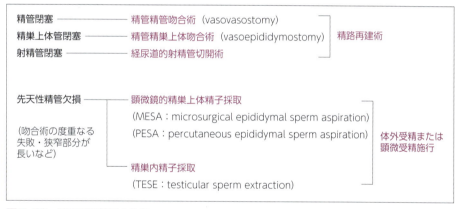

図 5-23 精路通過障害の治療

上体からの精子吸引術を行って得られた精子を用いての ICSI がある．女性パートナーの年齢や女性因子も考慮して適応を決定する．欧米では，婦人科的な生殖補助医療（ART）を受けるよりも VV をした方がコストが抑えられるとされている[15]．精管結紮術後の OA の場合，VV か VE かは術中所見も考慮して選択される．精巣上体炎が OA の原因の場合は VE が適応となる．

(2) VV と VE での術前の評価

精管結紮の時期（閉塞期間）や合併症，鼠径部や陰嚢部の手術の既往歴，女性パートナーの年齢，女性因子など詳細な病歴の聴取は重要である．理学的所見をとる際には，精巣のサイズ，精管の触診所見や触知できる長さ，精索静脈瘤の有無を確認する．また，精巣エコーにて精巣内の病変がないことも確認する．

⑶ 手術方法（VV と VE）

VV や VE は局所麻酔でも可能であるが，多くの場合全身麻酔が用いられる．時間がかかることが多いことと，細かな吻合手技には安定した術野が必要なためである．仰臥位にて行う．精管結紮後の再建術の場合，陰茎根部から外側に 1 cm 離して両側陰嚢に縦切開を置く．必要に応じて鼠径部に皮膚切開を延長する．

a. 精管の剝離

吻合部にテンションがかからないようにするためには十分な長さの精管の剝離が必要である．正確な吻合のために精管の断端は 90° に切断する．腹側の精管に 24 ゲージのカテーテルを挿入し，生理的食塩水をゆっくりと注入して通過性を確認する．精巣側の精管内の液から精子の有無や運動性，精子の形態を顕微鏡にて確認する．液の色や粘稠度などの性状も記載する．精子を認めない場合，TESE に移行するか，VE を行うか判断する．精子頭部だけなど精子の一部分のみを認めた場合に VV をそのまま行うかどうか議論がある．

b. VE の適応の判断

VE は VV よりも難易度が高い手術であるため，顕微鏡手術に豊富な経験を持つ泌尿器科医師が行うべきである．閉塞の期間や，年齢，手術回数などが VE の必要性を判断する材料となる．閉塞期間が長くなるにしたがって VE の必要性は増加するとされる．

c. 吻合の手技

VV の手技には一層式の吻合と二層式の吻合がある．通常端端吻合である．一層式では，9-0 ナイロンを 4〜8 本を用いて全層で吻合し，これらの吻合糸の間に漿膜と筋層の吻合を加える．二層式では 5〜8 本の 10 ナイロンで，精管粘膜と筋層の内腔側を含めた吻合を行い，7〜10 本の 9-0 ナイロンで漿膜と筋層の外層の吻合を行う．いずれも結節縫合であるが成績には差はないようである[16]．

VE では通常端側吻合が行われる．閉塞部位より精巣側の拡張した精巣上体管を確認し，切開を加えて，精子の確認や保存を行う．精管の管腔と同サイズの精巣上体管の切開口で，4〜6 本の 10-0 ナイロン糸にて粘膜同士を結節縫合する．精管の筋層の外層と精巣上体の表層を 7〜10 本の 10-0 ナイロン糸で結節縫合する[17]．簡略化した手技として invagination/intussusception がある．まず，精管の断端に針を刺入するポイントを 4 カ所マーキングする（図 5-24a）．次に，精管を精巣上体の被膜に固定する（図 5-24a）．両端針の 10-0 ナイロン糸を 2 本用いて，精巣上体管に平行に針糸をかけ（図 5-24b），その間を切開したのち（図 5-24c），精管のマーキングに向けて内→外で針糸を通し吻合する（図 5-24a）．その後外層を 9-0 ナイロンにて吻合する．Invagination/intussusception の方が成績がよいとする報告もある[18]．

d. VV と VE の術後管理

術後 6 週間は陰嚢のサポーターを使用し，3〜4 週間は重労働や激しい運動は避ける．また，性交渉も 4 週間は避ける．精液検査は術後 2，4，6 カ月後に行う．VE 施行例では開通しないリスクも高いため，精子凍結も検討する．6 カ月以上無精子症の場合は他の治療を考慮する．

e. VV と VE の治療成績

日本での最新の治療成績の集積結果が 2015 年に公表された[13]．2008〜2012 年の 5

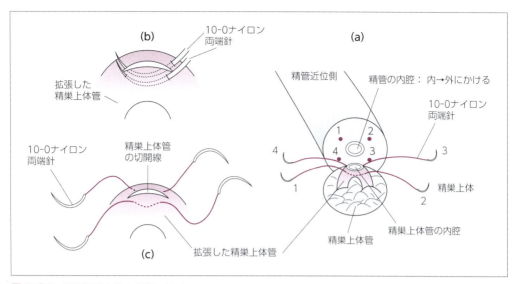

図 5-24　精管精巣上体吻合術における Invagination/intussusception

年間に行われた OA 213 例の手術統計である．VV では術後の射出精液中の精子出現は 68.9％，自然妊娠が 27.5％，精液所見正常化が 17.5％であった．VE では，精子出現が 41.5％，自然妊娠が 32.3％，精液所見正常化が 6.4％であった．射出精液中の精子の出現率は，閉塞期間が 10 年未満では 77.8％，10 年以上が 48.5％と閉塞期間が短い方が成績がよかった．原因別に精子の出現率を見ると，精管結紮術後が 73.6％，精巣上体での閉塞で 38.9％，鼠径ヘルニア術後が 38.9％であった．精管結紮術後で閉塞期間が短い症例ほど成績がよいということになる．

最近では手術支援ロボット（daVinci）を用いた手術を行っている施設もある．手術時間や精子出現率については，よいとするものと変わらないとするものがある[19]．一方，鼠径ヘルニアのメッシュを使った術後の精管閉塞のように通常の VV が施行不可能な場合，daVinci を使って体腔内で精管を遊離し，体外で剥離した精管を体腔内に引き込んで，VV を行った報告がある．このように鼠径部での閉塞に対する OA には daVinci は有用な可能性がある[20]．また，安定した三次元の拡大視野が得られ，振動もないことからラーニングカーブが良好な可能性が高いことは daVinci を用いた他の手術方法と同様と考えられる．

閉塞性精路通過障害にて精子形成が低下する機序の詳細は不明である．閉塞期間の遷延に伴い精粗細胞や精母細胞での DNA 合成能は低下し，これらの細胞においても p53-Bax 系を介するアポトーシスが生じ，造精機能の低下をきたす．同時に精巣間質の線維化や精細管基底膜の肥厚が進み造精機能障害が不可逆的となることがいわれている．小児期の鼠径ヘルニア術後のような閉塞期間が長い閉塞性精路通過障害においては，造精機能低下という理由で精管結紮後の VV に比べ精路再建の治療成績は低下する[21]．

(4) 経尿道的射精管切開術（transurethral resection of the ejaculary ducts）

精路閉塞の鑑別疾患に，射精管の閉塞がある．まれではあるが，精丘近くで射精管

の尿道への貫通部位をポイントで切除することにより治療可能である[14]．先天異常として，同側の精管や精巣上体の欠損を伴う．ときに，慢性前立腺炎や，前立腺部や精嚢の嚢胞による外的圧迫により射精管の閉塞をきたす．精液検査で無精子症あるいは重度の乏精子症や精子無力症で，少なくとも一側の精管を触知，精液量減少，酸性でフルクトース濃度の低下した精液といった所見により診断する．経直腸エコーでは，前立腺正中の嚢胞や，拡張した精嚢を認める．エコーガイド下に穿刺吸引し精子の存在を確かめることも有用である．閉塞部位の同定に精管造影を行う場合もある[22]．

　コールドナイフでの切開だけでは再狭窄をきたすことが多いので，レゼクトスコープにてカッティングループを用い，指を直腸に入れて前立腺を腹側に変位させて，切除する．射精管は膀胱頸部と精丘の間を走っており，精丘のレベルでその両外側に開口する．精丘を切除すると，拡張した射精管や嚢胞腔がしばしば見える．膀胱頸部と尿道括約筋および直腸粘膜を温存するために細心の注意を払う．前もって注入しておいたインジゴカーミンが出てくれば十分な切除かどうかわかる．過度の凝固は避ける．尿道カテーテルは，第一病日に抜去，7日間の経口抗菌薬を投与する[23]．

　経尿道的射精管切開術により1/2から3/4の症例で精液中に精子を認めるようになり，妊娠率は約25%である[14,24]．合併症として，多くの症例で尿が射精管，精嚢，精管へと逆流する[24]．尿の逆流により精路の炎症をきたし，精巣上体の閉塞の原因となるため，術後妊娠するまで低用量の抗菌薬の投与も考慮される．

　本項では，男性不妊症の手術として，精索静脈瘤手術および閉塞性無精子症に対する手術についてまとめた．これらはわが国での男性不妊症の原因の中で約35%を占めているが，治療可能な疾患であり，見逃してはならない．挙児希望のカップルが受診した場合，男性パートナーには泌尿器科の生殖医療専門医への受診を勧めることが重要である．

（小宮　顕，滑川　剛史，加藤　繭子，川村　幸治，今本　敬，市川　智彦）

/ 文　献 /

5-1）腹腔鏡下手術

1) Houry D, Abbott JT：Ovarian torsion：a fifteen year review. Ann Emerg Med, 38(2)：156-159, 2001.

2) 日本産科婦人科学会生殖内分泌委員会報告．日産婦誌, 61：902-912, 2009.

3) Abu Hashim H, Al-Inany H, et al：Three decades after Gjönnaess's laparoscopic ovarian drilling for treatment of PCOS：what do we know? An evidence-based approach. Arch Gynecol Obstet, 288(2)：409-422, 2013.

4) Pritts EA, Parker WH, et al：Fibroids and infertility：an updated systematic review of the evidence. Fertil Steril, 91(4)：1215-1223, 2009.

5) 北出真理：子宮筋腫に対する腹腔鏡下手術のTips．産科と婦人科, 3：319-330, 2012.

6) 鈴木達也・他：子宮筋腫，子宮内膜症，子宮腺筋症合併不妊へのアプローチ．産科と婦人科, 84(3)：314-319, 2017.

7) Jacobson TZ, Duffy JM, et al：Laparoscopic surgery for pelvic pain associated with endometriosis. Cochrane Database Syst Rev, (4)：CD001300, 2009.

8) 日本産科婦人科学会：子宮内膜症取扱い規約 第2部 治療編・診療編，第2版，金原出版, 2010.

9) Canis M, Kondo W, et al：Surgical arrows should be identified on the cyst wall. Fertil Steril, 99(2)：e7, 2013.

10) 日本産科婦人科学会生殖・内分泌委員会報告：子宮腺筋症合併不妊症に対する治療成績および

妊娠予後についての検討小委員会. 日産婦誌, 65(6)：1359-1361, 2013.

11) 長田尚夫：子宮腺筋症に対する子宮温存手術. 臨床婦人科産科, 68(7)：686-698, 2014.

12) Takeuchi H, Kitade M, et al：Laparoscopic adenomyomectomy and hysteroplasty：A novel method. J Minim Invasive Gynecol, 13(2)：150-154, 2006.

13) 辻　勲・青木稚人・他：腹腔鏡検査の適応と実施法. 臨床婦人科産科, 70(4)：84-88, 2016.

14) Mijatovic V, Veersema S, et al：Essure hysteroscopic tubal occlusion device for the treatment of hydrosalpinx prior to *in vitro* fertilization-embryo transfer in patients with a contraindication for laparoscopy. Fertil Steil, 93(4)：1338-1342, 2010.

15) Practice Committee of American Society for Reproductive Medicine：The role of tubal reconstructive surgery in the era of assisted reproductive technologies. Fertil Steril, 86：S31-S34, 2006.

5-2) 卵管鏡下卵管形成術

1) Kerin JF, Williams DB, et al：Falloposcopic classification and treatment of fallopian tube lumen disease. Fertil Steril, 57(4)：731-741, 1992.

2) 末岡　浩・小林俊文・他：卵管鏡下卵管形成（FT）システムの臨床評価. 基礎と臨床, 28(10)：3001-3013, 1994.

3) Sueoka K, Asada H, et al：Falloposcopic tuboplasty for bilateral tubal occlusion. A novel infertility treatment as an alternative for in-vitro fertilization? Human Reproduction, 13(1)：71-74, 1998.

4) Schwabe MG, Shapiro SS, et al：Hysterosalpingography with oil contrast medium enhances fertility in patients with infertility of unknown etiology. Fertil Steril, 40(5)：604-606, 1983

5) 福田愛作：卵管性不妊と ART：最近の考え方. 産婦人科の実際, 58(9)：1281-1286, 2009

6) 福田愛作：卵管通過性の IVF ET 妊娠成立に及ぼす影響. 産婦人科の実際, 59(1)：1557-1562, 2010

5-3) 男性不妊症の手術

1) Yumura Y, Tsujimura A, et al：Nationwide survey of urological specialists regarding male infertility：results from a 2015 questionnaire in Japan. Reprod Med Biol, 17(1)：44-51, 2018.

2) Practice Committee of the American Society for Reproductive Medicine；Society for Male Reproduction and Urology：Report on varicocele and infertility：a committee opinion. Fertil Steril, 102(6)：1556-1560, 2014.

3) Dubin L, Amelar RD：Varicocele size and results of varicocelectomy in selected subfertile men with varicocele. Fertil Steril, 21(8)：606-609, 1970.

4) 鈴木良徳：精索静脈瘤の研究. 日泌尿会誌, 58(11)：1105-1114, 1967.

5) Steckel J, Dicker AP, et al：Relationship between varicocele size and response to varicocelectomy. J Urol, 149(4)：769-771, 1993.

6) Komiya A, Watanabe A, et al：. Testicular volume discrepancy is associated with decreased semen quality in infertile Japanese males with varicoceles. Reprod Med Biol, 11(3)：117-121, 2012.

7) Fretz PC, Sandlow JI：current concepts in pathophysiology, diagnosis, and treatment. Urol Clin North Am, 29(4)：921-937, 2002.

8) 小宮　顕・渡部明彦・他：精子の数・質の向上を求めて―精索静脈瘤の治療. 日本医師会雑誌, 141(6)：1236-1240, 2012.

9) Cayan S, Shavakhabov S, et al：Treatment of palpable varicocele in infertile men：a meta-analysis to define the best technique. J Androl, 30(1)：33-40, 2009.

10) Komiya A, Watanabe A, et al：Analysis of inter-examination differences in sperm nuclear vacuoles among male patients with infertility. Syst Biol Reprod Med, 60(1)：35-42, 2014.

11) Abdel-Meguid TA, Al-Sayyad A, et al. Does varicocele repair improve male infertility? An evidence-based perspective from a randomized, controlled trial. Eur Urol, 59(3)：455-461, 2011.

12) Kroese AC, de Lange NM, et al：Surgery or embolization for varicoceles in subfertile men. Cochrane Database Syst Rev, 10：CD000479, 2012.

13) Taniguchi H, Iwamoto T, et al：Contemporary outcomes of seminal tract re-anastomoses for obstructive azoospermia：a nationwide Japanese survey. Int J Urol, 22(2)：213-218, 2015.

14) Jarow J, Sigman M, et al：Management of Obstructive Azoospermia (Reviewed and Validity Confirmed 2011) Best Practices Statements, American Urological Association Education and Research 2010.

15) Pavlovich CP, Schlegel PN：Fertility options after vasectomy：a cost-effectiveness analysis. Fertil Steril, 67(1)：133-141, 1997.

16) Nyame YA, Babbar P, et al：Comparative cost-effectiveness analysis of modified 1-layer versus formal 2-layer vasovasostomy technique. J Urol, 195(2)：434-438, 2016.

17) Chan PT：The evolution and refinement of vasoepididymostomy techniques. Asian J Androl, 15(1)：49-55, 2013.

18) Schiff J, Chan P, et al：Outcome and late failures compared in 4 techniques of microsurgical vasoepididymostomy in 153 consecutive men. J Urol, 174(2)：651-655, 2005.

19) Parekattil SJ, Gudeloglu A, et al：Robotic assisted versus pure microsurgical vasectomy reversal：technique and prospective database control trial. J Reconstr Microsurg, 28(7)：435-444, 2012.

20) Trost L, Parekattil S, et al：Intracorporeal robot-assisted microsurgical vasovasostomy for the treatment of bilateral vasal obstruction occurring following bilateral inguinal hernia repairs with mesh placement. J Urol, 191(4)：1120-1125, 2014.

21) 白石晃司・松山豪泰：小児期の手術との関連が疑われた閉塞性無精子症の検討．日本小児泌尿器科学会雑誌, 23(1)：6-11, 2014.

22) Fuse H, Mizuno I, et al：Transurethral treatment of ejaculatory duct obstruction in infertile men. Arch Androl, 49(6)：429-431, 2003.

23) Goldstein M：Transurethral Resection of the Ejaculatory Ducts, Chapter 22 Surgical Management of Male Infertility, Campbell-Walsh Urology Eds Alan J. Wein, Louis R. Kavoussi, et al, Tenth Edition, Elsevier, Philadelphia, 2012.

24) 古屋聖児・小椋　啓・他：ミューラー管嚢胞と射精管閉塞を原因とする慢性血精液症に対する経尿道的内視鏡手術．泌尿器科紀要, 47(12)：839-842, 2001.

Chapter 6

不妊治療のその後

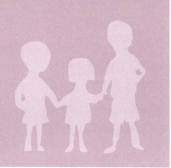

1 流 産

　不妊治療の結果ようやく妊娠へたどり着いても，すべての妊娠が出産へ至ることはなく，一定の割合で流産が起こる．つまり流産は妊娠の成立後に女性が直面する最初の大きな壁である．

1）流産とは

　流産とは妊娠22週未満の妊娠の中絶と定義されている．胎児または母体の病的原因により中絶される場合を自然流産，他の理由で人工的に中絶される場合を人工流産という．自然流産の場合，流産した妊娠週数の時期により原因や治療が異なることが多いため，妊娠12週未満の早期流産と妊娠12～22週未満の後期流産と区別している．時期や臨床的形式により表6-1のごとく分類されている．

2）流産の頻度

　自然流産の頻度は全妊娠の8～15%といわれており，そのうち早期流産が13.3%，後期流産が1.6%とされている[1]．そして流産の80%以上は妊娠12週までに起こる早期流産であり，この初期流産の少なくとも半数は染色体異常によるものである．また，自然流産のリスクは出産回数や女性の加齢に伴い増加することが知られている．
　生殖補助医療（ART）における流産率は図6-1に示されるとおりで[2]，年齢に伴い増加するほか，体外受精による妊娠の流産が28.5%，顕微授精によるものが29.5%であり，自然妊娠で生じる流産と比べて高くなっている[2]．その原因としては，ARTを受ける女性が高齢であること，排卵障害などの内分泌障害を有することが多いこと，子宮筋腫を含めた子宮異常が多いこと，多胎妊娠が多いことなどがあげられる．

3）流産の診断

　超音波断層法により，子宮内胎嚢（GS）の有無，大きさ，胎児心拍の有無により診断を行う．正常妊娠では，妊娠4週0日前後より高感度判定法を用いた場合，尿中hCG（検出感度20～50 U/L）が検出される．経腟超音波で妊娠4週後半より子宮内に胎嚢を認める．妊娠6週には胎児心拍の出現を認める．また，尿中hCG，血中hCGの検査の経時的変化も有用である．妊娠5週以降では尿中hCGは1,500 IU/Lになる．その後は48時間で約2倍のペースで増加する．
　これらを参考に，週数相当の変化がみられなかった場合流産を疑う必要がある．そして流産の診断は，別日2回以上の診察を行ったうえでするか，もしくは2名以上の医師が確認を行って診断することが望ましい．

143

表 6-1　自然流産の分類

1. 時期による分類	早期流産	妊娠 12 週未満の流産
	後期流産	妊娠 12 週以降の流産
2. 臨床的分類	切迫流産	流産への移行が切迫している状態
	進行流産	流産が開始している状態
	完全流産	妊娠産物がすでに排出され，流産が完了した状態
	不完全流産	妊娠産物が完全に排出されず，流産として完了していない状態
	稽留流産	流産の症状はないが，胎芽・胎児は死亡している状態
	感染流産	子宮内感染を伴う流産

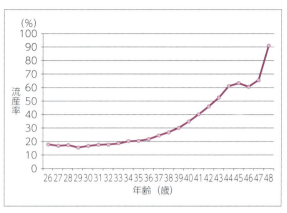

図 6-1　ART における流産率（2015）

4）流産の原因および治療（表 6-2）

流産の原因は多岐にわたり，重複することも多い．まだ実際には胎児染色体異常の流産の原因は，流産との因果関係を証明できないこともある．

(1) 胎児異常

流産の原因の 60〜80％は胎児の染色体異常である．染色体異常のほとんどが卵子や精子，胚が形成されるときに偶然に生じるものである．胎児染色体異常の発生には女性の年齢も深く関連しており，高齢女性の流産率が上昇することの主な原因となっている．図 6-2 に示すように，流産に占める染色体異常は母体年齢が高くなるにつれて増加し，38 歳以上では 9 割以上との報告もある．つまり高齢女性の流産はほとんどが染色体異常によるもので治療がないが，若年女性の流産は染色体異常ではない可能性もあるため，他の流産原因の検索も重要となる．流産において染色体検査を行うことは，流産の原因究明だけでなく，不育症検査を施行するかどうかの判断においても有用といえる．

(2) 母体の異常

子宮の形態異常が存在すると子宮内の血流不全により流産・早産の原因となりうる．子宮筋腫は 30 歳以上の女性の 20〜30％にみられ，位置や大きさにもよるが流産率は正常子宮の約 2 倍であるとされている．

また中隔子宮などの子宮奇形では高率に流産が生じる．治療は手術による子宮形成術であり，手術前の流産率は 80〜90％であるのに対し，術後は 10〜20％にまで低下するとされている．

(3) 黄体機能不全

卵巣から分泌される黄体ホルモン分泌不全が子宮内膜の発育不良をもたらし胚の着床と初期発育が障害されるために流産の原因となる．基礎体温における高温相中期（排卵後 7 日目前後）の血中プロゲステロン値が 10 ng/mL 未満や，基礎体温上，高温相が 10 日未満の場合は，黄体機能不全を疑い，黄体ホルモン剤の補充や hCG の投与により内因性プロゲステロン分泌の賦活化を行うことが有用である．

表 6-2 胎児因子以外の流産の原因と治療

原因		治療法
1. 子宮の異常	子宮筋腫	子宮筋腫核出術
	子宮奇形	子宮形成術
	頸管無力症	子宮頸管縫縮術
2. 内分泌異常	黄体機能不全	黄体ホルモン補充, hCG 注射, 排卵誘発剤
	多嚢胞性卵巣症候群	メトホルミン
	甲状腺機能異常	薬物療法
	糖尿病	薬物療法, インスリン治療
3. 感染症		抗生物質
4. 自己免疫性疾患		アスピリン, ヘパリンなど
5. 同種免疫異常		夫リンパ球免疫療法
6. 血液型不適合		妊婦血漿交換, 胎児輸血など
7. 染色体異常		遺伝カウンセリング
8. 精神感情		心理カウンセリング

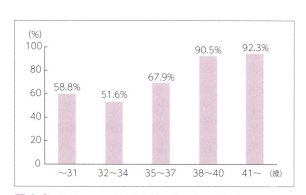

図 6-2 年齢による胎児染色体異常の占める割合

(4) **多嚢胞性卵巣症候群**

多嚢胞性卵巣症候群の場合，妊娠しても 30〜50％の初期流産率が報告されており[3]，自然流産率と比べ 2〜3 倍高い．その原因として卵子の質の低下やインスリン抵抗性，高アンドロゲン血症，肥満などが考えられているが，いまだその理由は解明されていない．しかし臨床的にはメトホルミン投与は流産率を低下させることが報告されている[4]．

(5) **自己免疫異常**

詳しくは不育症の章に譲るが，抗カルジオリピン抗体などの抗リン脂質抗体が存在すると，血栓が生じやすくなり胎盤循環不全を引き起こし流産の原因になると考えられている．そのため治療は抗凝固療法を主とし，低用量アスピリン療法や柴苓湯，重症例には低用量アスピリンとヘパリン併用療法が行われる．

(6) **同種免疫異常**

胎児は父親由来の精子と母親由来の卵子により形成されており，母体にとって胎児

は半同種移植片とみなすことができる．胎児が母体から拒絶されることなく妊娠が継続されるのは，子宮内で免疫寛容が働くためであると考えられている．この免疫寛容が行われない場合流産が引き起こされると考えられているが，その機序についてはいまだ不明な点も多い．

検査法としては胎児を母体の攻撃から守るための遮断抗体を測定するリンパ球混合培養検査が行われる．治療には夫リンパ球免疫療法があるが，有効性については一定の見解は得られてない．

(7) 親の染色体異常

両親のどちらかに染色体異常が存在すると児が高率に染色体異常となり流産となる．しかし，治療法はなく，また毎回児の染色体異常が生じるとは限らないこと，出生する児への影響など十分な遺伝カウンセリングが必要となる．

（鴨下　桂子）

2　異所性妊娠

異所性妊娠とは受精卵が子宮腔以外の場所に着床し生育した状態をいい，受精卵の着床部位により卵管妊娠，卵巣妊娠，腹膜妊娠に分けられる．Ectopic pregnancy を正常子宮腔以外の部位への妊娠と理解すれば，帝王切開瘢痕部妊娠，頸管妊娠もこのカテゴリーの中に入る．以前使用されていた「子宮外妊娠」という用語は日本産科婦人科学会発行の『産科婦人科用語集・用語解説集 改訂第3版』より「異所性妊娠 ectopic（extrauterine）pregnancy」へ改訂された．異所性妊娠の発生は増加傾向で，従来は経産婦に多いとされてきたが，近年では初産婦での発症が著しい．その原因としてクラミジアをはじめとする性行為感染症の増加と生殖補助技術（ART）による配偶子操作があげられる．本項では主に卵管妊娠について解説する．

1）発生頻度

異所性妊娠は全妊娠の1％程度の頻度に発症する．日本産科婦人科学会による2015年の体外受精・胚移植等の臨床実績成績によれば[1]，わが国における ART 後の臨床的妊娠に占める異所性妊娠の発生率は新鮮胚移植では1.37％（200/14,647），凍結胚移植で0.61％（349/56,873）であった（異正所同時妊娠を含まず）．胚盤胞移植に比べて初期胚移植で，凍結胚移植に比べて新鮮胚移植で異所性妊娠の頻度が高い．

2）部位別頻度

発生部位別では卵管膨大部妊娠が最も多く，異所性妊娠の約90％を占める．卵管狭部妊娠，卵管采妊娠がそれぞれ約2～3％，卵管間質部妊娠，卵巣妊娠がそれぞれ1～2％，腹膜妊娠，頸管妊娠，帝王切開瘢痕部妊娠は1％以下といわれている[2]．

3）原因

異所性妊娠は，受精卵が卵管から子宮体部内膜へ移動し着床する過程のいずれかが障害され発生する．特に卵管妊娠においては異所性妊娠の既往，卵管手術の既往，骨盤腹膜炎，クラミジア感染，子宮内膜症などにより卵管の狭窄，屈曲，癒着，瘢痕な

どの卵管の器質的障害および卵管上皮の線毛・蠕動運動障害などの卵管機能障害が起こり，受精卵の移動が障害され卵管内に着床することで発生する.

4) 診断

(1) 問診

　月経周期の順・不順，月経期間，最終月経開始日，基礎体温測定の有無は妊娠週数を推定するうえで重要な情報となる. また，不妊治療中であればその内容の聴取が重要である. 経過から異所性妊娠の可能性を疑う場合，以下の検査を適宜組み合わせて診断していく.

(2) ヒト絨毛性ゴナドトロピン（hCG）測定

　正常妊娠では hCG は着床後間もなく検出され，妊娠 4 週 0 日で血中 hCG 値は 100〜200 IU/L となり，妊娠 5 週 0 日には約 2,000〜4,000 IU/L に達する. 異所性妊娠の際には受精卵の着床が子宮内膜以外の部位で起こるため，絨毛組織の発育・成長に制限があり，hCG の産生・分泌量は正常妊娠に比べ低値であることが多いので診断の参考となる.

(3) 超音波検査

　詳細な問診および経腟超音波検査により，無症状であっても妊娠初期に異所性妊娠の診断が可能である. 正常妊娠の場合，子宮内胎囊（GS）は妊娠 4 週後半から検出可能となり，妊娠 6 週までに GS はほぼ 100 ％検出される. 妊娠 6 週以降に子宮内に GS が認められなければ異所性妊娠を疑うことになるが，排卵が遅れていた場合には当てはまらない. 経腟超音波検査で子宮内に GS が検出可能となる血中 hCG 値のレベルは 1,000〜2,000 IU/L とする報告が多い. したがって，hCG 値が 2,000 IU/L 以上ありながら子宮内に GS を認めない場合，異所性妊娠が強く疑われる. また，異所性妊娠症例でまれに子宮内に GS 様エコーを認める pseudo-GS は診断上注意を要する.

　性器出血や下腹痛などの症状が出現している場合は，経腟超音波検査でも腹腔内に出血を認めたり，卵管血腫を示す腫瘤エコー像などの所見を呈することが多く，診断および治療方針決定の参考となる.

(4) 子宮内容除去術

　異所性妊娠を疑うが確定診断が付かないときは，子宮内容除去術を行い絨毛の有無を調べ，術後の hCG 値の推移をみることも有用な方法である. ただし正所性妊娠であった場合，子宮内容除去術により妊娠が中断される可能性を患者へ情報提供する必要がある. 正所性妊娠の場合，hCG の半減期（12〜36 時間）を考慮すると子宮内容除去術後，少なくとも 2 日で hCG 値が半減する. hCG 値の下降がみられない場合異所性妊娠を強く疑う根拠となる.

5) 治療

(1) 待機療法

　異所性妊娠の中には，自然治癒する症例があることは以前より報告されており，治療介入せずに経過をみる待機療法の成功率は 70 ％前後である. 待機療法の成功因子として，全身状態が良好であること，異所性妊娠部位が未破裂であること，腫瘤径＜3〜4 cm，hCG 値＜1,000 IU/L，胎芽を認めないことなどの報告がある.

147

⑵ 外科的治療

　実際の適応は施設により異なるが，ショック状態で緊急性を要する場合を除き，一般的にはほとんどの異所性妊娠症例で腹腔鏡下手術が可能と考えられる．開腹手術，腹腔鏡下手術，どちらにおいても根治術と温存手術があり，術式は，着床部位，腫瘤径，活動性（hCG 値），患者の希望などの諸因子により決定される．日本産科婦人科内視鏡学会の産婦人科内視鏡手術ガイドライン（2013 年版）では卵管保存手術の適応条件として①挙児希望あり，②病巣の大きさが 5 cm 未満，③血中 hCG 値 10,000 IU/L 以下，④初回卵管妊娠，⑤胎児心拍のないもの，⑥未破裂卵管，としている．

⑶ 薬物治療

　実際の適応は施設により異なるが，術後の異所性妊娠存続症，着床部位不明異所性妊娠などに抗絨毛作用を有するメソトレキセート（Methotrexate：MTX）の全身投与，もしくは場合によって局所投与法が選択される例がある．ただしわが国では異所性妊娠に対しては適応外使用となる．

⑷ 治療後の管理

　絨毛性疾患を見逃さないために子宮内容除去術や外科的治療後には病理組織検査を行うべきである．また存続絨毛症を見逃さないために hCG 値の低下傾向をみただけで follow out せず，hCG 値が非妊時レベルになるまでモニタするか，期間を決めて月経が再開しない場合は受診するよう伝える．また，胚移植時の妊娠判定の hCG 測定において，基準値以上の hCG が検出され，かつ異所性妊娠や生化学的妊娠の判定が難しい場合には，期間をあけて hCG を再検し判断することが望ましい．

6）予防法

　ART 妊娠は自然妊娠に比較して異所性妊娠になりやすいとされてきたため，さまざまな予防法が検討されてきた．

⑴ 予防的卵管切除

　卵管形成術の不成功例に対しては，異所性妊娠の発生を予防する目的で卵管結紮または切除術を考慮したほうがよいとの報告[3] がある．また卵管留水腫内の貯留液が胚移植の着床率・妊娠率を低下させることからも，卵管留水腫あるいは明らかな卵管病変を認めた症例に対して，積極的に卵管切除を勧める報告が多い．

⑵ 胚盤胞移植

　受精卵を胚盤胞の段階で移植することで異所性妊娠が減少するとされている．胚盤胞移植のほうが初期胚移植より着床までの時間が短いことや子宮頸管から子宮底に向かう子宮収縮の頻度が減少するため[4]，と考えられている．

⑶ 凍結胚移植

　国内外の報告において，異所性妊娠発症率は新鮮胚移植より凍結胚移植で低いと報告されている[5, 6]．新鮮胚移植の場合，調節卵巣刺激を行っていることで高いレベルのホルモン環境にさらされ，子宮の収縮性や子宮内膜の環境に影響を与えることで着床が起こりづらくなるため，異所性妊娠となる確率が高いと考察されている[7]．

⑷ 胚移植の位置

　胚移植時に，子宮底から 5 mm 以内の部位に移植した場合は子宮底から 5 mm 以上の部位に移植した場合に比べて異所性妊娠の発生率が高く，子宮内妊娠成立自体が低

いとの報告[8]がある．胚移植は子宮底から15〜20 mm程度離れた位置が理想的である．
(5) 培養液の量

移植時に子宮内に胚とともに注入する培養液量について，異所性妊娠群において液量が多いことが指摘[9]されており，移植の際には可能な限り注入液量を少なくすることが必要である．

（久野　貴司，志賀　尚美）

3 多　胎

1) 頻度

多胎妊娠の頻度はHellinの公式から1/80 (n-1) (n＝胎児数)，双胎の頻度は80人に1人となるが，その頻度は人種により異なり，日本人は120人に1人 (0.83%) 程度とされていた．厚生労働省の人口動態統計特殊報告[1]によると，1970年までは双胎妊娠の割合は0.55〜0.61%で推移していたが，1980年代から0.6%台に増加し，2000年代には1%を超えている．しかしその後は，図6-3のように1%前後で推移している．

2) 生殖補助医療（ART）による多胎妊娠

ARTによる多胎妊娠の原因は，ほとんどが複数の受精卵を移植することにより複数胚が着床することで発生している．過去には1回に多くの胚を移植していたため，2006年以前には20〜25%もの高い確率で多胎は発生していたが，2008年4月に日本産科婦人科学会が移植胚を原則1個とすることを勧告する前後から徐々に多胎率は減少し，近年は3%前後で推移している．

3) 多胎妊娠の問題点

多胎妊娠は，早産，低出生体重児，子宮内胎児発育不全の頻度が高くなる．三重大学病院の過去5年間のデータでは，分娩週数の中央値は35.8週で，出生体重の平均値は2,243 gであり，単胎妊娠に比べて早産傾向にあり，出生体重も小さかった（表

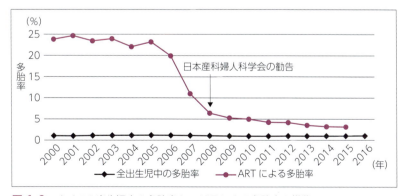

図6-3　すべての出生児中の多胎率と，ARTによる多胎率の推移
（厚生労働省人口動態統計，日本産科婦人科学会登録小委員会報告より，2016年）

6-3）．また，母体の循環血液
量が単胎妊婦より増加するた
め，妊娠高血圧症候群を発症す
る頻度も上昇し，分娩後の弛緩
出血が増加するなど，多くの合
併症を引き起こす可能性があ
る．また，一卵性双胎特有の合
併症であるが，双胎間輸血症候群を起こす可能性もある．

表6-3 三重大学病院の単胎・双胎比較（2013〜2017年）

	単胎	双胎
母体年齢 （歳）	33.0 （17〜49）	32.1 （20〜42）
分娩週数 （週）	37.7±2.5	35.8±1.5
出生体重 （g）	2,805±613	2,243±402

4）多胎妊娠の予防と対策

⑴ 移植胚数の制限

　日本産科婦人科学会は，2008年4月に，「生殖補助医療の胚移植において，移植する胚は原則として単一とする．ただし，35歳以上の女性，または2回以上続けて妊娠不成立であった女性などについては，2胚移植を許容する」という会告を出しており，これにより日本のARTによる多胎率は減少し，3%前後で推移するようになった．しかし，複数胚移植に比べ，単一胚移植は妊娠率が低い傾向にあるため，単一胚移植においても妊娠率を上げるために，胚の質の評価が重要となっている．

a. 胚盤胞移植

　単一胚移植であれば，分割胚よりも胚盤胞の方が妊娠率は高い．そのため，培養環境や刺激方法を工夫し，いかに良好胚盤胞を多く作るかが求められる．

b. 胚の評価

　近年タイムラプス（Time-Lapse）が普及しており，胚の分割速度や割球の形成過程など経時的に観察することが可能で，その情報から胚の予後を予測する試みもなされている．それにより，より着床率の高い胚を選別することが可能になる．

c. 着床前診断

　海外では，胚の着床率向上や初期流産の低下を目的とした着床前スクリーニングを行っている国も多い．わが国では，現段階では重篤な遺伝子異常をもつ児が生まれてくる可能性が高い場合か，両親の相互転座による2回以上の流産歴がある場合に限り着床前診断は認められており，着床前スクリーニング検査は認められていなかった．しかし，近年臨床試験として一部の施設で限定的に開始された．

5）妊娠管理

　一番重要なことは，確実に膜性診断を行い，膜性および胎数に応じたリスクを評価し管理することである．そして，早産等の妊娠合併症に対して留意していかなければならない．

⑴ 膜性診断

　多胎妊娠の予後は膜性診断によって異なる．一絨毛膜二羊膜（MD）双胎での周産期死亡率は4.4〜7.5%で，二絨毛膜二羊膜（DD）双胎の1.7〜1.8%に比較して，3〜4倍にも増加し，神経学的後遺症はDD双胎（1.7〜2.4%）と比較して，MD双胎（5.5〜16.4%）は3〜9倍にリスクが増加する[2-4]．また，一絨毛膜一羊膜（MM）双胎では，臍帯巻絡や臍帯間の吻合血管が太いために引き起こされる突然の血流移動などによる

胎児死亡や，神経学的後遺症が予期せぬ状態で起こることがある．

一絨毛膜双胎で最も重要な合併症は，双胎間輸血症候群（TTTS）である．重症例では，胎児死亡もありうるため，羊水量（過多／過少），膀胱の描出，血流異常，胎児水腫などを評価し，治療の介入が必要かどうか慎重に見極める必要がある．妊娠26週未満（適応を満たせば妊娠28週未満でも可能）での発症であれば，胎児鏡下胎盤吻合血管レーザー凝固術（FLP）の適応となるため，早期の診断が重要である．妊娠28週以降であれば，早期の娩出となる．

⑵ 早産の診断と管理

最も重要な合併症が早産である．早期に切迫早産を診断し治療することで，早産を予防することが重要である．早産の予防で最も有用なのが超音波による子宮頸管長の測定である．また，癌胎児性フィブロネクチンや顆粒球エラスターゼの測定や既往歴の聴取など，いくつかのマーカーを組み合わせてその精度を上げる必要がある．治療は，安静，子宮収縮抑制薬，プロゲステロンの投与，頸管縫縮術など，単胎の場合と同様である．

⑶ 妊娠高血圧症候群

双胎は単胎に比べ，子宮内圧の上昇，循環血液量の増加，骨盤内・腹腔内への圧迫，胎盤剝離面の増加などにより周産期リスクが高い．妊娠高血圧症候群では血管内脱水が生じ血液濃縮が起こるといわれているが，多胎妊娠ではより顕著に現れる．妊娠高血圧症候群は termination（妊娠の終了）のみが治癒に導くものであり，児の状態，尿タンパク，血圧，血液データなど総合的に判断し，分娩時期を決める必要がある．双胎では，妊娠37〜38週で分娩した児の予後が最も良好で，その分娩週数を超えた児の予後は徐々に悪化すると報告されている．

⑷ 分娩方法

すべての双胎に対して帝王切開を行う医学的根拠はない．両児が頭位の場合は，母体の合併症を考慮して経腟分娩を選択することは妥当である．第1児が頭位で第2児のみが非頭位の場合は明確な結論が出ていないが，双胎分娩に精通したスタッフを擁し迅速な帝王切開が可能な周産期施設での経腟分娩施行は許容される．そのため，分娩施設の条件により，分娩方法は決定されるべきである．

日本産科婦人科学会の勧告以来，双胎妊娠は減少したが，自然妊娠よりは依然高い割合を占めている．双胎の増加はNICUのベッド不足の一要因となっており，不妊治療施設は周産期管理も含めた母体と児の予後まで考えて治療にあたるべきである．

（前沢　忠志）

4　先天異常

自然妊娠における先天異常児の発生頻度は2〜3％であり，そのうち染色体異常児は約1/4の0.6％であるとされている．また，染色体異常の割合は，自然流産時の約50％，周産期死亡児中では約6％と決してまれな異常ではない．ART以外の一般不妊治療における先天異常児の発生頻度は自然妊娠と変わらないとされている．ただ，ART（特に顕微授精）においては児の染色体異常の頻度がやや高くなるとの報告が散見される．ここでは染色体異常の発生に関して述べる．

1）染色体と染色体異常

染色体とは核内DNAとタンパク質からなる遺伝子の担体である．ヒトは一つの細胞の中に23対（46本）の染色体を持っている．23対（46本）の染色体は男女共通である22対（44本）の常染色体，男女に特有である2本の性染色体からなっている．

染色体異常には，染色体数に過不足がある異数性異常，染色体の形に異常がある構造異常，染色体数23本の倍数の異常である倍数性異常，異なる染色体構成の細胞が混在している混数性異常のモザイク（同一接合体由来），キメラ（異なる接合体由来）がある．

常染色体の染色体異常は含有する遺伝子の量，重要性が比較的小さい染色体が過剰に生じた場合のみ出生に至る．13トリソミー，18トリソミー，21トリソミー（Down症候群）などの常染色体の染色体異常症の多くは，発育障害，発達遅滞，多発奇形を伴い特有の顔貌や身体の特徴を示す．また性染色体の異常症では染色体が1本となるモノソミーではターナー症候群（45, X）以外は出生には至らない．性染色体が過剰に生じたクラインフェルター症候群（47, XXY），トリプルX症候群（47, XXX）は日常生活では支障がないが不妊になるような異常症もある．同じ染色体にみられる異数性でも合併症の併発率や重症度には個人差がある．

2）染色体異常児の発生要因

若年女性の卵子の染色体異常の割合は約13～19％，精子の染色体異常の割合は約4.5％と報告されている[1]．顕微授精や体外培養が卵子・胚染色体に障害を与える影響は詳細な結論は得られていないが，胚の染色体分析などから影響は少ないとする報告が多い．ヒト胚盤胞のRNA-seqにおいても母親の加齢は減数分裂時の染色体分離に重要な遺伝子発現に強く影響し，これらの遺伝子発現は卵子の段階から発現差があることが報告されている[2, 3]．よって染色体異常児の発生要因としては生殖細胞レベルでの異常を反映している可能性も否定できない．卵子・精子，そして胚の染色体異常について触れる．

⑴ 卵子

ヒト卵子数は出生前に決定しており，年齢とともに数・質ともに低下する．その質的異常のほとんどが異数性の異常である．異数性は卵子の減数分裂時の染色体の分配異常によって生じることが多い[4]．加齢依存的に発生する異数性の多くは第一減数分裂の分配異常に起因する．この原因としてマウスでは染色体の正確な分配のために重要な役割を担うコヒーシン複合体が機能異常であることがわかっており，ヒト卵子でも年齢とともに低下していることがわかっている[3]．しかし加齢による卵子の第一減数分裂の分配異常の増加には減数分裂特異的なチェックポイント機能の低下，減数分裂の紡錘体の不安定性など複数の機序があることが考えられ，今後の研究に期待する．

⑵ 精子

精子の染色体異常は卵子より少ないとされており，その異常のほとんどは構造異常であり異数性異常は少ない．精子は卵子と異なり男性の加齢によって異常率は増加しないとされている．精液異常を認める男性は一般男性より染色体異常率が高いとされている．その他，Down症候群，ターナー症候群，クラインフェルター症候群などの親をもつ子どもや，反復流産患者，一般の正常変異群でも精子の染色体異常率が高い

表 6-4　特定集団における精子の異数性のレベル

男性集団		Sex chr. disomy	Chr.21 disomy	Total disomy	Conservative aneuploidy	Diploidy
異数性異常の親をもつ子ども	Reviewed in Templad ら	2x	2x			
反復流産	Rubio ら (1999)	2.3x				
不妊症	Sarrate ら (2010)	2-3x	2-3x		3x	3-5x
重篤な非閉塞性乏精子症	Mougou-Zerelli ら (2011)	4x				2x
重篤な乏精子症	Durak Aras ら (2012)	2-6x	4x			
非閉塞性無精子症	Sun ら (2008)	2-4x	4x			
ポリモーフィック型奇形精子症	Brahem ら (2011)			4-10x		2.5x
	Templado ら (2002)	2x			2-3x	
分類できない奇形精子症	Tang ら (2010)	1.5x	3x		2.5x	2x
	Gole ら (2001)	4x				
円形精子	Brahem ら (2011a)			8-10x		4x
	Morel ら (2004)	2-3x				

(Templado C, et al：Mol Hum Reprod, 19(10)：634-643, 2013[1] より作表)

という報告がある[1]（表6-4）.

　現在，顕微授精により精子が少しでも存在すれば出生児を得ることが可能となっているが，染色体の構造異常をもつ不妊男性では，次世代に染色体異常児出生のリスクがある.

⑶ 胚

　遺伝子解析・診断技術の発展に伴い，着床前診断（preimplantation genetic daiagnosis：PGD）が確立された．PGDの本来の目的は，遺伝形質の変化を有する親から生まれる重篤な疾患児の発症を防ぐことであるが，最近では着床前胚の異数性異常の診断を目的として着床前スクリーニング（preimplantation genetic testing-aneuploidy：PGT-A）が世界では行われており，1993年に初めてPGT-Aが導入されて以来，栄養外胚葉（TE）の生検を介した臨床的PGSは広く適用されており，TE生検を調査するために大規模な臨床試験が実施されている．McCoyらは，一塩基多型（SNP）アレイを用いて3日目の割球とTE生検標本を解析し，母親の年齢との関連において，異数性のタイミングについて報告した[5]．減数分裂期の異数性と母親の年齢との間には有意な相関があり父親の年齢とはなく，有糸分裂期の異数性と母親・父親の年齢ともに有意な相関は認められていない[5]．また別の研究では，41歳を超える母親と35歳未満の母親から由来した形態学的には良好な品質の胚における異数性率は，それぞれ79％と56％であった[6]．またFranasiakらは胚盤胞のTE生検では13番，15番，16番，18番，19番，21番および22番染色体の異数性異常が多く，この傾向は女性年齢とともに高くなることを報告している[7]．

　染色体異常胚のほとんどは着床しないか，妊娠初期に流産となる．2018年現在わが国では日本産科婦人科学会が主体となり臨床研究を行っている.

3) 顕微授精により妊娠した児の染色体異常

　以前より顕微授精により児の染色体異常率が高くなる危険性は指摘されている．顕微授精により妊娠した児の染色体異常率は報告者によりばらつきがあり，一般と比較して高くないとする報告もある．Bonduelle らが行なった顕微授精妊娠による出生前染色体検査の報告では，染色体異常率が 2.6％ と自然妊娠より 2〜3 倍高率であり，性染色体異常および構造異常の頻度が高くなっている（表 6-5）[8]．その性染色体異常児のすべては de novo の異常（親の染色体異常ではなく偶然生じた異常）であったとしている．これは前述した Templado らの精子の FISH 検査での性染色体異常が多く見られることと一致している．親から遺伝している構造異常が de novo の構造異常の約 2 倍に認められている．顕微授精による児の染色体異常には顕微授精を行なっている夫婦の染色体，および精子の高い染色体異常率が大きく関与していると考えられる．顕微授精により増加する新生児の異常の大部分は性染色体異常や均衡型の構造異常のために奇形などの異常を生じることは少ないとされているが，大奇形のリスクが ICSI 児に高いとの報告[9] もあるので今後の追跡調査が重要である．

4) エピゲノムの異常

　エピジェネティクスとは DNA の塩基配列の変化を伴わない遺伝情報や，それらによる遺伝子発現制御をさす．ゲノムのエピジェネティックな状態は，受精から着床にかけて動的に変化する．生殖補助医療は排卵誘発，配偶子操作，培養液など，この時期に生殖細胞，胚発生に人為的に操作するためエピゲノム修飾に影響を及ぼす可能性がある．生殖補助医療と関連が示唆されている代表的なエピジェネティックの異常症

表 6-5 顕微授精により妊娠した児の染色体異常

年齢		平均 33.3 歳	
症例数		1,082	
	全体	de novo の異常	親から遺伝している異常
染色体異常率	28（2.59%）	18（1.66%）	10（0.92%）
性染色体異常	9（0.83%）	9（0.83%）	0（0%）
45,X	1（0.09%）	1（0.09%）	0
47,XXX	3（0.28%）	3（0.28%）	0
47,XXY	4（0.37%）	4（0.37%）	0
47,XYY	1（0.09%）	1（0.09%）	0
常染色体異常	19（1.76%）	19（1.76%）	10（0.92%）
トリソミー	5（0.46%）	5（0.46%）	0（0%）
21 トリソミー	4（0.37%）	4（0.37%）	0
18 トリソミー	1（0.09%）	1（0.09%）	0
構造異常	14（1.29%）	4（0.37%）	10（0.92%）
均衡型	13（1.20%）	4（0.37%）	9（0.83%）
不均衡型	1（0.09%）	0	1（0.09%）

(Bonduelle M, et al：Hum Reprod, 14 Suppl 1：243-264, 1999[8] より作表)

として，Beckwith-Wiedemann 症候群，Angelmann 症候群，網膜芽細胞腫，Silver-Russell 症候群などがある[10]．リスクの実態はまだ不明瞭であり，わが国でも今後大規模な調査が必要である．

(川井　清考)

5　静脈血栓塞栓症

　静脈血栓塞栓症（venous thromboembolism：VTE）は深部静脈血栓症（deep vein thrombosis：DVT），肺血栓塞栓症（pulmonary embolism：PE）を合わせた概念で，VTE は周術期に多く発症することが知られているが，近年，周術期管理の工夫によりその頻度は減少している．一方で，周術期以外では VTE の増加が認められるが，その増加には食生活の欧米化による肥満・糖尿病などの増加が関係していると考えられる．本稿では生殖補助医療（ART）の分野における VTE に関して解説する．

1）発症頻度

　ART の分野では，女性ホルモン使用や卵巣過剰刺激症候群（OHSS）の重症化により VTE が発症した報告は散見されるが，残念ながらわが国における ART と血栓症に関する調査はない．しかし，Sugiura らは Pharmaceuticals and Medical Devices Agency（PMDA）のデータベースを用いて，女性ホルモン剤（エストロゲン・プロゲステロン合剤）による VTE の発症頻度を報告した．血栓塞栓症の発症率は 1 万女性年あたり 1.11 人であり，欧米の報告よりも日本人の頻度は低かった．また血栓塞栓症に関連した 10 万女性年あたり死亡率は 0.5 であり，これは年間ほぼ 20 万人に 1 人ときわめて低かった[1]．一方で，Ou らの報告によると体外受精周期において血栓症を発症した 61 名のうち，半数のみが OHSS の重症化によるものであった[2]．このように最近は OHSS が重症化しなくても卵巣刺激によって血栓症が発症することが判明してきた．最近，メタ解析により全妊娠に比べて，IVF 後妊娠では，VTE の発症リスクが 2 倍になり，さらに 1st Trimester（妊娠 12 週目まで）で発症するリスクが 5〜10 倍と非常に高いことが報告された[3]（図 6-4，5）．わが国でのデータはないものの，ART 患者の高齢化や日本人に多いとされるプロテイン S 欠乏症の背景を加味すると，わが国でもほぼ同等の発症頻度であると予測される．

　また，IVF に関連する VTE は，卵巣刺激に伴い生じる炎症性の腹水が胸管を介して全身性に静脈に還流するために発症すると考えられている[4]．特に胸管が静脈と合流する左鎖骨下静脈が血栓症の好発部位であり，80％以上が上肢に発症する[5]．日本産科婦人科学会の生殖・内分泌委員会によると，わが国で卵巣刺激により発症した DVT の 11 症例のうち 10 症例で上肢に発症したと報告している[6]．このように現在，わが国での ART に伴う VTE はデータを集積中であるため，確固たるデータは存在しないが，VTE はまれなアクシデントではないため，しっかりとした知識を持つことが重要と思われる．

2）原因

　ART における VTE の主な原因としては，①血栓性素因，②OHSS，③ホルモン

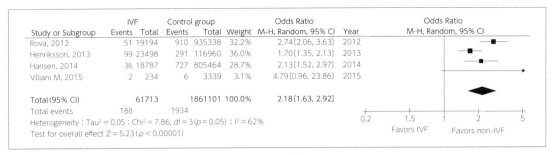

図 6-4 IVF 後妊娠患者の分娩前における VTE 頻度のメタ解析
（文献 3 より）

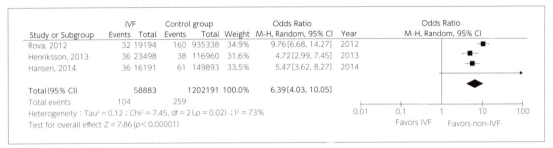

図 6-5 IVF 後妊娠患者における妊娠初期 VTE 頻度のメタ解析
（文献 3 より）

補充療法を用いた融解胚移植があげられるので以下に解説する．

(1) 血栓性素因

先天性の血栓性素因としてはアンチトロンビン（AT）欠乏症，プロテイン C（PC）欠乏症，プロテイン S（PS）欠乏症などが知られている．その中でも，臨床現場で比較的頻繁に認められるのが PS 欠乏症である．近年，日本人の PS 徳島変異（K196E）は非常に多く，DVT 患者における発症頻度が欧米人の約 5〜10 倍で，日本人 DVT 患者の 31％がこの変異をもっていたこと[7]，および日本人における PS 徳島変異は欧米人の約 10 倍で，日本人 DVT 患者のオッズ比は 5.58 であり，日本人における血栓性素因として欧米人の Factor V Leiden 変異に匹敵するものであることが明らかになった[8]．

また，後天性の血栓素因としては妊娠・女性ホルモン剤服用・悪性疾患・手術があげられる．特に，妊娠では経過とともに PS 活性は減少し，正常妊娠でも 30％前後に低下することがある．この現象は女性ホルモン剤服用中も同様で，PS 活性は減少する．この機序として，エストロゲンによるヒストンの脱アセチル化が PS 遺伝子のヒストンタンパクへの結合を強固にし，転写制御することで，PS 遺伝子発現を抑制しているためである[9]．卵巣刺激による過剰なエストロゲンの上昇は遺伝子レベルで PS 欠乏症を引き起こしている可能性がある．

(2) OHSS

卵巣刺激に伴う OHSS は血栓症の危険因子であり，さらに上述したように IVF による卵巣刺激が過剰なエストロゲンを引き起こし，急性の PS 欠乏状態を引き起こし

血栓形成を促進している可能性はある．しかし，OHSS の病態の中心としては毛細血管の透過性亢進であり，血管内から高タンパクな体液がサードスペースへ移動することにより血管内の血液凝固系異常が起こり，血栓が形成される．血管透過性亢進を引き起こす物質としては，血管新生サイトカインである血管内皮細胞増殖因子（vascular endothelial growth factor：VEGF）が最も深く関与していると考えられている．VEGF は卵胞発育や黄体機能，卵巣の血管新生に不可欠な物質であり，ゴナドトロピンやエストロゲンの増加に伴って発現が促進することが知られている．また，VEGF の発現は OHSS の重症度とも相関している．排卵は卵胞や黄体における VEGF の発現を増加させ，これにより血管透過性が亢進すると考えられる[10]．さらに，hCG は顆粒膜細胞における VEGF の発現を促進し，VEGF の血中濃度を増加させると報告されている．これは hCG 分泌が増加する妊娠が成立した症例や，排卵誘発や黄体賦活に hCG を使用した症例で OHSS が重症化する傾向があるということ実を説明するものと考えられる．ほかにも OHSS の病態には，アンギオテンシン II やインターロイキン-8（IL-8）など多数の因子の関与が指摘されている．

⑶ ホルモン補充周期（HRT）を用いた融解胚移植

現在，日本では ART で出生する約 3/4 は凍結融解胚移植である．融解胚移植の際には自然周期による胚移植と HRT による胚移植があるが，後者は日程調節が可能であることから頻用されている．HRT はエストロゲンで子宮内膜を厚くしていき，8 mm 程度の厚みに達した時点で，プロゲステロンを加えて，内膜と移植胚を時間的に同調させる方法である．妊娠した際には luteo-plancental shift が起こる妊娠 8～10 週程度までエストロゲンとプロゲステロンを継続する必要があるため，女性ホルモン剤による血栓症に注意する必要がある．経口の結合型エストロゲン（conjugated equine estrogen：CEE）を内服すると VTE リスクが上昇するが，経皮の 17β-エストラジオール（E_2）の場合はそのリスクはないことが報告されている[11]．この理由は経皮投与のため，初回肝通過効果がないことに加え，17β-E_2 は CEE と比較すると肝刺激作用が弱いことから，凝固系がほとんど変化しないためである．そのため融解胚移植で経口 CEE を使用する場合には血栓症の注意が必要である．またプロゲステロン製剤に関しては，経腟的に天然型プロゲステロン製剤を使用する場合には血栓症のリスクは低いとされている．現在，HRT による融解胚移植で VTE を発症した報告は少ないが，今後の凍結融解胚移植の増加を考慮すると，将来的には VTE の発症はある一定数は予測されるため十分に注意が必要である．

3）診断

VTE の発症が疑われる場合，特徴的な症状の頭文字を用いて疼痛を意味する ACHES と表現されている．

A：abdominal pain（激しい腹痛）：下大静脈や腸間膜静脈の血栓を疑う．

C：chest pain（激しい胸痛，息苦しさ，押しつぶされるような痛み）：急性肺塞栓症と診断された症例の 90％は呼吸困難，胸痛が主要症状であり，診断の手がかりとして重要である．

H：headache（激しい頭痛）：脳の中心静脈洞血栓などを疑う．

E：eye/speech problelms（見えにくい所がある，視野が狭い，舌のもつれ，失神，

表6-6 Wells Score（深部静脈血栓症）

項目	スコア
進行がん（治療中，6カ月以内に緩和治療を含む入院）	1
下肢の不動状態（麻痺，不全麻痺あるいはギプス固定）	1
最近3日以上の寝たきり状態，3カ月以内に全身・局所麻酔による大手術	1
深部静脈領域の原曲的圧痛	1
下肢全体の腫脹	1
患側肢のふくらはぎが健側肢よりも3cm以上腫脹（脛骨粗面下10cmで計測）	1
患側肢で陥凹を認める浮腫	1
表在性の側副静脈（静脈瘤とは異なる）	1
DVTの既往	1
DVTに類似した他疾患の診断	−2

2以上：DVT可能性が高い
2未満：DVT可能性が低い

痙攣，意識障害）：脳に血栓をきたした場合，視力障害や言語障害を伴う．

S：severe leg pain（ふくらはぎの痛み，むくみ，握ると痛い，赤くなっている）：下肢のDVTの症状は，患側下肢の下肢静脈に沿った片側腫脹，熱感増加や皮膚の発赤，立位または歩行時に感じる下肢疼痛・圧痛である．

最近では，各種検査を行う前のVTEの臨床確率を評価する方法として，危険因子や症状所見から点数化する方法が考案されており，代表的なものとしてはWellsスコア（表6-6）がある[12,13]．WellsスコアによりVTEの可能性が低く，Dダイマーが正常の症例ではVTEが除外できる[14,15]．WellsスコアでVTEの可能性が高い場合には，エコーやCTなどの画像検査が必要である．日本産科婦人科学会による低用量経口避妊薬，低用量エストロゲン・プロゲスチン配合薬ガイドライン2015年度版にVTEの診断アルゴリズムが示されており，ARTに伴うVTEにも応用することができる[16]（図6-6）．

4）ARTにおける工夫・治療

ARTによって発症する血栓予防の工夫・治療のポイントを5つ列挙する．

① ART周期に入る前に血栓症の家族歴・既往歴を問診により聴取し，必要に応じて血栓性素因検査（アンチトロンビンⅢ，プロテインS，プロテインC，抗リン脂質抗体など）を行う．特に家族歴がある場合は，家族歴がない場合と比較して2倍の発症リスクとなるため，非常に重要な情報である[17]．

②卵巣刺激方法としてGnRHアンタゴニスト法あるいはレトロゾール＋ゴナドトロピン隔日投与のmild stimulation法として，トリガーとしてGnRHアゴニストを使用し，全胚凍結とする．

③融解胚移植のHRTは経皮吸収型エストロゲン製剤と天然型プロゲステロン腟剤を使用する．

④ OHSSが予想される場合（血中E_2>4,000単位，卵胞数>20個，採卵数>15個

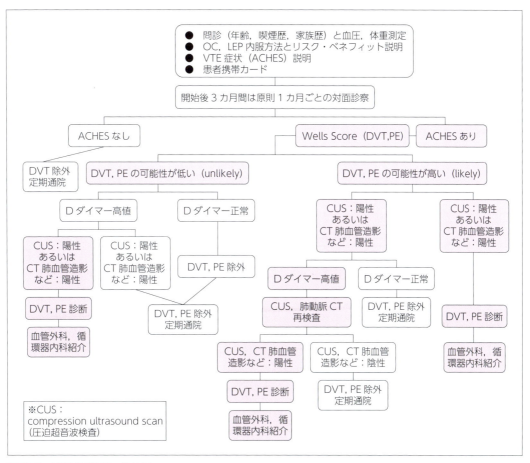

図 6-6 VTE 診断アルゴリズム
(日本産科婦人科学会による低用量経口避妊薬,低用量エストロゲン・プロゲスチン配合薬ガイドライン 2015 年度版)

のいずれかの場合)は,トリガー投与日からカルゴベリン 0.25 mg/日を 10 日間,採卵日翌日からレトロゾール 5 mg/日を 2 日間,バイアスピリン 81 mg/日を 7 日間使用する.

⑤ OHSS を発症した場合には血栓予防法として未分画ヘパリン(カプロシン,ヘパリンカルシウム)5,000 IU を 12 時間おきに皮下注あるいは低分子ヘパリン(クレキサン)5,000 IU/日を持続投与する.

重要なことは重症型 OHSS = 血栓症ではないことで,OHSS でなくとも血栓症は発症しているため,ART を行っているうえでは常に VTE を念頭において診療する必要がある.

5) がん・生殖医療での対応

がん治療ならびに生殖医療の進歩に伴って,近年小児,AYA(思春期・若年成人)世代のがんサバイバーシップに対する関心が高まっている.その中でも,がん治療によって妊孕能喪失が再認識され,妊孕能を温存する方法が患者の選択肢として十分に考慮される時代となった.しかし,一方で妊孕能温存を目的とするために原疾患の治

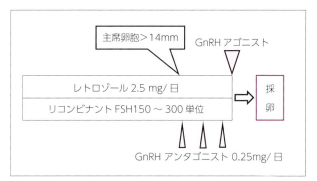

図 6-7　がん患者に対するランダムスタートのプロトコル

療が遅れないことが大原則であり，妊孕能温存することによるデメリットが強い場合には，その選択肢を積極的に提示することはできない．

がん治療前の妊孕能温存の方法として，受精卵凍結・未受精卵（卵子）凍結は最も一般的かつ多くの施設で可能である．しかし，がんは VTE のリスク因子の一つであり，通常の ART よりも配慮をして行うことが肝要である．また，がん・生殖医療においては若年者である場合には AMH は高く，1 回の採卵でできるだけ多くの卵子獲得を目指すため卵巣刺激が過剰になりやすく，エストロゲンが高値となり VTE のリスクが高まる．

そして，原疾患の治療が最優先であるために，採卵による無治療期間をできるだけ短くする必要があるため，受診した日より卵巣刺激をするランダムスタートが必要である．

がん・生殖医療で行うランダムスタートに関して紹介する（図 6-7）．

主なポイントは 3 点である．

①レトロゾールの卵胞発育作用とエストロゲン抑制作用を利用して，エストロゲン上昇を抑えながら卵巣刺激を行う．FSH 値が 15 以下の場合には FSH 製剤を併用して卵巣刺激を行う．また，妊孕能温存希望の患者が乳がんの場合にはレトロゾールが特に重要である．

②排卵とエストロゲン上昇の抑制のために主席卵胞が 14 mm 以上になった時点で GnRH アンタゴニストを併用する．

③トリガーは GnRH アゴニストを使用する．

ランダムスタートによって受診から 2 週間以内には採卵が可能である．またランダムスタートによる卵巣刺激は月経期からの卵巣刺激に比べて卵巣刺激の日数が 2〜3 日長くなることが多い．そして最も重要なことは原疾患の治療が遅れないことであるので，2 週間程度で原疾患の悪化が予測される場合には卵巣凍結の適応となる．

（太田　邦明）

6 卵巣過剰刺激症候群（OHSS）

1）OHSS とは

卵巣過剰刺激症候群（ovarian hyperstimulation syndrome：OHSS）とは，排卵誘発剤による副作用であり，生殖補助医療（ART）の中では最も重篤な医原性疾患である．排卵誘発剤による多数の卵胞発育により卵巣は腫大し，血管透過性の亢進に起因する腹水貯留，血液濃縮，重症例は胸水貯留，急性腎不全，血栓塞栓症や，多臓器不全など危機的状況に陥る可能性がある．日本産科婦人科学会の ART 登録施設を対象にした調査によると，排卵誘発周期あたりの OHSS の発症頻度は重症が 0.8～1.5％，危機的な最重症型が 10 万あたり 0.6～1.2 である[1]．OHSS の最も重要な点は発症しないよう予防することである．日本は凍結融解胚移植の頻度が高いことから，重症化する症例は少ない．しかしながら急激に重症化する症例もあることから，早期に治療介入し，重症化を回避することが必要である．

2）OHSS の病態

OHSS の病態と症状を図 6-8[2] に示す．自然排卵周期では，視床下部—下垂体—卵巣軸の feedback 機構が働き，1 個の主席卵胞が発育するよう調整されている．OHSS は排卵誘発目的に外因性ゴナドトロピンに引き続きヒト絨毛性ゴナドトロピン（hCG）を投与することでこれらの調整機構が破たんすることにより発症する．hCG の投与により顆粒膜細胞における VEGF の発現を増加させ，血中 VEGF 濃度が上昇する[3-5]．VEGF により血管透過性は亢進し，血管内から third space への体液の移動す

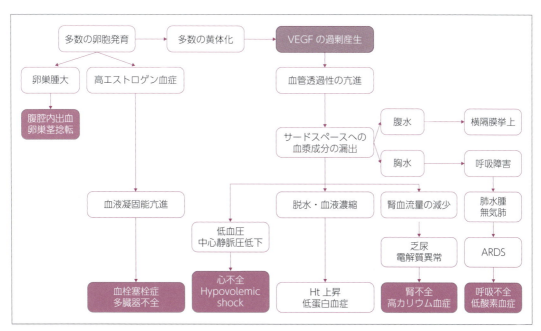

図 6-8　OHSS の病態と症状
（日本生殖医学会：卵巣刺激症候群の予防・治療．生殖医療の必修知識 2017 より，一部改変）

ることが OHSS の病態と考えられている[3-5]．その他，インターロイキン-6，インターロイキン-1b，アンギオテンシンⅡ，インスリン様成長因子 1，トランスフォーミング増殖因子 b，レニン・アンギオテンシン系などの因子が直接的，または間接的に OHSS の病態に関与していると考えられている[6]．

3）OHSS の診断

排卵誘発剤使用により腹部膨満感があり，卵巣腫大，腹水貯留があれば OHSS と診断して，重症度を判定する（表6-7）[7]．OHSS は早期発症型と晩期発症型があり，早期発症型は hCG 投与後数日以内に発症するもの，晩期発症型は hCG 投与後 10 日以上経過して発症するものとされる[8]．図6-8 に示すように，OHSS の症状はさまざまであり，それぞれが進行して危機的な状態に陥ることがわかる．特に注意すべき合併症として，卵巣茎捻転や卵巣出血，血栓塞栓症がある．

血栓症は静脈，動脈いずれにも発症するが，動脈血栓症や頭頸部や上肢の静脈血栓症の頻度が高いことが特徴的である．動脈血栓症は OHSS 重症例に多く，発症日は hCG 投与後 12.7 日．頭頸部静脈血栓症は OHSS 重症度はそれほど高くなく，OHSS が改善傾向を示す遅い時期（hCG 投与後 40.5 日）に発症したことが報告されている[9]．

4）OHSS 管理法

OHSS の管理は重症度分類（表6-7）をもとに決定し，より重症化させないことが重要である．

⑴ 軽症

腹水が小骨盤内にとどまり，卵巣は 6〜8 cm，血算・生化学検査が正常であれば軽症と診断し，1 日 1 L 程度の飲水指導，体重・尿量自己測定を開始する．3〜4 日ごとの通院を指示し，上記自己測定項目や自覚症状に増悪傾向があれば速やかに受診するよう伝える．

⑵ 中等症

腹水が上腹部に及び，卵巣が 8 cm 以上に腫大，血算・生化学検査が増悪傾向を認

表6-7　OHSS 重症度分類

	軽症	中等症	重症
自覚症状	腹部膨満感	腹部膨満感，嘔気・嘔吐	腹部膨満感，嘔気・嘔吐，腹痛，呼吸困難
胸腹水	小骨盤内の腹水	上腹部に及ぶ腹水	腹部緊満を伴う腹部全体の腹水，あるいは胸水を伴う
卵巣腫大	≧6 cm	≧8 cm	≧12 cm
血液所見	血液・生化学検査がすべて正常	血算・生化学検査が増悪傾向	Ht ≧ 45%，WBC ≧ 15,000^3 TP<6.0 g/dL または Alb<3.5 g/dL

（厚生労働省：重篤副作用疾患別対応マニュアル．卵巣過剰症候群（OHSS），2011 より）

表 6-8 重症 OHSS に対する体液管理の実際

治療開始順序	治療内容	目的	注意事項
1.	500〜1,000 mL の細胞外液点滴	血液濃縮の改善	過度の輸液は腹水産生を助長するため，腹水量を確認しながら調整
2.	デキストラン製剤あるいは 6％ヒドロキシエチルデンプン製剤 500 mL（5 日以内）	血漿膠質浸透圧を上昇させる	Adult respiratory distress syndrome（ARDS），腎機能障害のリスク
3.	25％アルブミン製剤 25〜50 g を 3〜5 時間かけて緩徐に投与	血漿膠質浸透圧を上昇させる	急激な投与により肺水腫のリスク
4.	低用量ドパミン療法（1〜5 ug/kg/分）	腎血流量を増加させ，尿量を増やす	
5.	腹水穿刺	高度の腹水貯留による腹痛や呼吸困難の改善	穿刺後すぐの再貯留，低タンパク血症の増悪 可能であれば腹水濾過濃縮再静注法を推奨 アスピリンなどの抗凝固療法施行中には出血に注意
6.	腹水濾過濃縮再静注法（extra-corporeal ultrafiltration methods of ascites：EUA）	高度の腹水貯留による腹痛や呼吸困難の改善 低タンパク血症の改善	アスピリンなどの抗凝固療法施行中には出血に注意

* 高度乏尿（300 mL／日以下）の場合はただちに低用量ドパミン療法を考慮する．
* いずれの治療段階でも，Ht 改善と尿量の回復が認められれば最低限の治療で維持する．
* 血液濃縮状態で利尿剤フロセミドを使用すると血液濃縮の増悪により血栓症のリスクを高めるため，原則禁忌である．

める場合は中等症と診断し，重症化を防ぐために hCG 投与と新鮮胚移植を避ける．軽症・中等症ともに，腫大した卵巣の茎捻転を防ぐため，不必要な内診を避け，性交渉や過度な運動は控えるよう指導する．妊娠症例，PCOS 症例などの重症化ハイリスク症例は早期に入院管理の適応や高次医療機関への紹介を考慮する．

⑶ 重症

腹痛，呼吸困難感の出現や，腹部全体の腹水あるいは胸水を伴うもの，血液濃縮や低タンパク血症の進行がみられる場合は重症と診断し，原則として入院管理を行う．表 6-8 に示した順で治療を開始し体液管理を行うと同時に血栓症予防対策を行う．

⑷ 入院管理の実際

・SpO$_2$ を含む頻回のバイタルサイン
・連日体重・尿量・腹囲測定
・超音波による腹水測定
・血算，電解質，肝機能検査，凝固・線溶系，などの測定
・呼吸困難などの呼吸器症状を認める場合は胸部 X 線写真にて胸水，肺水腫，心囊水の貯留を確認
・血栓症予防のため，弾性ストッキング着用または間欠的空気圧迫法，低用量アスピリンの内服を行う．血液濃縮が遷延し過凝固状態を示す場合や，血栓性素因を有する場合にはヘパリンや低分子ヘパリンの皮下注，選択的 Xa 阻害剤（fondaparinux）などの皮下注などが静脈血栓症の予防に使用される．血栓塞栓症を発症した場合は，用量調節ヘパリン療法，t-PA（tissue plasminogen activator）製剤や選択的 Xa 阻害剤などの投与をただちに検討する．

163

5）OHSS の予防法

リスク因子の評価

　OHSS を予防するには患者の有する潜在的リスク因子の有無についての評価を行い，適切な治療選択を行うことが重要である（表 6-9）．まず，排卵誘発開始前に OHSS 発症リスクの有無を確認し，排卵誘発方法を選択する．次に，排卵誘発による卵巣反応の程度によってリスクを再評価し，発症しないための対策を講じる（表 6-10）.

　卵巣刺激前に OHSS のリスクが高いと判断したら，GnRH アゴニストではなく，GnRH アンタゴニストを用いた刺激方法を選択する[10]．または hMG/FSH 投与量の減量や，クロミフェンを併用した低卵巣刺激法（mild stimulation）を選択する[2]．PCOS 症例に対するメトホルモンの併用が OHSS 発症を有意に下げると報告されている[11]．解析された 9 つの RCT では，卵巣刺激開始前から hCG 投与前まで，メトホルミン 500 mg または 850 mg を 2〜3 回 / 日の内服としており，わが国で通常使用さ

表 6-9　OHSS のリスク因子

排卵誘発開始前リスク因子	・若年（35 歳未満） ・PCOS（polycystic ovarian syndrome）（Grade B） ・AMH＞3.4 ng/mL（Grade B） ・AFC（antoral follicle count）＞24 個（Grade B）
hCG 投与前のリスク因子	・発育卵胞＞25 個（Grade B） ・血中 estradiol（E$_2$）値＞3,500 pg/mL（Grade B）
hCG 投与後のリスク因子	・採卵個数≧24 個（Grade B） ・妊娠反応陽性

（文献2, 6）より作表，改変）
＊括弧内の表記は，米国生殖医学会のガイドライン[6]より引用したエビデンスの強さである．Grade A：推奨できる良質なエビデンスがある．Grade B：推奨するある程度のエビデンスがある．Grade C：推奨するエビデンスは不十分である．

表 6-10　OHSS 発症予防法

卵巣刺激前	・PCOS 症例に対するメトホルミン併用（Grade A） ・卵巣刺激方法として GnRH アンタゴニスト法の選択（Grade B） ・低用量アスピリン併用（Grade B） ・hMG/FSH の投与量を減らす ・クロミフェンを使用した低卵巣刺激法（mild stimulation）
卵巣刺激中	・GnRH アゴニストによる LH サージ誘発＋凍結融解胚移植（Grade A） ・hCG 投与の延期（coasting）（Grade C） ・hCG 投与量の減量（10,000 単位→5,000 単位）（Grade C）
採卵後	・採卵後の cabergoline 内服（Grade A） ・全胚凍結（Grade B） ・新鮮胚移植時の黄体機能補充として hCG を使用しない ・採卵後のカルシウム製剤静注（Grade B）

（文献2, 6）より作表，改変）
＊括弧内の表記は，米国生殖医学会のガイドライン[6]より引用したエビデンスの強さである．Grade A：推奨できる良質なエビデンスがある．Grade B：推奨するある程度のエビデンスがある．Grade C：推奨するエビデンスは不十分である．

れる 750 mg/ 日よりも高用量となっている点に注意が必要である．また，卵巣刺激開始日からアスピリン 100 mg/ 日の併用で OHSS 発症を低下させるとの報告がある[12,13]．

卵巣刺激開始後に OHSS のリスクが高いと判断した場合は，hCG の代用として，GnRH アゴニストによる内因性 LH サージを利用した卵子成熟を行う[14]．GnRH アゴニストによる排卵誘発周期の新鮮胚移植は OHSS の頻度は有意に低下するものの，生児獲得率も低下するため[14]，凍結融解胚移植が推奨されている[6]．E$_2$ 値が低下するまで hCG 投与を延期する coasting 法や，hCG 投与量を減量して投与する方法は推奨するエビデンスが十分ではないとされた[6]．

採卵後に OHSS のリスクが高いと判断した場合は，カベルゴリンを併用する．使用方法はさまざまであるが，hCG 投与時または採卵日からカベルゴリン 0.5 mg/ 日を 7～12 日間，長いもので 3 週間投与する方法が報告されている[15]．また，カルシウム製剤による OHSS 予防効果が報告され，カルシウムによる c-AMP 産生の阻害がレニン-アンギオテンシン系を抑制し，結果的に VEGF 産生が抑制されると推察されている．具体的には採卵日から採卵後 3 日目までの期間に 10％グルコン酸カルシウム 10 mL を生食 200 mL に混注し点滴投与することで有意に重症 OHSS の頻度を低下させたと報告されている[16-18]．また，わが国で多く施行されている全胚凍結は黄体補充を必要としない点，妊娠の回避も行えることから有意に OHSS の頻度を低下させる[6]．上記のように，OHSS は適切な管理により多くは予防できるが，完全な予防は困難であるため，排卵誘発を行う前の十分な説明と同意が重要である．

6) まれな病態の OHSS

妊娠中に自然発症するまれな病態の OHSS も報告されている[19,20]．その発症メカニズムとして，FSH 受容体遺伝子の機能亢進変異が考えられている．変異 FSH 受容体は FSH に対する特異性が低下し，hCG や TSH にも反応するため，排卵誘発剤を使用していないにもかかわらず妊娠初期に hCG が小卵胞の変異受容体に作用して多数の卵胞を発育させ OHSS を発症させると考えられる．また，異所性 FSH 産生によるもの[21]や FSH 産生腫瘍[22]，甲状腺機能亢進症合併妊娠での自然発症[23]などが報告されている．

（銘苅　桂子）

/ 文　献 /

6-1）流産
1）坂元正一：流産・早産の管理．研修ノート No57．pp4-6，日本母性保護産婦人科医会，1997.
2）日本産科婦人科学会：ART データブック．2015.
3）Homburg R, Armar NA, et al：Influence of serum luteinising hormone concentrations on ovulation, conception, and early pregnancy loss in polycystic ovary syndrome. BMJ, 297（6655）：1024, 1988.
4）Jakubowicz DJ, Iuorno MJ, et al：Effects of Metformin on Early Pregnancy Loss in the Polycystic Ovary Syndrome. J Clinical Endocrinol Metab, 87（2）：524-529, 2002.

6-2）異所性妊娠
1）斉藤英和：平成 28 年度倫理委員会 登録・調査小委員会報告（2015 年分の体外受精・胚移植等

の臨床実施成績および 2017 年 7 月における登録施設名）．日産婦誌，69：1841-1915，2017.

2）武谷雄二・上妻志郎・他：プリンシプル産科婦人科学 2 産科編．第 3 版，pp310，メジカルビュー社，2014.

3）Lavy G, Diamond MP, et al：Ectopic pregnancy：its relationship to tubal reconstructive surgery. Fertil Steril, 47(4)：543-556, 1987.

4）Fanchin R, Ayoubi JM, et al：Uterine contractility decreases at the time of blastocyst transfers. Hum Reprod, 16：523-525, 1996.

5）Smith LP, Oskowitz SP, et al：Risk of ectopic pregnancy following day-5 embryo transfer compared with day-3 transfer. Reprod Biomed Online, 27(4)：407-413, 2013.

6）Li Z, Sullivan EA, et al：Risk of ectopic pregnancy lowest with transfer of single frozen blastocyst. Hum Reprod, 30(9)：2048-2054, 2015.

7）Londra L, Moreau C, et al：Ectopic pregnancy after *in vitro* fertilization：differences between fresh and frozen-thawed cycles. Fertil Steril, 104(1)：110-118, 2015.

8）Franco JG Jr, Martins AM, et al：Best site for embryo transfer：the upper or lower half of endometrial cavity? Hum Reprod, 19(8)：1785-1790, 2004.

9）Marcus SF, Brinsden PR：Analysis of the incidence and risk factors associated with ectopic pregnancy following in-vitro fertilization and embryo transfer. Hum Reprod, 10(1)：199-203, 1995.

6-3）多胎

1）厚生労働省：平成 22 年度 人口動態統計特殊報告 出生に関する統計：出生数．単産─複産（複産の種類）・年次別─昭和 26 年〜平成 21 年．2010.
https://www.e-stat.go.jp/stat-search/files?page=1&layout=datalist&toukei=00450013&bunya_l=02&tstat=000001040871&cycle=8&tclass1=000001040872&stat_infid=000008704737&result_page=1&second=1&second2=1

2）Adegbite AL, Castille S, et al：Neuromorbidity in preterm twins in relation to chorionicity and discordant birth weight. Am J Obstet Gynecol, 190(1)：156-163, 2004.

3）Minakami H, Honma Y, et al：Effects of placental chorionicity on outcome in twin pregnancies. A cohort study. J Reprod Med, 44(7)：595-600, 1999.

4）村越　毅・上田敏子・他：多胎妊娠の短期および長期予後の検討．周産期新生児誌，41(4)：750-755，2005.

6-4）先天異常

1）Templado C, Uroz L, et al：New insights on the origin and relevance of aneuploidy in human spermatozoa. Mol Hum Reprod, 19(10)：634-643, 2013.

2）Kawai K, Harada T, et al：Parental age and gene expression profiles in individual human blastocysts. Sci Rep, 8(1)：2380, 2018.

3）Tsutsumi M, Fujiwara R, et al：Age-related decrease of meiotic cohesins in human oocytes. PLoS One, 9(5)：e96710, 2014.

4）Webster A, Schuh M, et al：Mechanisms of Aneuploidy in Human Eggs. Trends Cell Biol, 27(1)：55-68, 2017.

5）McCoy RC, Demko ZP, et al：Evidence of Selection against Complex Mitotic-Origin Aneuploidy during Preimplantation Development. PLoS Genet, 11(10)：e1005601, 2015.

6）Munné S, Chen S, et al：Maternal age, morphology, development and chromosome abnormalities in over 6000 cleavage-stage embryos. Reprod Biomed Online, 14(5)：628-634, 2007.

7）Franasiak JM, Forman EJ, et al：Aneuploidy across individual chromosomes at the embryonic level in trophectoderm biopsies：changes with patient age and chromosome structure. J Assist Reprod Genet, 31(11)：1501-1509, 2014.

8）Bonduelle M, Camus M, et al：Seven years of intracytoplasmic sperm injection and follow-up of 1987 subsequent children. Hum Reprod, 14 Suppl 1：243-264, 1999.

9）Davies MJ, Moore VM, et al：Reproductive technologies and the risk of birth defects. N Engl J Med, 366(19)：1803-1813, 2012.

10）千葉初音・有馬隆博：生殖補助医療とエピジェネティクス異常．医学のあゆみ．249(1)：49-

54, 2014.

6-5）静脈血栓閉塞症

1) Sugiura K, Kobayashi T, et al：Thromboembolism as the adverse event of combined oral contraceptives in Japan. Thromb Res, 136(6)：1110-1115, 2015.

2) Ou YC, Kao YL, et al：Thromboembolism after ovarian stimulation：successful management of a woman with superior sagittal sinus thrombosis after IVF and embryo transfer：case report. Hum Reprod, 18(11)：2375-2381, 2003.

3) Sennström M, Rova K, et al：Thromboembolism and *in vitro* fertilization – a systematic review. Acta Obstet Gynecol Scand, 96(9)：1045-1052, 2017.

4) Hellgren M, Blombäck M：Studies on blood coagulation and fibrinolysis in pregnancy, during delivery and in the puerperium. I. Normal condition. Gynecol Obstet Invest, 12(3)：141-154, 1981.

5) Delvigne A, Rozenberg S：Review of clinical course and treatment of ovarian hyperstimulation syndrome (OHSS). Hum Reprod Update, 9(1)：77-96, 2003.

6) 苛原　稔・矢野　哲・他：卵巣過剰刺激症候群の管理方針と防止のための留意事項．平成20年度生殖・内分泌委員会報告．日産婦誌．61(5)：1138-1145，2009.

7) Kinoshita S, Iida H, et al：Protein S and protein C gene mutations in Japanese deep vein thrombosis patients. Clin Biochem, 38(10)：908-915, 2005.

8) Kimura R, Honda S, et al：Protein S-K196E mutation as a genetic risk factor for deep vein thrombosis in Japanese patients. Blood, 107(4)：1737-1738, 2006.

9) Suzuki A, Sanda N, et al：Down-regulation of PROS1 gene expression by 17beta-estradiol via estrogen receptor alpha (Eralpha)-Sp1 interaction recruiting receptor-interacting protein 140 and the corepressor-HDAC3 complex. J Biol Chem, 285(18)：13444-13453, 2010.

10) Geva E, Jaffe RB：Role of vascular endothelial growth factor in ovarian physiology and pathology. Fertil Steril, 74(3)：429-438, 2000.

11) Roach RE, Lijfering WM, et al：The risk of venous thrombosis in women over 50 years old using oral contraception or postmenopausal hormone therapy. J Thromb Haemost, 11(1)：124-131, 2013.

12) Wells PS, Anderson DR, et al：Derivation of a simple clinical model to categorize patients probability of pulmonary embolism：increasing the models utility with the SimpliRED D-dimer. Thromb Haemost, 83(3)：416-420, 2000.

13) Wells PS, Anderson DR, et al：Evaluation of D-dimer in the diagnosis of suspected deep-vein thrombosis. N Engl J Med, 349(13)：1227-1235, 2003.

14) Elf JL, Strandberg K, et al：Clinical probability assessment and D-dimer determination in patients with suspected deep vein thrombosis, a prospective multicenter management study. Thromb Res, 123(4)：612-616, 2009.

15) Fancher TL, White RH, et al：Combined use of rapid D-dimer testing and estimation of clinical probability in the diagnosis of deep vein thrombosis：systematic review. BMJ, 329(7470)：821, 2004.

16) 日本産科婦人科学会：低用量経口避妊薬，低用量エストロゲン・プロゲスチン配合薬ガイドライン（OC・LEPガイドライン）2015年度版．2015.

17) Lidegaard O, Nielsen LH, et al：Risk of venous thromboembolism from use of oral contraceptives containing different progestogens and oestrogen doses：Danish cohort study, 2001-9. BMJ, 343：d6423, 2011.

6-6）卵巣過剰刺激症候群（OHSS）

1) 本庄英雄・田中俊誠・他：生殖・内分泌委員会報告「卵巣過剰刺激症候群（OHSS）の診断基準ならびに予防法・治療方針の設定に関する小委員会」．日産婦誌，54：860-868，2002.

2) 日本生殖医学会：卵巣刺激症候群の予防・治療．生殖医療の必修知識2017．pp378-386，日本生殖医学会，2017.

3) Neulen J, Yan Z, et al：Human chorionic gonadotropin-dependent expression of vascular endothelial growth factor/ vascular permeability factor in human granulosa cells：importance

in ovarian hy- perstimulation syndrome. J Clin Endocrinol Metab, 80(6)：1967-1971, 1995.

4) McClure N, Healy DL, et al：Vascular endothelial growth factor as capillary permeability agent in ovarian hyperstimulation syndrome. Lancet, 344(8917)：235-236, 1994.

5) Pellicer A, Albert C, et al：The pathogenesis of ovarian hyperstimulation syndrome：*in vivo* studies inves- tigating the role of interleukin-1b, interleukin-6, and vascular endothelial growth factor. Fertil Steril, 71(3)：482-489, 1999.

6) Practice Committee of the American Society for Reproductive Medicine. Prevention and treatment of moderate and severe ovarian hyperstimulation syndrome：a guideline. Fertil Steril, 106(7)：1634-1647, 2016.

7) 厚生労働省：重篤副作用疾患別対応マニュアル．卵巣過剰症候群（OHSS），2011. http://www.mhlw.go.jp/topics/2006/11/dl/tp1122-1r01.pdf

8) Papanikolaou EG, Tournaye H, et al：Early and late ovarian hyperstimulation syndrome：early pregnancy outcome and profile. Hum Reprod, 20(3)：636-641, 2005.

9) 苛原　稔・矢野口　哲・他：卵巣過剰刺激症候群の管理方針と防止のための留意事項．平成20年度生殖・内分泌委員会報告．日産婦誌，61(5)：1138-1145，2009.

10) Al-Inany HG, Youssef MA, et al：Gonadotrophin-releasing hormone antagonists for assisted reproductive technology. Cochrane Database Syst Rev, 4：CD001750, 2016.

11) Tso LO, Costello MF, et al：Metformin treatment before and during IVF or ICSI in women with polycystic ovary syndrome. Cochrane Database Syst Rev, (11)：CD006105, 2014.

12) Várnagy A, Bódis J, et al：Low-dose aspirin therapy to prevent ovarian hyperstimulation syndrome. Fertil Steril, 93(7)：2281-2284, 2010.

13) Revelli A, Dolfin E, et al：Low-dose acetylsalicylic acid plus prednisolone as an adjuvant treatment in IVF：a prospective, randomized study. Fertil Steril, 90(5)：1685-1691, 2008.

14) Youssef MA, Van der Veen F, et al：Gonadotropin-releasing hormone agonist versus HCG for oocyte triggering in antagonist-assisted reproductive technology. Cochrane Database Syst Rev, (10)：CD008046, 2014.

15) Leitao VM, Moroni RM, et al：Cabergoline for the prevention of ovarian hyperstimulation syndrome：systematic review and meta-analysis of randomized controlled trials. Fertil Steril, 101(3)：664-675, 2014.

16) El-Khayat W, Elsadek M：Calcium infusion for the prevention of ovarian hyperstimulation syndrome：a double-blind randomized controlled trial. Fertil Steril, 103(1)：101-105, 2015.

17) Gurgan T, Demirol A, et al：Intravenous calcium infusion as a novel preventive therapy of ovarian hyperstimulation syndrome for patients with polycystic ovarian syndrome. Fertil Steril, 96(1)：53-57, 2011.

18) Naredi N, Karunakaran S：Calcium gluconate infusion is as effective as the vascular endothelial growth factor antagonist cabergoline for the prevention of ovarian hyperstimulation syndrome. J Hum Reprod Sci, 6(4)：248-252, 2013.

19) Delbaere A, Smits G, et al：New insights into the pathophysiology of ovarian hyperstimulation syndrome. What makes the difference between spontaneous and iatrogenic syndrome? Hum Reprod, 19(3)：486-489, 2004.

20) Montanelli L, Delbaere A, et al：A mutation in the follicle-stimulating hormone receptor as a cause of familial spontaneous ovarian hyperstimulation syndrome. J Clin Endocrinol Metab, 89(3)：1255-1258, 2004.

21) Miras AD, Mogford JT, et al：Ovarian hyperstimulation from ectopic hypersecretion of follicle stimulating hormone. Lancet, 385(9965)：392, 2015.

22) Uchida S, Uchida H, et al：Molecular analysis of a mutated FSH receptor detected in a patient with spontaneous ovarian hyperstimulation syndrome. PLoS One, 8(9)：e75478, 2013.

23) Borna S, Nasery A：Spontaneous ovarian hyperstimulation in a pregnant woman with hypothyroidism. Fertil Steril, 88(3)：705, 2007.

Chapter 7

不育症

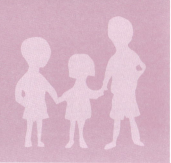

1 不育症とは

　不育症は，妊娠はするものの2回以上の流産・死産もしくは生後1週間以内に死亡する早期新生児死亡によって児が得られない場合，つまり，22週以前の流産を繰り返す反復流産（連続2回以上の流産の繰り返しをいう），習慣流産（連続3回以上の流産の繰り返しをいう）に加え，死産・早期新生児死亡を繰り返す場合と定義される．不育症の定義に合致する事例の約半数は偶発的流産であり，特別な治療を行わなくても次回妊娠予後は良好であるが，残りの半数では，凝固異常や夫婦の染色体異常，子宮形態異常などの共通のリスク因子が認められることがあり，それらに対する精査・加療が必要となる．

　しかし，いわゆる「不育症」は，検査方針やリスク因子ごとの治療方針が定まっていないことや，流産・死産してしまったというストレスがさらに流産・死産の要因になること，リスク因子がなくたまたま胎児染色体異常を繰り返しただけの全く健康なカップルが半数くらい存在することなどから，産婦人科医にとって難解な疾患となっていた．これに対し，2008〜2010年度に厚生労働省科学研究費補助金「不育症治療に関する再評価と新たなる治療法の開発に関する研究」（研究代表者：富山大学齋藤滋教授，いわゆる不育症研究班）において不育症に関するさまざまなリスク因子評価がなされ，2011年3月に「不育症治療に関する再評価と新たなる治療法の開発に関する研究班をもとにした不育症管理に関する提言」が発表され，以降不育症に関する一定した検査・治療方針が広く日本に拡がってきているものと推測される．本研究班は現在もAMED成育疾患克服等総合研究事業「不育症の原因解明，予防治療に関する研究」として継続され，不育症のリスク因子，新治療法に関する研究が続けられている．詳細はWebサイト（フイクーラボ http://fuiku.jp/index.html）で確認することができる．

　不育症に関する研究は日進月歩であり，先に示したわが国から出された提言はもちろんのこと，世界各地から種々のガイドラインが発刊されており，それぞれに示されていることを正しく理解し，診断・治療に活かしていくことが肝要である．不育症の診断においては種々スクリーニング検査がなされ，種々の治療が行われている．それらの意義・有効性を検討し，示したことは非常に重要なことであると思われる．

2 不育症のリスク因子とその検査法

　不育症患者の診療の際には，産科学的知識はもちろんのこと，婦人科学，生殖医学の知識が必要となる．また治療方針が一定しないことや，検査法や治療法も日進月歩

であるため，常に最新の知識を身に付ける必要がある．しかし，産婦人科医にとって不育症の診断・治療に関する知識を得ることは容易ではなく，なかなか検査・治療を行うことができないとする報告[1]もあるため，不育症に関して最新の知識を得られるような体制づくりが必要である．

わが国における不育症のリスク因子の解析は現在も厚労省不育症研究班，AMED不育症研究班で継続されており，その詳細は，先に述べたフイク-ラボで見ることができる．これによると既知の不育症リスク因子として判明するのは40％ほどであり，残りの60％はリスク因子不明（原因不明）不育症と診断される．既知の不育症リスク因子には，子宮形態異常，甲状腺機能低下症・高プロラクチン血症などの内分泌異常，プロテインS低下やⅫ因子低下などの血栓性素因，抗リン脂質抗体症候群，転座などの夫婦染色体異常があげられる．これらに関しては，ある一定の治療方針が示されている．またリスク因子不明不育症の中には母体間の免疫異常を有するものが含まれているものと推測されるが，現在母体NK細胞や母体T細胞などの免疫機能異常は不育症のリスク因子には含まれておらず，今後の詳細な検討が待たれるところである．

1）各種ガイドラインから

2017年，欧州ヒト生殖医学会（ESHRE）から不育症に関するガイドラインが発表された．本ガイドラインでは，これまで広く行われていたさまざまな検査について検証された結果，いくつかの項目のみが実際に不育症の検査・治療として有効であるとされている．検査項目として推奨されているのは，ループスアンチコアグラント，抗カルジオリピン抗体（IgG, IgM），抗β_2GP1抗体および甲状腺検査（TSHと抗TPO抗体），子宮形態異常の検査（3D超音波あるいはsonohysterography：SHG）を推奨．SHGは子宮卵管造影よりも正確性が高いとしている）のみである．しかし，結論の出ていない，あるいは不育症と弱い関連がある検査項目として卵巣予備能検査，末梢血あるいは子宮内膜NK細胞検査などがあげられており，今後詳細が明らかになっていくものと思われる．

一方，米国生殖医学会で，不育症のスクリーニング項目として推奨されているのは，カップルの染色体検査，ループスアンチコアグラント，抗カルジオリピン抗体（IgG, IgM），抗β_2GP1抗体，プロラクチン，甲状腺検査（TSH），ヘモグロビンA1c，子宮形態異常の検査（HSG, SHG）のみである[2]．

わが国からは，日本産科婦人科学会より『産科診療ガイドライン産科編2017』が発表されており，その中で「反復・習慣流産患者の取り扱いは？」として施行すべき検査について記されている．本ガイドラインでは抗リン脂質抗体（ループスアンチコアグラント，抗カルジオリピン抗体，抗カルジオリピン抗体β_2GP1抗体），カップルの染色体検査および子宮形態異常検査（経腟超音波断層法，子宮卵管造影，子宮鏡検査）を推奨している．

以上のように，各国から出されているガイドラインによって推奨する検査内容や検査方法が異なるのが現状である．現在もなお不育症の病態解明のために日夜研究が行われており，適切な検査法や治療法などを明らかにすべくエビデンスを蓄積し，最適な評価法や治療法を開発していく必要がある．われわれは上記のことを踏まえ，不育

表 7-1　不育症検査項目

1. 子宮形態検査：3D 超音波
2. 内分泌検査
   ①ホルモン基礎値（LH，FSH，E$_2$，PRL）
   ②黄体期（E$_2$，P）
   ③甲状腺機能 fT3，fT4，TSH，抗 TPO 抗体，抗 Tg 抗体
   ④糖尿病検査 血糖値
   ⑤ビタミン D
3. 夫婦染色体検査：他の検査で異常がない場合，遺伝性疾患が疑われる場合
4. 抗リン脂質抗体
   ①抗 CLβ$_2$GPI 複合体抗体，抗 CL IgG 抗体，抗 CL IgM 抗体※ループスアンチコアグラント
   ②抗 PE IgG 抗体※，抗 PE IgM 抗体※
   ③抗 PS/PT 抗体※
5. 血栓性素因スクリーニング（凝固因子検査）
   ①第XII因子活性
   ②プロテイン S 活性もしくは抗原，プロテイン C 活性もしくは抗原，APTT
6. 免疫学的検査
   ① NK 細胞活性※
   ② Th1/Th2 比※
   ③子宮内膜 NK 細胞分布※

※保険診療外

症研究班での検査項目にそって，検査を進めている（表7-1）.

2）ライフスタイル

　不育症診療において，詳細な病歴の聴取は非常に重要である．家族歴の聴取により転座や遺伝的要因による流産が推定される場合もある．またそれまでの妊娠の詳細（流産時期，胎囊の大きさ，胎児心拍の有無，胎児の大きさなど）を聴取することにより流産時期を知ることができ，不育症の原因特定につながるような重要な情報を得ることができる.

　不育症診療では，妊娠に不利益をもたらすようなライフスタイルから脱却をはかってもらう必要がある．昨今の晩婚化・晩産化の影響により，厚生労働省人口動態統計によるとわが国における 2014 年の女性の初婚年齢は 29.4 歳，初産年齢は 30.6 歳である．流産率は女性の年齢が 20〜35 歳の間にあるときに，最も低いと報告されており，女性の年齢が 40 歳を超えると顕著に流産率は上昇する．90% 以上の確率で 2 人以上の子を持ちたい場合，自然妊娠のみで妊娠を期待する場合には 27 歳まで，体外受精・胚移植も治療の選択肢には入る場合でも 31 歳までに妊娠にトライするべきであると報告されている．また 1 人の子のみでよいという場合でも，自然妊娠のみでトライするのであれば 32 歳までに，体外受精・胚移植を含めても 35 歳までには妊娠にトライすべきであるとされている[3]．また過度の肥満ややせは妊娠に対して不利に作用するため，適切なダイエットや食事摂取を促すことも肝要である.

　現代社会は，ストレス社会であるといわれて幾久しい．ストレスが流産の原因になるか否かについては議論の余地があるところではあるものの，関連性があるとの報告

もあることから，過度のストレスは避けるべきであると思われる．また喫煙，過度のアルコール摂取，過度のカフェイン摂取と流産との関連が示されている．妊娠を希望する場合，可能な限り禁煙を促し，過度のアルコールやカフェインも取らぬよう指導する必要がある．

3）子宮形態異常

不育症研究班の報告によれば，わが国での子宮形態異常の頻度は約8％であると報告されている．子宮形態異常は妊娠第2三半期での流早産や，早産，胎位以上，帝王切開率の増加に関与することが知られている[2]．第1三半期における流産との関連については，いまだ明らかではないが，各ガイドラインにおいて子宮形態異常の評価は推奨されている[2,4]．一般に医学的には子宮奇形（uterine anomaly）という言葉が使われるが，奇形という言葉により心を痛める患者さんも少なくないため，先天性子宮形態異常という表現のほうがよいように思われる．子宮形態異常についてはこれまでいくつかの分類法が報告されているが，現在主として米国生殖医学会（ASRM）（図7-1）[5]およびESHRE（図7-2）[6]から出されている分類法が用いられることが多い．また最近ASRMから子宮中隔に関する分類法が報告された（図7-3）[7]．検査法としては，HSGには被爆の問題があり，生殖年齢女性に対する被曝量をできる限り減らすことを考えると，可能なのであれば，また卵管通過性を確認する必要がないのであれば3D超音波あるいはSHGにより子宮形態を把握することが望ましいと思われる．3D超音波では，非常に簡便な方法で子宮形状を描出することが可能である（図7-4）．なおMRIによる子宮形態評価は第一選択の検査法としては推奨されておらず，3D超音波が行えない場合に行われるべきであるとされ，実際3D超音波を施行することにより子宮形態の把握は十分可能である[4]．さらに子宮鏡検査を併用することにより，実際の形態の詳細を把握することができ，子宮鏡も非常に有用な検査である．また先天性子宮形態異常を有する場合，腎欠損など腎尿路系の異常を有する場合があるので，超音波，MRI，CTなど腎尿路系の確認を行う．

後天性子宮形態異常には，子宮筋腫，子宮内膜ポリープ子宮腺筋症，子宮腔内癒着症（アッシャーマン症候群）などがあるが，これらが不育症のリスク因子になるかど

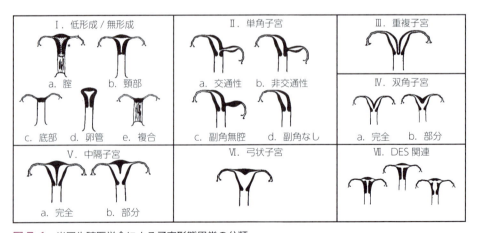

図7-1　米国生殖医学会による子宮形態異常の分類

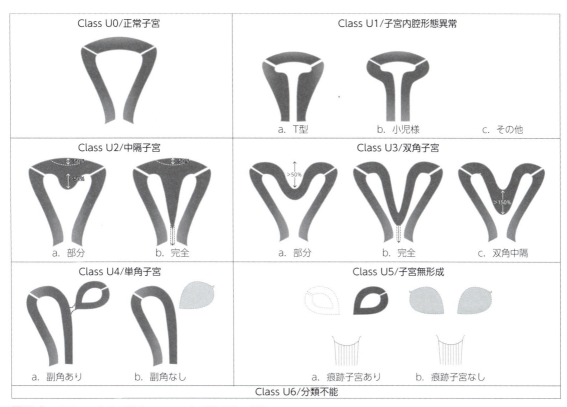

図 7-2 欧州ヒト生殖医学会による子宮形態異常の分類
Class U2 の中隔子宮は子宮の漿膜側の凹みが子宮筋層厚の 50％を超えないものであり，かつ内腔への突出が子宮筋層厚の 50％を超えるものである．
Class U3 の双角子宮は子宮の漿膜側の凹みが子宮筋層厚の 50％を超えるものである．さらに双角中隔子宮（U3c）は中隔の厚さが子宮筋層厚の 150％を超えるものである．

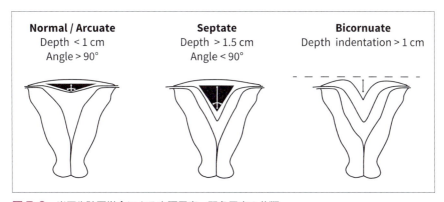

図 7-3 米国生殖医学会による中隔子宮・双角子宮の分類
正常子宮/弓状子宮：子宮内腔への凹みの突出が両側卵管を結んだ線から 1 cm 以上突出していないもの，かつ凹みの角度が 90 度以上であるもの．
中隔子宮：子宮内腔への凹みの突出が両側卵管を結んだ線から 1.5 cm 以上突出しているもの，かつ凹みの角度が 90 度未満であるもの．
双角子宮：子宮漿膜側の凹みが 1 cm より大きいもの．内腔の形状は中隔子宮と同じ．

A 正常子宮腔　　B 中隔子宮

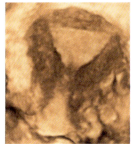
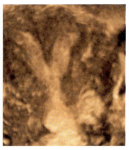

図7-4　3D超音波断層法による子宮形態検査

うかについては結論が得られていない．

4）染色体異常

　妊娠初期流産の約60％は偶発的な胎児染色体異常に起因するものである．不育症研究班によれば，わが国で相互転座やロバートソン転座，逆位などの均衡型染色体異常を有する頻度は約5％である．カップルの染色体核型分析を行うことによりリスク評価が可能であるが，転座保因者に対する治療が存在しないため，十分な遺伝学的カウンセリング体制のもとに検査を行う必要がある．またカップルのどちらに転座があることを明らかにするかどうかについてカップルの意志を十分に確認しなければならない．カップルの染色体検査については，先天異常児の出産歴，出生児や流産絨毛の均衡型転座歴など十分なリスク因子を評価したうえで施行されるべきである[4]．

5）内分泌異常

　不育症研究班によると，甲状腺機能異常はわが国では7％にみられる．甲状腺機能亢進，低下とも流産との関連性が示されている．特に甲状腺機能低下症は，黄体機能にも影響があり，結果流産となると考えられる．甲状腺機能は甲状腺刺激ホルモン（TSH）を測定し，TSH値が0.1～2.5 mU/Lにあれば正常と考える．TSHが2.5 mU/Lを超えている場合には，抗TPO抗体を測定する[8]．抗TPO抗体が陽性である場合にはレボチロキシン投与を検討する．また抗TPO抗体が陰性の場合でも，TSH値が正常上限を越えている場合にもレボチロキシン投与を検討する[8]．なおTSHや抗TPO抗体に異常を有する場合には甲状腺専門医による診断および治療が望ましい．甲状腺機能亢進症と流産との関連性は指摘されているものの不育症との関連性については明らかではない．TSHは上昇しているものの潜在性甲状腺機能低下症と診断され，経過観察となっているような場合には，妊娠成立後速やかにTSHを検査し，レボチロキシン投与の必要性を確認する必要がある（図7-5）[8]．

　高プロラクチン血症は，黄体機能不全，排卵障害，無月経の原因となる．このため，一度はプロラクチン値を評価しておくことが望ましいと思われる．また多嚢胞性卵巣症候群（polycystic ovary sundrome：PCOS）も流産との関連が示唆されている．特にインスリン抵抗性と流産との関連性が報告されている．また不育症女性ではインス

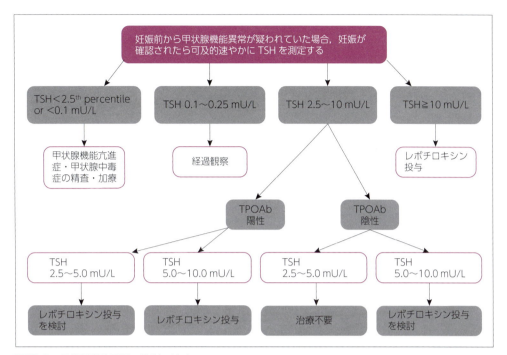

図 7-5　甲状腺機能異常の診断・治療

リン抵抗性が上昇していることが報告されている．現在研究段階の検査に分類されており，さらなる評価が望まれる．糖尿病は，コントロールが良好であれば特に問題はない．

最近，ビタミン D 欠乏と妊娠糖尿病，子宮内胎児発育遅延，妊娠高血圧症候群などの産科合併症との関連について報告されている[9]．ビタミン D 欠乏と不育症との関連についてはいまだ結論は得られてはいないものの，免疫異常を起こすことも報告されており[10]，また少なくとも妊娠中のビタミン D 内服による副作用は報告されておらず，ビタミン D が低下している場合には内服を検討してもよいものと思われる．

6）抗リン脂質抗体症候群

不育症研究班によると抗リン脂質抗体症候群（Anti-phospholipid syndrome：APS）は，わが国では約 10% にみられる．APS は動脈・静脈血栓症ならびに不育症，妊娠高血圧症候群などの産科合併症を主要な臨床所見とし，抗リン脂質抗体が検出されることにより診断される（表7-2）．APS の診断基準に示されているループスアンチコアグラント，抗カルジオリピン抗体（IgG，IgM），抗 β_2GP1 抗体は不育症の検査項目として必須である．このほかにも APS の診断基準には含まれてはいないが，フォスファチジルセリン依存性抗プロトロンビン抗体（aPS/PT 抗体），抗フォスファチジルエタノールアミン抗体（IgG，IgM）が研究用として測定可能である．なお抗リン脂質抗体症候群の診断は，初回検査および 12 週間以上あけた再検査が陽性であることが必須である．初回検査で陽性であったものが，12 週間以上あけた再検査で陰性であった場合を偶発的陽性という．1 回目の検査で検査が陽性であった場合の対

表7-2 抗リン脂質抗体症候群診断基準（2006年改訂）

臨床所見と検査所見を<u>それぞれ1つ以上</u>有するものを抗リン脂質抗体症候群と診断する.
臨床所見
  1. 血栓症：一回またはそれ以上の動脈血栓，静脈血栓，小血管血栓
  2. 妊娠の異常
    （ア）3回以上の連続した原因不明の妊娠10週未満の流産（本人の解剖学的，内分
        泌学的原因，夫婦の染色体異常を除く）
    （イ）1回以上の胎児形態異常のない妊娠10週以降の原因不明子宮内胎児死亡
    （ウ）1回以上の新生児形態異常のない<u>妊娠34週未満</u>の重症妊娠高血圧腎症・子癇
        や胎盤循環不全に関連した早産
検査所見：<u>12週以上の間隔で2回以上陽性</u>
  1. 抗カルジオリピン抗体 IgG か IgM が陽性
  2. ループスアンチコアグラント（LAC）陽性
  3. 抗 β_2GPI 抗体 IgG か IgM 陽性

表7-3 各検査のカットオフ値と99パーセンタイル

		SRL	BML	LSI
抗カルジオリピン抗体 IgG	カットオフ値（95パーセンタイル）	<10	<10	<10
	99パーセンタイル	<10.2	<14	<10
抗 CL-β_2GP1	カットオフ値（+6SD）	<3.5	<3.5	<3.5
	99パーセンタイル	<1.8	<1.9	<1.6

応としては，①検査結果を受けて抗凝固療法（アスピリン・ヘパリン療法）を開始する，偶発的要請の場合は治療を中止する，②2回目の検査結果がでるまで治療を開始しない，の2つの方法が考えられる．リスク因子不明不育症に対する抗凝固療法の効果は否定的であるので偶発的陽性例にはアスピリン・ヘパリン療法は不要であると思われる．しかし偶発的陽性例においても無治療では，その後の妊娠成績が良好ではない[11]ので，アスピリン療法のみを行う方法もある．治療をどのように行うかは患者サイドともよく相談の上治療法を検討する必要がある．また抗リン脂質抗体のカットオフ値と抗リン脂質抗体の診断基準である99パーセンタイルとは異なる場合があるので注意を要する（表7-3）.

7）凝固異常（血栓性素因）

不育症研究班によるとプロテインS低下，プロテインC低下，第XII因子欠乏などの凝固異常は，わが国では約15％にみられる．プロテインSの低下は不育症研究班による報告では，無治療では成績がよくないこと，抗凝固療法（アスピリン・ヘパリン療法）により成績が改善することが報告されている[11]．しかし，プロテインS低下の有無による検討では，その後の妊娠予後に差がない報告もされている[12,13].

8）リスク因子不明（原因不明）不育症への対応

一般に不育症の約60％はリスク因子不明の原因不明不育症と診断される．不育症に関するリスク因子を検索したものの原因を特定できない場合でも，患者側はなんら

かの治療を求めてくることが多い．さらに医療者側にとっても何もしないで経過を見るということはあまり好まれず，患者からの要望もあれば，"とりあえず"アスピリンなどを処方することもあるのではないかと推察される．しかし，原因不明不育症に対するアスピリン療法やヘパリン療法の有効性は否定的であり[14,15]，最も有効であろうとされているのは Tender loving care である．すわなち，精査を行ってもリスク因子を有さないリスク因子不明（原因不明）不育症であった場合，安易にアスピリンやヘパリンを使用するのではなく，十分にカウンセリングを行い，次回妊娠に対する不安を取り除く．そして無治療で次回妊娠に臨んでも妊娠は継続する可能性は高いことを十分に説明し，患者および家族の理解を得ることが肝要である．

3 不育症の治療法

1）子宮形態異常

子宮形態異常，中でも中隔子宮（図7-6）は流早産，胎位異常との関連が指摘されている．不妊を惹起するか否かについては十分な結論が得られていないものの，妊孕性を低下させるとの報告があり[7]，不育症症例，不妊症症例ともに，中隔子宮に対する治療は合目的であるといえる．中隔の切除は，子宮鏡下に行うことで，低侵襲に手術を完遂することが可能であり，多くの有効性に関する報告がなされている[7]．中隔子宮における中隔切除は子宮鏡手術のみ（図7-7a）で十分可能であるが，われわれは細径腹腔鏡補助下に行うことにより子宮鏡の光を確認することにより残存子宮筋層の厚さを確認し，術中透視も併用することにより手術時に子宮形状の正常化を確認し，完遂度を高める試みを行っている（図7-7b）．

2）甲状腺機能異常

甲状腺機能に関する治療ガイドラインによれば，妊娠を希望する場合，TSH<2.5 mU/L であることが推奨されており，甲状腺機能低下症はもちろんのこと，無症候性甲状腺機能低下症であっても，その後の妊娠に影響を及ぼすことが知られている[8]．よって甲状腺機能検査（TSH，抗 TPO 抗体）値が治療必要域に入る場合には TSH 値<2.5 mU/L を目標としてレボチロキシン（T_4）による治療を検討する．なお，先述のとおり，甲状腺機能異常が見られた場合には可能な限り甲状腺専門医へ意見を仰ぐことが望ましい．

3）染色体異常

晩婚化，晩産化の影響により，また不妊症患者の増加により初回の流産であっても絨毛染色体検査を施行する機会は増加しているものと思われる．現在，絨毛染色検査には保険適応がないため，自費診療で行われている．本検査を施行することにより，染色体正常流産の有無を確認することができ，より早期に検査・治療介入をすることができるものと思われる．われわれは不妊治療により妊娠が成立し，残念ながら流産に終わってしまった場合には，患者への十分な説明と同意のもと，絨毛染色体検査を施行することを心がけている．実際，1回目の流産であっても不育症に関する検査を施行することを希望する患者も少なくなく，このような方々すべてに不育症検査をす

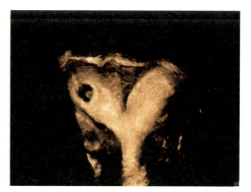

図 7-6　中隔子宮の妊娠初期 3D 超音波

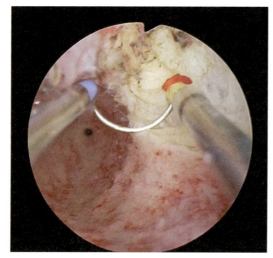

図 7-7a　子宮鏡下子宮中隔切除術

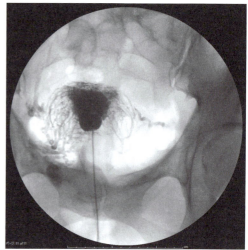

図 7-7b　子宮鏡下子宮中隔切除術中透視
（手術時透視を併用することにより子宮形態が正常化していることを確認する）

ることは適切ではないと思われる．しかし，絨毛染色体検査の結果が正常核型であったのであれば，不育症に関する検査を施行する意義は十分にあると思われる．

4）抗リン脂質抗体症候群や血栓性素因に対する抗凝固療法

　抗リン脂質抗体症候群やプロテインＣ欠乏症，プロテインＳ欠乏症などの血栓性素因を有する不育症に対しては抗凝固療法，すなわち低用量アスピリンと未分画ヘパリンの併用療法を行う．両者とも妊娠成立後すぐ投与開始するが，妊娠前から投与する方法もある．ヘパリン（現在保険適応があるのはヘパリンカルシウムモチダのみ）は在宅自己注射が可能である．ヘパリンカルシウムモチダは，プレフィルドシリンジであり，注射針をつけるだけで比較的容易に自己注射（皮下注射）が可能である．なお患者の利便性を鑑みると可能な限り細い針を使用することが望ましく，ヘパリンの分子量を考慮すると 31G までは使用可能である．注射部位は腹部，大腿，上腕が推

奨されているが，パートナーなど注射可能な場合には疼痛の観点から背中に投与することもできる．なお在宅自己注射を導入するにあたっては患者教育が非常に重要であり，ヘパリンによるアレルギー発生のことも考慮すると可能な限り入院での指導，導入が望ましい．またヘパリン療法の重大な副作用にはヘパリン起因性血小板減少症（HIT）がある．一般的に HIT は，用量依存性に発生するといわれているが，少量のヘパリン投与でも HIT 発症が報告されている．また一過性であることが多いものの肝機能障害が発生することもあるので，投与開始前，開始後には血算や生化学検査，凝固機能検査を行うことが　望ましい．投与開始後は少なくとも 1 カ月に 1 回程度の採血検査が必要であると思われる．ヘパリン療法は陣痛開始まで，アスピリン療法は妊娠 28〜36 週まで投与する．ただし妊娠 28 週以降の投与は，患者への説明と同意のもと行う．また抗リン脂質抗体偶発的陽性例には低用量アスピリン療法を行う場合もある．

　なお抗リン脂質抗体の検査として抗フォスファチジルエタノールアミン抗体が測定されることもあるかと思われるが，抗フォスファチジルエタノールアミン抗体は抗リン脂質抗体症候群の診断基準には含まれておらず，ヘパリン在宅自己注射療法の保険適応はない．抗フォスファチジルエタノールアミン抗体陽性不育症が無治療では予後がよくないことも報告されており[11]，ヘパリン自己注射療法を行う場合もあるかとは思われるが，この際は保険診療外となることに注意が必要である．

5) リスク因子不明不育症のうち免疫学的異常を有する不育症

　遺伝学的に非自己である受精卵が子宮内膜に着床し，成長していくためには精妙な免疫機能の調整機構が存在し，胎芽の拒絶を阻止しその発育を保証する必要がある．子宮内および末梢血中に存在する NK 細胞，T 細胞などの免疫担当細胞は，複雑な免疫ネットワークを形成し，妊娠の成立・維持に関わっている．それら免疫異常を有する不育症の病態についてはいまだ研究段階にあり，個々の異常に対するさまざまな治療法が試みられている．リスク因子不明不育症に対する免疫グロブリン療法についてはその有効性が報告されている一方，否定的な意見もある．最近報告された免疫グロブリン療法に対するガイドラインによれば，免疫グロブリン療法は，免疫学的検査をしないで投与を行っても有効性は確認できないが，細胞性免疫異常を有する場合（NK 細胞活性の上昇や Th1/Th2 比の上昇，いずれも外注検査により測定可能）に有効であるとされている[16]．現在，本邦においてもリスク因子不明不育症に対する免疫グロブリン大量療法（胎嚢確認後可及的速やかに免疫グロブリン大量療法を行う）の臨床試験が行われており，結果が待たれるところである．われわれは末梢血 NK 細胞活性高値例あるいは子宮内膜において細胞傷害性 NK 細胞（CD16$^+$/CD56^{dim} 細胞）が増加している不育症症例に対する免疫グロブリン療法を施行している．免疫グロブリン投与により NK 細胞活性が低下すること[17]や妊娠継続のためには継続して NK 細胞活性を低値に保つことが必要である[18]との考えからわれわれは周期的投与を行っている．他にもイントラリピッドや抗 TNF-α 製剤が不育症の治療として有効である可能性があり，今後有効性について検討がなされていくものと思われる．

4 不育症の心理ケア

　何度も流産を繰り返し，次の妊娠が怖い．妊娠が成立しても喜べず，怖くて仕方がない．不育症患者は，常にそのような思いを有している．たとえば，「流産しても大丈夫，すぐまた妊娠するから大丈夫」「若いのだからまた頑張ればいいよ」「流産はよくあること」「まだ2回目の流産でしょ」「また流産したら来てください」．診療にあたる産婦人科医は，このような言葉を患者への心遣いのつもりでかけているかもしれない．しかし，不育症患者は常に妊娠継続への恐怖を抱えている．「大丈夫」「次，がんばれ」「よくある」など患者を思った言葉のつもりが，患者にとっては，「何が大丈夫なのか？」「次はどうしたらよいの？」「よくあるといわれても……」というように，自分はこの後どうしていったらよいのであろうとの不安を駆り立てていることになっているかもしれないということを常に肝に銘じなければならない．すなわち，じっくりと患者の話を傾聴し，その患者が抱えている問題を抽出していかなければならない．このような点が不育症診療を複雑にしていると考えられる．

　不育症診療においてよく使われる方法に Tender loving care という手法がある．Tender loving care は，包み込むような優しいケアということであり，そこには，カウンセリングのほか，リスクを十分にスクリーニングして説明すること，治療方針を明確にすること，家族や友人が話を聞いてあげること，職場や近所で気を使わなくてもよい配慮，妊娠後に超音波で胎児の状態を観察することなどが含まれるとされている．すなわち患者が安心して治療を受けられるように医療者が，そして家族や周りが心遣いをしてあげることであるといえる．Tender loving care は，体重コントロール，コーヒー・たばこ・アルコール摂取に対するアドバイスとともに，欧州ヒト生殖医学会（ESHRE）のガイドラインでは唯一確立された治療であるとされ[19]，先に述べた不育症研究班での解析[20]でもカウンセリングの有効性が示されている．

　なお，妊娠後に超音波で胎児の状態を観察することであるが，連日のように超音波することにより安心して過ごせるものがいる一方，あまりに頻回に超音波検査をすることで，かえって不安となる場合もあるようなので，患者と相談しながら診療回数を決定していくのがよいものと思われる．われわれは，妊娠初期から妊婦健診が開始される時期までの超音波検査について，不妊患者が妊娠成立した場合は1週間に1回程度の施行としているが，不育症患者の場合，患者の希望とも相談しながら週に1〜3回の超音波検査を施行している．

（福井　淳史）

/ 文　献 /

1) Kwak-Kim J, Han AR, et al：Current trends of reproductive immunology practices in in vitro fertilization（IVF）- a first world survey using IV-Worldwide.com. Am J Reprod Immunol, 69(1)：12-20, 2013.

2) Practice Committee of the American Society for Reproductive Medicine：Evaluation and treatment of recurrent pregnancy loss：a committee opinion. Fertil Steril, 98(5)：1103-1111, 2012.

3) Habbema JD, Eijkemans MJ, et al：Realizing a desired family size：when should couples start? Hum Reprod, 30(9)：2215-2221, 2015.

4) Group EEPGD：Recurrent pregnancy loss. Guideline of the European Society of Human Reproduction and Embryology, 2017.

5) The American Fertility Society classifications of adnexal adhesions, distal tubal occlusion, tubal occlusion secondary to tubal ligation, tubal pregnancies, mullerian anomalies and intrauterine adhesions. Fertil Steril, 49(6)：944-955, 1988.

6) Grimbizis GF, Gordts S, et al：The ESHRE/ESGE consensus on the classification of female genital tract congenital anomalies. Hum Reprod, 28(8)：2032-2044, 2013.

7) Practice Committee of the American Society for Reproductive Medicine. Electronic address Aao, Practice Committee of the American Society for Reproductive M：Uterine septum：a guideline. Fertil Steril, 106(3)：530-540, 2016.

8) Alexander EK, Pearce EN, et al：2017 Guidelines of the American Thyroid Association for the Diagnosis and Management of Thyroid Disease During Pregnancy and the Postpartum. Thyroid, 27(3)：315-389, 2017.

9) Aghajafari F, Nagulesapillai T, et al：Association between maternal serum 25-hydroxyvitamin D level and pregnancy and neonatal outcomes：systematic review and meta-analysis of observational studies. BMJ, 346：f1169, 2013.

10) Ota K, Dambaeva S, et al：Vitamin D deficiency may be a risk factor for recurrent pregnancy losses by increasing cellular immunity and autoimmunity. Hum Reprod, 29(2)：208-219, 2014.

11) 齋藤　滋・杉浦真弓・他：不育症治療に関する再評価と新たなる治療法の開発に関する研究班を基にした不育症管理に関する提言 2011.

12) American College of Obstetricians and Gynecologists Committee on Practice Bulletins-Obsterics：ACOG Practice Bulletin No. 118：antiphospholipid syndrome. Obstet Gynecol, 117(1)：192-199, 2011.

13) de Jong PG, Goddijn M, et al：Testing for inherited thrombophilia in recurrent miscarriage. Semin Reprod Med, 29(6)：540-547, 2011.

14) Kaandorp S, Di Nisio M, et al：Aspirin or anticoagulants for treating recurrent miscarriage in women without antiphospholipid syndrome. Cochrane Database Syst Rev, (1) CD004734, 2009.

15) Schleussner E, Kamin G, et al：Low-molecular-weight heparin for women with unexplained recurrent pregnancy loss：a multicenter trial with a minimization randomization scheme. Ann Intern Med, 162(9)：601-609, 2015.

16) Sung N, Han AR, et al：Intravenous immunoglobulin G in women with reproductive failure：The Korean Society for Reproductive Immunology practice guidelines. Clin Exp Reprod Med, 44(1)：1-7, 2017.

17) Fukui A, Kamoi M, et al：NK cell abnormality and its treatment in women with reproductive failures such as recurrent pregnancy loss, implantation failures, preeclampsia, and pelvic endometriosis. Reprod Med Biol, 14(4)：151-157, 2015.

18) 福井淳史：流産の原因と対策 免疫機構から見た流産の病態解明とその対策．日本産科婦人科学会雑誌，63(12)：2167-2184，2011.

19) Jauniaux E, Farquharson RG, et al：Evidence-based guidelines for the investigation and medical treatment of recurrent miscarriage. Hum Reprod, 21(9)：2216-2222, 2006.

20) 齋藤　滋・杉浦真弓・他：【不育症　最前線】不育症 over view．産婦人科の実際，60：1401-1408，2011.

Chapter 8

不妊症ケアの医療チーム

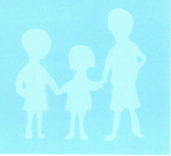

1 エンブリオロジスト

　　エンブリオロジスト（胚培養士）は広く社会全般にあってはいまだ知名度が十分に高いとはいえないが，今や生殖補助医療（ART）分野において不可欠なコメディカルの一職種として認知されたといえる．そしてその技能の優劣によってARTの治療成績が大きく影響されるということは明確な事実である．胚培養室業務の質の向上を目的として，2001年に臨床エンブリオロジストの会（現，日本臨床エンブリオロジスト学会），2002年に日本哺乳動物卵子学会（現，日本卵子学会）がいわゆる胚培養士の認定資格制度を開始した．その後，管理胚培養士の認定（日本卵子学会），顕微授精（ICSI）や胚凍結保存などの実技審査（日本臨床エンブリオロジスト学会）も行われるようになった．現在の日本卵子学会による管理胚培養士の資格は，ART培養室の管理者に必要とされる機器の管理や安全管理，品質マネジメントや人材育成など本来必須とされる事項よりも学術的な評価に重点が置かれており，改善の余地が大きいと思われる．ちなみについ最近，臨床心理士の国家資格化が決定した現在，公的医療機関の医療現場に従事する専門職の中で，胚培養士は国家資格化を果たせていない稀有な資格の1つとなっている．

　　寺田ら[1]による最新の資格取得者の特徴を見てみると，性別は男性が20％，女性が80％と圧倒的に女性の多い職種である．年齢分布では20～29歳の若年層が72％を占めている．また，最終学歴の専門性では，農学系（動物関連），医療技術専門学校がそれぞれ28％，13％と大きなシェアを占めるが，工学，薬学，教育，栄養学，経済学など非常に多岐にわたっている．さらに，受験者の48％が経験年数1～2年，29％が3～4年と入職後，より早い時期に即戦力となるように求められていることが伺え，女性が多いことも含めて，人材の入れ替わりが激しい職種であることがわかる．高山ら[2]は日本産科婦人科学会のART登録施設を対象としてART培養室に関する全国調査を行っている．それによると常勤胚培養士ひとりあたりの年間採卵周期数の中央値は88.3周期（平均値：104.3±4.8）であったが，中には常勤胚培養士ひとりで300件を超える採卵を行っている施設もあった．なお，日本生殖補助医療標準化機関（JISART）は年間採卵件数125件に対して胚培養士1名の配置を推奨している．このような背景にあって，各ART培養室の客観的な質の評価が今後さらに重要となってくる．

　　重要業績評価指標（key performance indicators：KPI）は，業務プロセスのパフォーマンスを評価するための指標である．ART培養室における胚培養士のパフォーマンスは数値化できるさまざまな指標によって評価されるべきである．たとえば，ICSIにおける精子注入卵子あたりの正常受精（2PN2Pb）率や変性率，胚盤胞の凍結融解

表 8-1　ART ラボにおける KPI*

処置ステップ	指標	コンピテンシー	ベンチマーク	定義
採卵	卵子回収率	—	80〜95%	回収数/穿刺数
	卵子成熟度	—	75〜90%	MII/回収 COCs
精子調整	調整後運動率	≧90%	≧95%	前進運動率
媒精（cIVF）	受精率	≧60%	≧75%	2PN/媒精卵数
	多精受精率	<6%	<6%	≧3PN/媒精卵数
	1PN 率	<5%	<5%	1PN/媒精卵数
媒精（ICSI）	受精率	≧60%	≧75%	2PN/注入卵数
	1PN 率	<3%	<3%	1PN/注入卵数
	変性率	≦10%	≦5%	変性卵/注入卵数
	受精不能率	<5%	<5%	2PN ゼロ周期/刺激周期数
発生	D2 分割率	≧95%	≧99%	卵割胚/2PN
	D2 発生率	≧50%	≧80%	≧4 cell/2PN
	D3 発生率	≧45%	≧70%	≧8 cell/2PN
	D5 発生率（total）	≧40%	≧60%	胚盤胞/2PN
	D5 発生率（good）	≧30%	≧40%	良好胚盤胞/2PN
胚生検	生検成功率	≧90%	≧95%	DNA 増幅/生検数
凍結	胚盤胞生存率	≧90%	≧99%	生存胚/融解胚数
着床	分割期着床率	≧25%	≧35%	確認胎嚢数/移植胚数
	胚盤胞着床率	≧35%	≧60%	確認胎嚢数/移植胚数

*35 歳未満で，初回または 2 回目の治療サイクルにある症例

後の生存率などである．これらの評価は各施設で独自に定めたローカルな目標値を用いて行うこともできるが，その場合には各施設の状況により根拠に乏しい数値になりやすいので，業界全体で定めた参照指標（referential indicator：RI）を利用するほうが望ましい．The Vienna consensus は ART ラボ業務の品質マネジメントシステム（quality management system：QMS）には不可欠な重要 KPI を提示している[3]（表8-1）．なお，穿刺卵胞あたりの卵子回収率は卵巣刺激の精度や医師の技術的能力が影響し，また胚移植後の着床率には胚培養士だけでなく医師の技術的能力や患者背景などの要因も影響するので，ART ラボの KPI とするのは望ましくないとされている．その他の指標においても患者背景のばらつきなどを補正するために，「至適基準」となる患者サブセットを設けることが推奨されている．これは通常，「35 歳未満で，初回または 2 回目の治療サイクルにある症例」というのが一般的である．項目ごとに最低限のコンピテンシー（限度値）と大胆な目標（ベンチマーク）を設定しており，コンピテンシーはたとえば若手育成においてスキルが一人前の人員としてのレベルに到達しているかどうかの判断基準として活用できるし，またベンチマークはチーム全体，あるいは中堅やベテランを含めた各メンバーの継続的な quality management（QM）の指標として利用できる．ただ，cIVF 周期における 1PN 率に関してはその多くが正常 2 倍体であり，さらに胚盤胞培養により染色体の数的異常胚のほとんどが淘汰され

るという報告[4,5]もあるし，またICSI周期における1PN率はこの表には含まれていない3PN率とともに紡錘体可視化装置などの設備の有無によっても変動するのでKPIからは除外してもよいものと思われる．また，今後はICSIや精子調整，胚生検など一部の手技においては，操作に要する時間もKPIに加える必要があるかもしれない．

ところで，2017年12月9日付で公益社団法人日本産科婦人科学会より，以下のような通知文章が公表された．

「生殖医療の現場において，患者固有の内容に基づいて診断や治療に関する説明（例えば，精子，卵子，胚の状態の説明やそれに基づく治療法人の説明等）を行うことは医療行為の一環であり，医師以外が行うことは医療法上認められていない行為と考えます．

会員におかれましてはこの事に留意され，患者固有の内容に基づいて診断や治療に関する説明を患者に行う場合は，医師が行うよう注意を喚起します」

このような文章が公表される背景には，根本的に胚培養士の資格が公的に認められたものではなく，そのために職務分掌が明確になっていないことがあげられる．胚培養士の資格が生殖補助医療分野におけるより上位組織の管理監督のもと，早急に国家資格化されることが望まれる．

（沖津　摂）

2　不妊症看護認定看護師

不妊症看護認定看護師とは，日本看護協会認定看護師認定審査に合格し，不妊症看護分野において，熟練した看護技術と知識を有することが認められた者である．資格取得には，看護師免許を取得し実務研修が通算5年以上あること，うち3年以上は不妊症看護分野の実務研修があることを受験資格とし，日本看護協会の機関認定を受けた教育機関を受験し，合格後は一定期間の教育課程を修了した後，認定審査に合格した者に与えられ，資格取得後は5年ごとの更新審査を受け資格の継続を行う必要がある．2003年に初の不妊症看護認定看護師が誕生し，2018年1月現在では168名が登録している．

1）不妊症看護認定看護師の役割

認定看護師は特定の看護分野において，以下の3つの役割を果たす．

①個人，家族および集団に対して，熟練した看護技術を用いて水準の高い看護を実践する（実践）．

②看護実践を通して看護職に対し指導を行う（指導）．

③看護職に対しコンサルテーションを行う（相談）．

つまり，不妊症看護の分野では，不妊に悩むカップルや家族および集団に対して，熟練した看護技術を用いて看護実践を行うとともに，実践を通して看護職への指導と相談の役割を果たすことである．また，不妊症看護認定看護師教育基準カリキュラムの目的および不妊症看護認定看護師に期待される能力は表8-2に示したとおりである．

表 8-2 認定看護師教育基準カリキュラム（日本看護協会，分野：不妊症看護，2016年3月改正）

（目的）
1. 不妊に悩むカップル及びその家族，生殖機能の維持・温存を必要とする対象者に対し，専門的な知識と技術を用いて，水準の高い看護実践ができる能力を育成する．
2. 不妊症看護分野において，看護実践力を基盤とし，他の看護職者に対して指導できる能力を育成する．
3. 不妊症看護分野において，看護実践力を基盤とし，他の看護職者に対して相談対応・支援ができる能力を育成する．

（期待される能力）
1. 不妊症の病態の把握に加え，社会情勢を踏まえた最新知識をもとに，不妊症看護分野の対象者を統合して捉え継続的にアセスメントを行い，治療過程に応じた看護実践，支援体制づくりができる．
2. 不妊治療，生殖補助技術を受ける対象者に対し，適切な情報提供や相談を行い，治療について納得した自己決定ができるように支援することができる．
3. 不妊予防や生殖機能の温存の視点から，思春期や成人期の若年者に健康教育の一翼を担うことができる．
4. 治療後の妊娠・分娩・産褥・育児期や更年期を健康に過ごすことができるように治療中からサポートすることができる．
5. 不妊症看護の実践を通して，役割モデルを示し，看護職者への指導・相談対応を行うことができる．
6. より質の高い医療を推進するため，多職種と協働し，生殖医療チームや連携した他チームの一員として役割を果たすことができる．
7. 生殖医療を必要とする患者・家族の権利を擁護し，適切な倫理的判断に基づき，自己決定を尊重した看護を実践する．
8. 生殖医療の特徴を理解したうえで，看護の立場からリスクマネジメントができる．

2）不妊に悩むカップルへの看護実践

⑴ 不妊治療の現状

　女性の晩婚化によって，妊娠年齢および出産年齢が高年齢化している．日本女性の初婚年齢は1980年代に25.2歳だったが，約30年後の2013年には29.3歳と4.1歳上昇している．また，第1子出産時の母の平均年齢は，26.4歳が30.4歳と4.0歳上昇し，高年齢化が進んでいる[1]．不妊について日本産科婦人科学会は，妊娠を望む健康な男女が避妊をしないで性交をしているにもかかわらず，一年間妊娠しないものと定義している[2]．妊娠を望む女性の高年齢化によって不妊治療を希望するカップルは増加し，2015年には全出生児の19.7人に1人が生殖補助医療（assisted reproductive technology：ART）による出生児となった[3,4]．しかし，その一方でARTの妊娠率と流産率は，女性年齢の上昇とともに妊娠率は下降し，流産率が上昇している[5]．

⑵ 不妊に悩むカップルの心理

　子どもを欲しいと願うカップルは，毎月の月経によって妊娠していない事実を知り，不妊かもしれないと悩み始める．カップル間でもその事実を言葉にできない場合や他者へ相談できない場合があり，孤独に陥ってしまうことや周囲からの何気ない言葉に敏感になり傷ついてしまうこともある．そのため，不妊かもと悩む以前と比較して家族や周囲との関係性が疎遠となってしまい，自責感や孤独感が強くなる場合がある．また，医療機関を受診し検査によって不妊症と診断されるかもと予期不安が強くなることにより，受診の時期を遅らせてしまう場合もある．

　不妊治療を受けるカップルの中には，妊娠不成立による自信や自尊心の喪失，妊娠するはずだった子どもとの未来の喪失，費用や時間の喪失など多くの喪失を体験する場合がある．また，高年齢のカップルでは，ARTを実施しても妊娠に至らない症例や妊娠後に流産に至る症例があり，治療が長期化する場合がある．その結果，治療への期待の感情を表に出さないように自分の気持ちを抑制してしまう方，妊娠不成立に

よる悲しみやつらさを表現できなくなり感情の麻痺を起こす方もいる．悲哀感情に無意識に蓋をすることにより，悲嘆は潜在化し複雑化しやすくなる．

(3) 治療前から治療中，治療後までの看護支援

　不妊はカップルが子どもを欲しいと切望するが，妊娠に至っていない状態からなる．つまり，医療機関受診前であり不妊症と診断を受けていない場合でも，不妊のカップルは存在することになり，不妊に悩むカップルは医療機関を受診するかしないか，検査を受けるか受けないか，治療をするかしないかなど，多くの場面で意思決定をしなければならない．そのため，不妊症看護認定看護師は医療機関受診前でも相談できる窓口の開設や厚生労働省の不妊専門相談センター事業である電話・面接・メール相談への参加などを通して，不妊に悩むカップルの意思決定ができるように支援を行う必要がある[6]．

　不妊治療に伴う悲嘆過程は，喪失感情を表現でき，治療の振り返りから事実や経過の認識ができ，徐々に適応へのプロセスである「悲哀の作業」によって現実への適応ができるようになる．不妊治療による悲嘆の複雑化を防ぐためには，治療開始の時点から悲哀の作業が必要となり，その過程において，不妊カップルのライフサイクルの希望に沿った選択肢を見つけられるよう，適切な情報提供を行い，カップルで方針を意思決定できるような看護支援が重要である．また，妊娠に至った方に対しては，妊娠・出産・育児に向けて心身ともに健全に過ごせるよう継続的なケアを進めていく．そして，長い不妊治療の結果として妊娠・出産に至らなくても，カップルで最良の不妊治療に取り組んだという実感がもてるプロセスへの支援が重要である．

a. 不妊症看護認定看護師としての看護カウンセリング

　気持ちの表出：不妊治療を受けるカップルは，治療が長期間におよび自身で感情のコントロールができずにいる場合もある．そのため，カップルが安心して気持ちを話すことができる環境を提供し，表出できた感情を抑制させないようにする．

　気持ちの共感：カップルの気持ちを共感の姿勢で傾聴する．また，話した内容を復唱し，思いのままに訴えたことを整理する手伝いをする．

　治療の振り返り：カップルは治療に対して努力を行っており，その努力に対しての労いを行う．また，治療に対して行っていた努力や感情の整理を行う．

　自己認識の確認：自分やパートナーへどのような思いがあるのかを傾聴する．カップルで改めて考えてみることを促し言葉にしてもらい，その言葉の復唱を行うことで認識の確認をする．

　再適応：カップルによっては，2人でほとんど話し合わずに長期間治療をしている場合もあるため，個人としてカップルとしての治療への思いを傾聴し，治療に対しての個人やカップルの認識の確認をする．

　治療に対しての認識の確認と情報提供：医療者はカップルの考えをまずは受け止める．そして，そのときに必要な情報提供を行い，カップルで不妊治療の継続，休憩，終結……とさまざまな選択肢を選ぶことができるように支援する．その際に情報提供は，医療者側の偏った情報にならないよう，あくまでカップルの希望に基づくよう注意が必要である．また，カップルは多くの場面で自己決定を行う．そのプロセスでは，カップルの迷いや揺れに対して，感情の表出の場の提供，共感の姿勢で傾聴，自己認識の確認，自己選択できるように情報提供を行う．カップルの迷いや揺れが少しでも

和らぐように援助し，自分達らしい意思決定ができるように支援する．

⑷ 不妊に関する集団説明会と個別相談室の開催

　不妊に関する検査や治療内容は非常に多く，ARTになるとさらに専門的な情報提供が必要となり，カップルは診療時の医師からの説明だけでは理解し自己決定ができない場合がある．そのため，不妊症看護認定看護師は多岐にわたる情報内容を一般不妊治療やARTに分けた集団説明会を開催し，カップルの知識習得を目指すことを推奨している．また，カップルは検査や治療などへの不安や妊娠への焦燥感，苦悩を抱えている場合もある．そのため，対象の置かれている状況や今後の選択肢に関して適切な情報提供を行うとともに，心理的支援を行いながら一緒に考える機会を設ける個別相談を開設することを推奨し，カップルが意思決定できるよう支援を行う．

3） 生殖医療はカップルとの協働作業

　生殖医療は日々進歩しているため，自分達らしく納得する治療を選び，その選択をしたことを「自分たちが選んだ」と認識して取り組むことが大切である．また，妊娠・出産・子育てをあきらめない気持ちをカップルと医療者がともに持ち続け，全力を尽くすことも重要である．しかし，不妊治療を受けるカップルは必ずしも妊娠にたどり着くことができるとは限らないので，治療のプロセスをどのように過ごしたかが，その後のカップルの人生において重要な意味をもつこともある．生殖医療現場の不妊症看護認定看護師は，カップルの人生の大切な分岐点にかかわっていることを十分に自覚し，生殖医療チームの中でもっともカップルに近い存在であり，カップルへ寄り添うメンバーとして，看護支援を行わなければならない．

4） 生殖医療にかかわる看護職への指導およびコンサルテーション

　不妊治療を受けるカップルは身体的・精神的・経済的なさまざまな問題を抱えていることが多く，生殖医療にかかわる看護職は対象の背景を十分に理解し対応する必要がある．また，不妊治療を受けるカップルの事例以外にも，第三者の配偶子や胚の提供による妊娠・出産を希望する事例，代理出産を国内外にて希望する事例，養子縁組を希望する事例，着床前診断・出生前診断を希望する事例，不妊治療終了と時を同じくして更年期を迎えた事例，性別違和（性同一性障害）カップルの挙児希望の事例など，さまざまな事例に遭遇する．さらに，がん治療前の妊孕性温存を含め，将来子どもを希望する場合の精子・未受精卵子・受精卵や胚の凍結を希望する事例も増加している．初期の生殖医療での看護は，子どもを望む不妊カップルへの支援を中心に実践されてきたが，生殖医療技術の進歩，それによる家族形態の多様化に伴い，看護の対象も大きく変化してきた．そのため，不妊症看護認定看護師は多種多様なニーズに対応すべく他職種の医療専門職も参入してのチーム医療において，より高い不妊症看護の専門性とともに他職種との協調性も求められている．また，不妊症看護認定看護師が質の高い看護ケアを提供できるように役割モデルを示し，看護職への指導やコンサルテーションを行うこと，看護職だけでなく多職種を対象とした知識や技術を習得できる勉強会を開催し，より質の高い医療を生殖医療チームで提供できるように指導教育を行うことが求められている．

（小松原　千暁）

3 IVF コーディネーター

1) はじめに

　子を望むカップルには，専門性の高い医療だけでなくさまざまな支援が必要である．体外受精（IVF）をはじめとした生殖補助医療（ART）においては，その発展とともに従来の医師・看護師・臨床検査技師といった範疇を超えた新しい枠組みの多職種連携が深化している．本節では，従来の職種の枠を超えて特化した一般的あるいは一次的な不妊カウンセリングを行う専門職を IVF コーディネーターとして，不妊カウンセリングの定義や学会等が認定する各種資格を含めて詳説する．

2) 不妊カウンセリングとは

　人が病気で悩むのは必然的なことである．単に不妊というだけでは病気ではないが，不妊であることに悩みを有する不妊症は病気である．カウンセリングとは，病気に限らず悩みの解決あるいは軽減を目指して当事者が，専門的スキルや同様の経験に期待して非当事者の介在した状態で行う行為である．不妊カウンセリングの特性を考えるにあたり，不妊症の病気としての特殊性について表に示した（表8-3）．

　不妊カウンセリングの対象者になるのは，女性単独，男性単独，カップル，集団である．不妊カウンセリングの実施者になるのは，医師・看護師・胚培養士・臨床心理士・事務職・薬剤師・鍼灸師・ピア（ここでは不妊の経験者）などである．不妊カウンセリングの場所は，医療機関・行政機関・開業相談所・薬局などである．

　対象者の悩みが病的になれば，精神科医や心療内科医による診察が必要となることは当然のことであり，その必要性は産婦人科医・泌尿器科医が判断しなければならない．一方，その悩みに対してより心理的アプローチが必要になってくれば，臨床心理士による心理検査や心理療法を含む不妊心理カウンセリングが必要となってくる．これについては次節『心理カウンセリング』で述べられている．わが国では，2017年に公認心理師法が施行され2018年度の第1回試験を経て国家資格としての公認心理師が誕生した．このように不妊心理カウンセリングは，遺伝カウンセリング（次々節）とともに発展的な2次カウンセリングに相当するが，本節では，必要であれば2次カウンセリングに橋渡しをする役割を有する1次カウンセリングを中心に述べることとなる[1,2]．本書では，1次カウンセリングを行う職種を IVF コーディネーターとしているが，日本不妊カウンセリング学会が認定する不妊カウンセラーと体外受精コーディネーター，日本生殖心理学会が認定する生殖心理カウンセラーと生殖医療相談士

表8-3　不妊症の病気としての特殊性

1. 不妊であることで悩み，挙児を希望すれば不妊症という病気であるが，挙児を希望しなければ病気ではない．
2. 不妊症は，個人の病気ではなくカップルの病気である．挙児希望の度合いは，配偶者間で一致しているとは限らない．
3. 不妊症は，原則死に至る病ではない．加齢等により挙児が困難または不可能な状態になっても，治療の終焉が適切でなければ，その後の人生に悪影響が及ぶこともある．
4. 不妊症では働き盛りの年齢層が対象者となり，2人目以降では育児との両立も治療上の課題となる．

表 8-4　日本生殖医学会認定生殖医療コーディネーターの役割

実践

1. 生殖医療における検査・治療に関する看護
   1) 検査…生殖のメカニズムと不妊の原因および検査とその後の治療法に関する情報提供および相談，不妊症検査を受ける患者の看護
   2) 一般不妊治療…タイミング療法・人工授精を受ける患者の看護，排卵誘発剤を用いる患者の看護
   3) 生殖補助技術…配偶子や胚を扱う医療を受ける患者の看護および医療チーム内調整，在宅自己注射指導，卵巣過剰刺激症候群などの早期発見
2. 不妊に悩む治療中の個人もしくはカップルに対するカウンセリング
3. 患者教育
   1) 栄養・運動・喫煙などの健康教育
   2) 不妊学級の運営
4. 生殖医療により妊娠した女性およびカップルに対する周産期への継続性を配慮した支援
5. 生殖医療の終結段階にある個人もしくはカップルに対する支援
   1) 終結後の選択肢に関する情報提供およびニーズに対する相談
   2) 今後のライフステージにおける女性の健康生活に対する指導
6. 性機能障害に悩む個人およびカップルに対する支援
7. 近い将来もしくは過去の，手術，がん化学療法，放射線療法等により，造精機能障害，卵巣機能障害を有する可能性のある患者に対する支援
8. 生殖医療を受ける患者の看護における倫理的問題の判断と介入
9. 性，生殖全般に悩みを抱える個人（思春期・更年期）に対する情報提供，カウンセリング
10. 有効な社会資源の活用および自助グループとの協働

指導・相談

1. 他の看護職者に対する不妊症看護の実践を通じた指導・相談

管理

1. 生殖医療における患者中心のケア，患者の QOL 向上を目指すケアの促進
2. 生殖医療の医療安全管理における協働と調整
3. 看護実践および指導・相談に関する活動の客観的データを用いた評価

研究

1. 生殖医療および不妊症看護と関連する領域の研究論文の看護への活用
2. 看護実践を検証するための調査・報告
3. 生殖医療チームとしての共同研究活動への参画

がこれに該当する．このうち，生殖心理カウンセラーは，前述の臨床心理師国家資格制度発足により，2次カウンセリング業務を深化させていく職種に発展していくと予想される．なお，日本生殖医学会が認定する生殖医療コーディネーターは，医師における生殖医療専門医と同様の看護師における専門職種と位置付けることができ，不妊カウンセリングは主要な役割の1つとなる（表8-4）．公益社団法人日本看護協会 不妊症看護認定看護師（前節参照）または母性看護専門看護師であることが必須条件となる．

　不妊カウンセラーの満たすべき用件については，カウンセラーがとりわけ医療職でない場合や医療機関外でカウンセリングを行う場合には，特に注意が必要である．カウンセラーとして活動する多職種から構成された不妊カウンセリング関連の学会が定める学会認定制度は，認定カウンセラーが一定のレベルを満たしていることを社会に示す意味で，その果たす役割は大きい．そして，学会への出席をはじめとした学会活動へのカウンセラーの参加や更新制度は，認定カウンセラーの質的担保に必要不可欠

表8-5 日本不妊カウンセリング学会が定める認定不妊カウンセラー・認定体外受精コーディネーターの到達目標（概要）

・生殖医療に関する基礎的知識を有している
・Evidence に基づく不妊治療の基礎知識を有している
・不妊患者の心理・社会的問題を理解している
・不妊カップルの自立的決定を促すことができる
・Patient Centered Care（患者中心）の考えを理解し応用できる
・情報の適切な伝え方を知っており，それを応用できる
・ART のステップ，問題点，成績などについて理解しており，患者とさまざまな医療職種間をコーディネイトできる（体外受精コーディネーター）
・カウンセリングに関する基礎的知識を有しており，それを応用できる（不妊カウンセラー）

である．表8-5 に日本不妊カウンセリング学会が示す認定カウンセラーの到達目標を掲げた．

3) 不妊カウンセリングの分類

不妊カウンセリングの分類については，世界的にコンセンサスが得られているわけではない．ここでは，ESHRE のガイドライン[3] に沿って概要を述べる．

a. 情報収集と分析・考察と自己決定カウンセリング Information gathering and analysis and implications and decision-making counselling

医師は現症を把握して患者に主として医学的側面からの情報提供を行う．これを基本として，それぞれの職種の特長を生かした追加的情報提供を患者の求めに従って行い，患者が今置かれた状況と治療によって今後どうなっていくのかについて十分に理解し，適切な自己決定ができるように患者中心ケア patient-centered care の立場に立ってカウンセリングを行う．ときには，治療終結の方向に進むことや遺伝や卵子提供などのより専門的なカウンセリングを必要とする場合も生じる．生殖医療では，新しいテクノロジーが次々と臨床応用されるため，最新で的確な情報提供が行えるように各認定資格はおおむね5年ごとの更新を必要としている．

b. 支援カウンセリング Support counselling

さまざまな治療段階において患者はフラストレーションを感じ，そのときどきに応じた心理的支援を行っていく．支援カウンセリングは，医療機関受診中だけでなく，医療機関受診前や治療終結後も必要なことがある．

c. 治療的カウンセリング Therapeutic counselling

支援カウンセリングが治療的カウンセリングに進展することは，不妊症においてはしばしばある．治療的カウンセリングは，以下の要点に集約されていくことになる．

・個別の問題や家族史の投影
・置かれた状況の受容
・不妊であることの意味，影響や悲しみ
・別の人生，将来に向けた自己概念
・悩みの対処法や軽減
・問題解決
・性や結婚などの特別な事項

治療的カウンセリングは，熟達したエキスパートのみが行うべきであり，決してカ

ウンセラーが意図する方向に誘導するものであってはならない.

4）不妊カウンセリングの実践

不妊カウンセリングは，傾聴と共感を基本とするため，実施記録が的確に要点整理されて客観的であることが必要である. 記録を残すことが不可欠である一方で，個人情報が多く含まれていることから記録管理は厳格でなければならず，情報の外部漏洩等が生じないような体制作りを行わなければならない. 一方で，明確なカウンセリングチームを構成し，相談者の利益に資するような情報共有により問題解決能力を高めることも大切である. 医療機関においては，カウンセリングにより得られた情報が診療に役立てられることも患者利益となる. カウンセリングチームと医療チームの独立性と連携は，患者利益に照らし合わせて進めていく.

不妊カウンセリングにおいては，カウンセラーの基本職種の特性が大いに機能することもその特色である. たとえば，胚培養士であれば，女性側が過大なストレスを感じている場合に，受精後の胚発生に男性側の要因も関わっているという一般的な情報を提供することは，胚発生におきるフラストレーションの軽減に寄与することができる. 医療事務職であれば，医療費や助成金制度の詳細説明が経済的不安のある患者に有益なものとなる.

治療経験者（ピア）によるカウンセリング（ピアカウンセリング）は，がんや糖尿病などにおいても医療機関内あるいは医療機関外でさかんに行われているが，不妊治療経験者もまた，医学的知識やカウンセリングの基本などが到達目標を満たせば不妊カウンセリングの重要な担い手となる. わが国には不妊ピアカウンセリングを行うNPO 法人 Fine[4] が存在し，「現在・過去・未来の不妊体験者を支援する会」としてさまざまな活動を行っている. その中に不妊ピアカウンセラー養成のプログラムも含まれている.

厚生労働省が行う施策により地方自治体が設置して整備が進んでいる不妊（・不育）専門相談センターの役割も重要である. 医療機関に受診している患者が第三者的な相談を求めて面接・電話・インターネットなどの多様な媒体から，専門相談員の相談を受けることができる他，医療機関への受診を検討している治療前の対象者が相談できるという特長を有している. また，婦人科を中心とした不妊治療施設への敷居の高さを感じる男性側からのアクセスがしやすいのも，自治体設置相談センターの特長の1つとなっている.

医療機関外での不妊相談は，不妊治療を希望するカップルが訪れる鍼灸院や漢方薬局などでも実施されている. このような不妊相談が，1 次不妊カウンセリングとしての質的要件を満たしているか否かは重要であり，前述の関連学会活動や認定制度は，不妊で悩む男女の利益を考え発展していくことが求められる.

5）おわりに

不妊カウンセリングを 1 次カウンセリングと本章の他項で述べられている 2 次カウンセリングに分け，1 次カウンセリングについてまとめた. 人生の中で予期していなかった不妊という現実に直面したときに，悩みの自己解決に向けて人生の軌道修正を専門的に手助けする 1 次カウンセリングは必要不可欠であり，質的担保がなされなけ

ればならないことや，多職種で構成された関連学会活動の重要性について述べた．

（安藤　寿夫）

4　心理カウンセリング

1）心理職者とはどのような人たちか

⑴ 公認心理師の誕生

　わが国初となる心理職者の国家資格を定める「公認心理師法」が 2015 年に成立し，2018 年に最初の国家試験が実施された．国家資格という品質保証の目安ができたことで，医療者と心理職者との協働が容易になることが期待されている．本稿では，このような過渡期の状況を踏まえ，公認心理師だけでなく，従来の臨床心理士等も含めて，心理カウンセリングを行う専門家として「心理職者」という表記を用いる．

⑵ 生殖医療チームにおける心理職者の位置付け

　心理職者は生殖医療技術そのものにかかわることはほとんどなく，また，心理学的介入により妊娠率が改善するというエビデンスも得られていないため，妊娠に対する直接的な貢献度は低いかもしれない．しかし不妊治療が大きなストレスとなることは明らかであり，さらに近年の研究からは，患者が治療を続けられない理由として心理的苦痛（精神的苦痛）が大きく，それに対して心理職者による介入が有効であることが指摘されている[1]．また，これまで発展を続けてきたわが国の生殖医療も，生殖年齢人口の減少等の要因から，今後は施設の淘汰の時代が来ることが予想されている．これからの生殖医療施設において，患者の心理面に配慮することや専門的な介入ができる人材を配置することは，施設の生存戦略においても非常に重要であると考える．

2）心理カウンセリングが目指すもの

　不妊治療には 図 8-1 に示すようにさまざまな苦痛が伴う．医療者が妊娠を達成することでこれらの苦痛を解決しようとするように，心理職者は心理学的アプローチからさまざまな苦痛を経験する患者を支援しようとする．①身体的苦痛：痛みへの直接的な介入として種々のリラクセーション技法が用いられることがあるほか，痛みや副作用への不安が強い場合に，認知行動療法の系統的脱感作法などを用いて不安の軽減を図る．また，心理教育（後述）により患者の身体的負担に対する認知を適切な水準に補正しそれに対処しやすくするような介入も行う．②精神的苦痛：不安や抑うつへの心理学的介入を行うことはもちろん，不妊特有の喪失感に対するグリーフケアを行う．不妊特有の複雑で曖昧な喪失を経験する患者の葛藤をそのまま受け止める"悲しみの器"としてその場に"いる"ことが可能な心理職者の果たす役割は大きい．③社会的苦痛：不妊にかかわる意思決定は患者個人で完結するものではなく，家族や職場，社会との関係性に左右される．心理職者は関係性を扱う専門家として，カップル・家族療法を行うことや，対人関係をその患者なりに上手に対処できるよう社会的スキルを身に付けるよう支援することができる．④実存的苦痛：不妊患者の多くは，「なぜ自分が」「悪いことはしていないのに」不妊を経験しなければならなくなったのかという実存的苦痛を感じている．また不妊は子どもを持つことの意味や生きることそのものの意味を問いなおすことを要求される体験でもあるが，このような"正しい答え

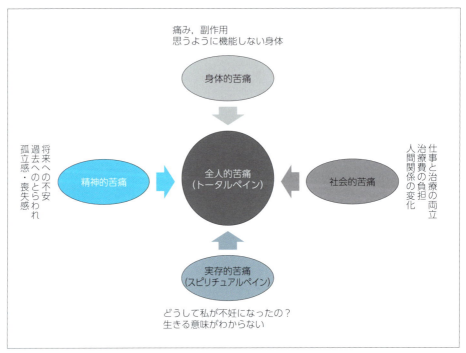

図 8-1 不妊の全人的苦痛

のない"不妊の実存的不安に対して医療的な解決は困難である．心理職者は患者との対話を通して，その人なりの不妊体験の意味を再構成し，患者の「なぜ」に応えようとする．

3) 心理職者が生殖医療実践に貢献できること
(1) ファティリティ・アウエアネスの担い手として

　心理職者は，患者やその家族に対して，現在の状況やこれから起こること，治療の意義などについて，心理面に配慮しながら伝えることができる．「心理教育（psycho-education）」と呼ばれるこの介入は，複雑で標準治療の確立していない生殖医療において，患者が自分らしい意思決定をしていくために非常に有益である．医療者による情報提供との違いは，「心理」という言葉が示すように，相手の不安や受容の難しさなどを受け止めながら双方向的なコミュニケーションに基づき実施されることである．

　近年，ファティリティ・アウエアネス（fertility awareness）という概念が注目されている．これは治療中の患者のみならず，今後不妊患者となりうる若い人々に生殖について正しい認識を持ってもらい，不妊に対する意識を高めることで，将来不妊で悩む人を少なくするという不妊予防の視点に立った概念である．このような活動で注意が必要なのは，「子どもを生み育てること」を絶対的な価値として伝達してしまう危険性であるが，心理職者は人生の選択や家族の多様性に開かれた態度をとっており，その人らしい生き方を支援する専門家であることから，ファティリティ・アウエアネス実践に適任であるといえる．

⑵ **不本意な形での治療中断・終結を減らす**

　前述のように，不妊治療の中断理由として，経済的要因と並び心理的要因が指摘されている．無論，不妊治療を継続することが必ずしも患者の幸福につながるとは限らないため，治療の中断や終結を希望する患者に「継続すること」を強いるようなことはあってはならない．しかしながら，不妊治療の苦痛を軽減することで，患者の治療意欲が増大し，その結果として患者が本来希望していた妊娠が達成される事自体は望ましいといえる．医療者が扱いにくい "治療によって妊娠の可能性があるのに治療をやめたい" と訴えるタイプの患者に対し心理職者がかかわることで，患者が治療との関係を丁寧に見直し，再び治療への動機づけを高めることが可能な場合もある．

⑶ **研究法の専門家として**

　心理職者の多くは，研究法に関する知識と経験を持っている．医学・看護学の研究を行うことは生殖医療の発展のために不可欠であるが，忙しい日々の診療を行いながら質の高い研究を行うことは容易ではない．昨今研究倫理が厳しく問われるようになっているが，研究計画の立案，研究目的に合った調査票の作成，適切な統計解析の知識等に関して必ずしも医療者は十分でないことがある．そのような場合に心理職者が研究にかかわることは，効率的に優れた研究を進めるうえで有用である．

⑷ **スタッフのインフォーマルなつなぎ役として**

　心理職者が心理カウンセリングを同僚に行うことは通常しない．それは面接関係以外の多重関係となり倫理的な問題があるからである．しかしながら，心理職者を雇用することによって，「何となく職場の雰囲気がよくなった」ということはよくいわれる．これは心理職がインフォーマルな形で職員間の人間関係の相談や，ときには私的な相談にも（適切な相談機関につなげることも含めて）乗ることができる存在だからである．本来の業務ではないが，心理職のこのような機能は組織における存在価値としてもっと認識されるべきことと考える．

4） 心理職者と協働する医療者のためのアドバイス

⑴ **「とにかく話をきいてあげて」に少し情報を付加する**

　心理職者が医療者からの紹介を受けて心理カウンセリングを開始する際に困るのは，「とりあえず話をきいてくれる人がいるから行ってみて」と紹介される場合である．もちろん，何も情報がないところからでも心理カウンセリングは行えるが，効果的な支援のためには患者の背景や現在の状況について，医療者から一言でも添えられると心理職者は働きやすくなる．また，医療者がその患者に心理カウンセリングを勧めた理由や，その患者との間での "困り感" について伝えてもらえると，医療者のニーズにも応えやすくなる．

⑵ **情報共有の仕方**

　心理カウンセリングは，カウンセラーと患者との契約関係に基づく支援であるため，面接室内で話された内容については患者の許可なく他者に伝えることは原則としてできない．しかし，専門職の倫理としての守秘義務が医療者には「何が行われているのか分からない」という密室性への不審感やチーム医療を乱すように受け取られてしまう可能性がある．医療者が知りたいのは，治療に影響しうる患者の心理特性や心理社会的状況についてであろう．心理職者は，患者に対して心理カウンセリングのイン

フォームド・コンセントを行う際に，「面接で話された内容で，医療者と情報共有することがあなたの利益になると考えられる場合には，医療者に伝えることを考えましょう」と了解を取っておいて，医療者との適切な情報共有を図ることが必要である．また，医療者も，心理職者にとっての秘密保持の重要性を理解し，興味本位ではなく，患者へのよりよい支援のために情報共有をしたいということを心理職者と話し合い，集団守秘義務の取り決めをしておくことが望ましい．

⑶ 患者への心理カウンセリングの勧め方

　わが国ではまだ心理カウンセリングは一般的な支援ではないため，患者自身が偏見や誤解を持っているためにカウンセリングを勧めても利用につながらないことがまま見られる．海外の不妊カウンセリングにおいても，支援が必要な人ほど利用したがらないということが指摘されている[2]．不妊患者にとって，心理カウンセリングの利用を勧められることは，何か精神的な問題や病気を持っているからとか，あるいは単に"厄介な"患者として見放されたという「見捨てられ不安」を惹起し，抵抗感が強くなってしまうこともあるだろう．医療者が心理カウンセリングを勧める際のポイントとしては，①心理カウンセリングは患者が不妊治療と今よりも上手に付き合っていくために役立つものであること，②心理カウンセリングを勧めるのは，患者が精神的な病気や問題を抱えているからではなく，医療チームとして患者を多面的に支援することの一環として心理ケアを行っているからであること，③心理カウンセリングを勧められると，多くの患者は「医師に見捨てられた」と感じるが，その認識は正しくなく，患者が希望する限り，治療は継続でき，そのために施設として全力を尽くすことに変わりがないと保証すること，などがあげられる．

（平山　史朗）

5　遺伝カウンセリング

　日本生殖医学会の 2016 年の報告よると，わが国での生殖補助医療（ART）による出生児は 54,110 人，約 18 人に 1 人という驚くべき頻度となっている（図 8-2）．今や約 6 組に 1 組が ART を受けており，特筆すべきは，治療を受けている女性の年齢のピークが 40 歳であり世界で最も高年齢となっていることである[1]．また出生数約のうち，35 歳以上は 20％を超え，ART 後の割合は，高年妊娠，晩産化となっており，ART を要しての妊娠が 5％に迫る状態となっている背景がある．

　体外受精（IVF）という医学的な介入を要して妊娠したカップルにとって，自然妊娠との違いによる児へのリスクなど，周産期異常に関して非常に大きな不安をもっていることが多い．

　このようなクライエントに対し，現時点での得られる情報をもとに遺伝カウンセリングを施行することはきわめて重要である．

1）遺伝カウンセリングのポイント

　現在のところ ART が先天異常，出生後の児の健康に明らかに影響を及ぼすとは認められていない[2]．クライエントを前にした際には，まず ART における遺伝学的な現状の問題点の概要を伝え，さらにクライエント個別の妊娠に至るまでの医療技術，

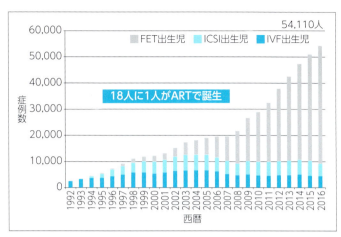

図 8-2　年別出生児数（2016）

背景を考慮し，カウンセリングを進めていくことが必要である．

カウンセリングする時期（週数）により差はあるものの，伝えるポイントとして以下があげられる．

①現在報告されている IVF，顕微授精（ICSI）後の児の予後についての現状．

体外受精-胚移植（IVF-ET），ICSI の染色体異常は，およそ 3％程度，大奇形は約 4％．一般頻度に比べて高いが，異常の種類に特異なものは明らかとはなっていない．

② IVF の物理的（器械的操作，培養環境など）な影響はいまだ不明であること．

③エピジェネティックな変化による疾患についての可能性を示した報告はあるが，因果関係が証明されてはいないこと．

④高年妊娠に伴う先天異常の頻度，周産期合併症など．

母体年齢のもつ常染色体異数性の発生や，IVF-ET による胎盤位置異常，多胎妊娠による早産の問題，卵子提供による分娩時の多量出血など．

⑤男性因子の場合，Y 色体に関連した疾患（Y 色体の異数性・構造変化，Y 染色体微小欠失など）の伝播．

ICSI の適応である男性因子の場合，Y 染色体微小欠失の次世代男児への伝播，あるいは Y 染色体の構造変化などの伝播の可能性．性染色体異数性，たとえば 47, XXY；Klinefelter 症候群の実際の精子では，通常の X, Y を 1 本もつことなど．

⑥着床前診断（PGD），着床前スクリーニング（PGS）が，その後の児に及ぼす影響などについて言及する必要もあるが，十分なデータは蓄積されていない．

⑦ ICSI にみられる特異な多胎（キメラ現象）．

1 卵生双胎児の形態をとりながら，児の性が異なる現象．

2）ART による先天異常（染色体異常）

生まれながらに何らかの変化（異常）をもっているものを先天異常と呼ぶ．100 人の新生児では 5～6％の割合で認められる．染色体異常は，一般集団では約 0.6％であるのに対し，IVF-ET，ICSI では妊娠成功例において約 3％と前後といわれている[2]．

Bonduelle[3] らの報告：ICSI で生じた染色体異常の 45％は父方染色体構造異常を

表8-6　IVF-ETにより成立した妊娠の染色体異常

報告者	年	症例数	頻度
Westergaard et al	1999	207	3.4%
Bonduelle et al	2002	493	3.0%

表8-7　ICSIにより成立した妊娠に発生する染色体異常

報告者	年	症例数	頻度
Westergaard et al	1999	56	4.5%
Samii et al	2000	98	4.2%
Bonduelle et al	2002	1,437	2.9%

認める．IVF-ETの2/3はトリソミー13，18，21であり，残りは構造異常であった．IVF-ETにより妊娠の成立した3,329例のうち，出生に至った2,995児の2,955例は生産であり，40例は死産であったと報告している．ICSIにより出生した2,889例のうち1,437例に出生前診断が行われ，染色体異常は2.9％であったとしており，その内訳は9例が中絶を選択し，3例が死産，残り30例は臨床上特に異常所見は認めなかったと報告している．また，IVF-ET3,329例中，493例に出生前診断が施行され，3.0％に染色体異常が認められた．大奇形は，ICSIから3.4％，IVF-ETでは3.8％であった．また，ICSIの単胎妊娠からは，3.1％，多胎妊娠から3.7％，IVF-ETにおいても単胎妊娠で3.1％，多胎妊娠で4.5％と多胎妊娠での先天異常の頻度が上昇することが示唆された．

　Westergaard[4]らの報告：デンマークの体外受精登録調査から2,245児（IVF-ET1,913児，ICSI 180児，凍結胚移植105児，卵子提供47児）の分析では，妊娠継続例における絨毛診断（CVS），羊水染色体検査の結果では，ICSIで5.4％，IVF-ETで3.4％の染色体異常が発見されたと報告している（表8-6, 7）．また，全体では大奇形は4.6％で，妊娠方法別では，IVF-ETで4.9％，ICSIで1.7％，凍結は2.9％，卵子提供では14.9％であったと報告している．大奇形，小奇形を合わせると4.8％となり，デンマークの一般集団における頻度2.8％と比べて高頻度であったとしている．

　Samli[5]らの報告：ICSIによる出生児98例のうち4.2％に染色体異常（羊水染色体検査から）が認められたとの報告がある．

　Setti ら[6]の報告：2,351人のIVFおよびICSI児の解析から，大奇形は3.8％とコントロールグループの3.3％より高く，さらにEUROCAT（欧州先天異常調査）の頻度は2.0％であり，高い頻度となっている．しかし，コントロールに比べて，先天異常の種類に違いはなく，IVF-ET，ICSIに明らかに特有な異常は認められなかったと述べている．

　また最近の報告では，大奇形については対象妊娠群の4.2％に比べてIVF-ETでは9.0％，ICSIでは8.6％と明らかに高率であったとの結果も報告されており，先天異常の種類として筋肉骨格系，染色体，心血管系など特定の異常が有意に上昇したとの報告もある（表8-8)[7]．

　HansenらはARTによる単胎児での先天異常発生率に関して多変量解析し，その発生頻度が高率であることを示している[8]．

3) ART児の発育・健康

　ARTにより低体重児が多いとの報告があるが，それは多胎，早産によるところが

表 8-8　ICSI, IVF における先天性異常発生

	ICSI	IVF	自然妊娠（対照）
先天異常全体（形態形成異常）	9.7%	9.5%	4.2%
特異性先天異常	四肢奇形	四肢奇形心臓奇形	

表 8-9　ART と自然妊娠との比較

健康上の問題点	報告
精神的発育	
認知能・IQ	有意な差は見られない
脳性まひ	増加
運動的発育	有意な差は見られない
小児がん	一部増加か？
その他	
不妊症，停留精巣，男性不妊，	増加か？
多嚢胞性卵巣，子宮内膜症	

多いことに起因すると考えられる．しかし，他の先天異常では，ICSIによる出生男児で停留睾丸，男性不妊，ART出生女児における子宮内膜症，多嚢胞性卵巣などの遺伝的背景との関連を示唆するものもある．また一部には小児がんとの関連性を報告している報告もある（表8-9）[9]．

4）ART とエピジェネティック異常

ARTに関連してゲノム刷り込み現象（インプリンティング異常）の異常が指摘されており[10]，それ以降はBeckwith-Wiedemann症候群，Angelmann症候群，Prader-Willi症候群などとの関連についての報告がなされている．インプリンティング異常はDNAメチル化の異常が原因の1つとの報告もあり，培養環境，器械的な操作がその成因の可能性との指摘もあるが，その解明はいまだ明確にはされておらず，それらの発生頻度はきわめて低い疾患であることから，因果関係の証明には今後のさらなる検討が必要である．

5）ICSI（男性不妊）と先天異常

1992年にPalermoにより報告された．これは，男性不妊にとって大きな福音をもたらし，これまで治療法のなかった無精子症の症例においても児を得ることが可能となった．しかし，男性がもつ遺伝的背景（Y染色体微小欠失，構造異常など）が，これまで伝播されなかった次男児にも認められ，次世代での妊孕能について，十分に留意する必要がある．

6）遺伝カウンセリングの担い手

実際の遺伝カウンセリングでは，婦人科・泌尿器科担当医，生殖医療従事者はもとより，中心的な役割として臨床遺伝専門医，認定遺伝カウンセラーが対応している．現在，日本人類遺伝学会・日本遺伝カウンセリング学会が臨床遺伝専門医制度を設けており，統一して認定している．また，全国に臨床遺伝専門医研修施設を認定し，専門医の教育，養成を行っている．さらに認定遺伝カウンセラーの養成を目的とした修士課程を設置している大学も増えている．しかし，認定遺伝カウンセラーは2017年度現在で220人程度と，現在・将来的の膨大な遺伝情報へ対応を考えると，まだ十分な数とはいえない現状である．大切なことは，生殖医療における遺伝カウンセリング

も，他の遺伝カウンセリングと同様，臨床遺伝専門医，認定遺伝カウンセラー，不妊看護師，不妊カウンセラー，心理カウンセラー，不妊コーディネーターなどから構成されるチームで対応するということである．今後，生殖医療の分野は，さらに進歩し，遺伝学の分野との関係も深くなることが考えられる．その結果，生殖遺伝領域に関係する遺伝学的な情報は膨大となり複雑となることが予想される．そのため，チーム全体で問題の可決ができるよう遺伝カウンセリング体制を整えることが必要である．

ART は実施されてまだ歴史の浅い技術である．ヒトの生殖における生理現象はまだ解明されていないものも多い．そのためその施行者には，高い倫理観と常に自然に対しての謙虚さを持ち合わせている必要がある．ART 後の妊娠に関するカウンセリングの際は，日頃から世界の情報に目を向け，クライエントのサポートに生かすことが大切である．

（竹下　直樹）

6 フィナンシャル・ソーシャル・コーディネーター

1）不妊治療におけるストレス

不妊症はさまざまな要因で発生するため，不妊患者は多岐にわたるストレスにさらされる．まず1つめは，社会因子である．不妊患者は，特に夫が長男の場合，義父母などからのプレッシャーを受ける．また，直接のプレッシャーでなくてもストレスになることがある．たとえば，後で結婚した妹が先に妊娠した場合，大きなストレスになる．近年，仕事をもった女性不妊患者が増えている．そういった患者は，職場で周囲の無関心，無神経からくるストレスにさらされる．そのために仕事を辞めてしまう不妊患者もいる．一方で，大手企業では不妊治療のための特別休暇制度を設けている企業や，従業員に不妊治療のための融資制度を導入している企業もあるが，まだまだ職場における環境は十分ではない．そして2つめは，不妊治療が先端科学技術を駆使するようになったゆえに生じるストレスもある．これは治療ストレスと呼ばれる．治療が長期間にわたる時間的な制約や，治療時の注射などの身体的苦痛，そしていつまで治療が続くのか分からないことなどから心理的なストレスも負担になる．3つめは，経済的ストレスである．不妊治療は高度最先端技術を応用するため高額の治療費を要するうえに，健康保険適用外の治療や薬品が多く，健康保険でカバーされる額がきわめて少ない．国や居住する自治体からの助成金制度や商業的保険でこれら治療費の負担をいくらか軽減できるようになったとはいえ，治療費の負担に関するストレスは大きく患者にのしかかっている．

そして，最後に情報ストレスがある．不妊治療が社会的に認知される以前には，不妊治療技術や治療費，助成制度等の情報が入手しづらい情報不足がストレスであったが，情報網の発達した昨今においては，これらの情報が氾濫しており，情報過多ストレスな状態になっている．不妊患者が必要な情報を必要なときに速やかに入手できないことが情報ストレスである．

2）フィナンシャル・ソーシャル・コーディネーターとは

わが国の不妊治療施設は日本産科婦人科学会登録施設数で見ると，600 を超えてい

る．これはすなわち，一昔前は大都市でしか受けられなかった治療が全国で受けられるようになってわが国の治療水準が上がったのだが，社会的側面からみると，上に述べた社会ストレスや経済ストレスを軽減するためのシステムはまだ皆無である．これらの諸問題を解決するためには，経済に明るいその道の専門家がその任にあたることが必要である．たとえば，経済的問題には税務，経理そして保険制度に精通している人材が必要であろう．さらに，これからは行政に書類を提出してさまざまな申請をする場面も出てくるので，そういった書類作成能力も必要であると思われる．また，一部福祉関係の援助を得る必要があればその方面の知識も要求される．こういった，今までは議論されることのなかった領域を埋めるスタッフとして，既存ではなかった概念であるが，フィナンシャル・コーディネーターとソーシャル・コーディネーターの育成を提案したい．

3) フィナンシャル・ソーシャル・コーディネーターの業務

　フィナンシャル・ソーシャル・コーディネーターは数字に明るく，しかも生殖医学のプロセスに精通していることが必要である．さまざまな分野の知識が要求されるので，専属で教育を受けることが望ましいが，余裕がない場合は病院でいえば，医事課や総務課の事務スタッフがこの任にあたることになろう．健康保険や商業保険をカバーし，場合によっては銀行融資やローンの相談にも乗ることになる．そのためには，一連の不妊治療の流れについても体験，見学し肌で理解しておかなければならない．

　ここでフィナンシャル・ソーシャル・コーディネーターとして押さえておくべき不妊治療に関する問題について述べる．

(1) 不妊治療にかかる費用

　不妊治療にかかる費用は施設によって異なるが，人工授精，体外受精は保険でカバーされていない．初診時にかかる費用としては，夫婦で3万円位，タイミング療法で4,000円，人工授精で1〜2万円，体外受精40〜70万円位である．

(2) 高額医療費と医療費控除

　医療費控除とは治療を受けて高額な医療費を支払わなければならない人の税務面の優遇措置である．1〜12月までの間に本人または家族が支払った医療費が10万円を超える場合は確定申告をすれば税金の還付を受けることができるというものである．

　高額療養費は健康保険適用の診療において，自己負担限度額を超えた部分が払い戻される制度である．具体的には，1カ月の保険診療の自己負担額が80,100円を超える場合，医療費総額から計算した自己負担限度額を超えた額が返還される．ただし，この自己負担限度額の計算はそれぞれの人の所得により異なる．この関連の事項に関しての窓口は，協会けんぽの場合は社会保険事務所，共済組合，組合保険の場合はそれぞれの保険組合，そして国民健康保険の場合は区役所，役場または国保組合となっている．

(3) 不妊治療費助成制度

　わが国では，2004年度から配偶者間の不妊治療，特に生殖補助治療を受ける人を対象に，治療に要する費用の一部を助成して不妊患者の経済的負担の軽減を図っている．現在までに助成対象範囲や助成額の見直しが行われてきた．現在では，法律上婚姻をしており治療期間の初日における妻の年齢が43歳未満，かつ，所得合計が730

万円未満である夫婦に対して，配偶者間の不妊治療に要する費用の一部を助成している．

給付内容は治療ステージにより7万5,000円，15万円の助成が受けられるが，1年間の申請回数は，初めて助成を受ける際の年齢により助成回数に限度がある．また，2016年1月から，早期の受診を促すため，出産に至る割合が高い初回治療の助成額を15万円から30万円に拡充するとともに，不妊の原因が男性にある場合に精子回収を目的とした手術療法を実施した場合，さらに15万円を上限に上乗せして助成している．

また，全国の自治体が独自の助成制度を設けて追加助成しており，居住する自治体によって公的助成の条件は異なっている．

⑷ ソーシャルワーカーとしての役割

フィナンシャル・ソーシャル・コーディネーターには金銭面のみならず，ときにはソーシャルワーカー的な役割を要求されることもあるだろう．ソーシャルワークとは社会の人間関係における円滑な行動を支援するということで，ソーシャルワーカーは時として生活の中まで踏み込んで支援する．今後はさらに，福祉関係を含め，こういった患者個人の生活環境やライフステージに密着した支援が患者にとって必要とされる役割かと思われる．

先端科学技術を利用して不妊治療は高度になったが，患者サポートという意味からは周辺システムの整備はまだまだである．国の少子化対策も不妊専門相談センターの整備など不妊患者への支援も拡充されてきているものの，いまだ道なかばである．子の誕生は市場拡大の源，国力の源泉である．「こどもは国の宝」との掛け声のもと，子の出産に際して1,000万円，2,000万円くらいの助成をすることも必要であろう．それら国や自治体，企業への働きかけをすることも必要である．そのためにも，不妊にかかわる情報を，適時適切，適量に提供し，不必要な経済的，身体的，心理的な負担を少しでも軽減する専門家，フィナンシャル・ソーシャル・コーディネーターの養成と活躍が望まれる．

（三井　啓，森本　義晴）

7 不妊患者に対する「不妊治療勉強会」のあり方

不妊治療は瞬発力を必要とする短距離走ではなく，持久力を必要とするマラソンのようにたとえられる．ゴールが見えそうで見えない，本当にゴールがあるのだろうかと患者は不安に苛まされることがしばしばである．高度生殖補助医療でも，卵子が取れない，胚が育たない，あるいは流産を繰り返すなど，心身ともに疲れ身体的・精神的ストレスを感じる患者は少なくない．強すぎるストレスによって身体は副交感神経（リラックスする自律神経）よりも交感神経（心身の緊張を促す自律神経）が優位となる．このように治療中の不安やストレスは自律神経の乱れを誘発する最大の要因となる．実際，不妊治療中のストレスは妊孕能を低下させ，不妊の治療歴を長くする要因であることが報告されている[1]．その結果，不妊治療によるストレスが治療期間を長引かせ，結果的に金銭的負担も大きくなるといった負のスパイラルに陥ってしま

うことになる．

われわれの施設では，教室あるいはセミナー形式により，身体的・精神的ストレスを緩和することを目的とした取り組みを多く行っている．本項ではこれらの取り組みの内についていくつか紹介したい．

1）体外受精教室

体外受精教室の目的は，患者自身がこれから行う治療に対する予備知識を学ぶことで，治療に対する不安の軽減を主としている．

われわれの施設では，不妊治療に対する不安を抱える患者，通院を検討している患者，これから体外受精や顕微授精を受ける予定の患者，あるいは将来の選択肢として体外受精や顕微授精を考えたい患者を対象に，「体外受精教室」を開催している．この体外受精教室は原則としてカップルでの参加を促しており，カップルで参加しやすいように土曜か日曜に開催している．しかしながら，なかには遠方であったり，土日の参加が困難なカップルもあることから，体外受精教室の様子をまとめた70分程度の動画をホームページにアップしており，いつでもアクセスできるようにしている（図8-3）．

体外受精教室では，次に記す6部構成で講演を行っている．
①排卵誘発（自然周期，低刺激，過排卵刺激）における，それぞれのメリット・デメリット
②体外受精の実際の流れ（受精方法や胚の保存方法など）と最新技術
③胚移植の実際について
④治療成績について
⑤副作用について
⑥費用について
　質疑応答

なお，開催時には医師，および胚培養士が直接患者が抱える疑問点などにも応える時間を設けることで，治療開始時のコミュニケーションを円滑にできるように配慮している．

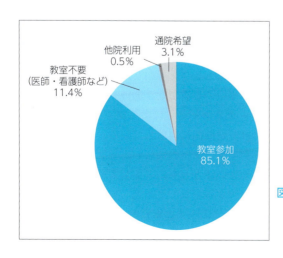

図8-3 当院における自己注射教室の利用割合
2017年の1年間に英ウィメンズクリニックにて採卵を行った患者のうち，自己注射教室を利用した患者の割合を示している．

2）自己注射教室

　厚生労働省による「不妊治療と仕事の両立」に関する実態調査によると，仕事をしながら不妊治療を続けていた患者のうち 15.8% は，仕事と治療を両立できずに離職に至っていたことを報告している．また離職に至った最も多い理由が，通院回数の多さによるものであった[2]．特に仕事をしながら高度生殖補助医療を受けている患者では，排卵誘発治療の投薬，モニタを目的とした通院回数が多くなり，結果的に仕事との両立の困難さも相まって身体的・精神的ストレスの原因となっていることは容易に推測できる．

　当施設では，高度生殖補助医療の患者の通院回数を減らすことを目的に，医師・看護師により自己注射を指導する教室を毎週 2 回開催している．この教室では，注射シリンジ，注射針のセッティングから，薬剤アンプルやバイアルの取り扱い方法を指導し，最終的には，生理的食塩水を自己投与できるようになるまで見届けている．また，自己注射のマニュアをまとめた映像を収録した DVD を作成し患者に配布している．実際，当院では高度生殖補助医療を受けている患者の 80% は自己注射を行っている（図 8-3）．

3）適度な運動の場の提供

⑴ フェルデンクライス・メソッド（Feldenkrais Method）

　冒頭において，ストレスと交感/副交感神経のバランスについて紹介した．この交感神経と副交感神経のバランスを保っているものが，セロトニンと呼ばれる脳内物質である．すなわち，ストレスによる交感/副交感神経の乱れを正すためには，セロトニン産生を促進することが重要といえる．われわれの施設では，セロトニン産生を促進する適度な運動例として，近年注目を集めているフェルデンクライス・メソッド（Feldenkrais Method）を取り入れている．

　フェルデンクライス・メソッドの目的は，身体に無理なく心地よい動き（呼吸法，身体の部分的，あるいは全身の動き）を通し，自身の骨や筋肉がどのように連携して動いているのかを意識・体験することで，脳の活性化を促進することにある．自分の身体の声に耳を傾けることに目的があることから，動く瞑想法ともいわれている．

　特定の機材を必要としない本法は，普段の生活の中で自発的に同様の運動を行えるようになることもあり，ストレス緩和の一環として取り入れている．

⑵ スマイルビクス

　強い身体的・精神的ストレスにさらされつつ治療している患者は，ややもすると笑顔を忘れがちである．近年「笑い」はストレスを緩和し，免疫力を高めることが実証されつつある．われわれは，不妊治療中の患者こそ「笑い」が必要と考えている．そこで，メディカルフィットネスコーディネーターによるフィットネス教室を開催し，これを「スマイルビクス」と名付けて定期的に開催している．この教室ではストレッチやマッサージをしながら，コーディネーターの楽しいトークに参加者全員が忘れかけていた「笑顔」を取り戻し，心地よい汗とともにストレスを一気に発散できるよう企画している（図 8-4）．

　以上のプログラムに加えて専門講師による「ヨガ教室」も定期的に開催している．いずれの教室も，だれもが参加しやすいように低料金に設定している．教室を通じて

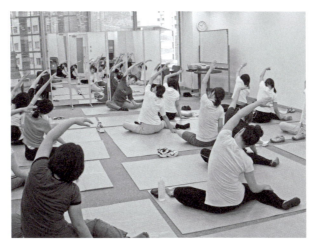

図 8-4 当院のスマイルビクスの様子
2時間のプログラムの間，コーディネーターの楽しいトークと適度なフィットネス効果によって笑いが絶えない．

悩みを共有する患者同士のコミュニケーションが円滑になるという副次的効果もある．不妊治療中はややもすると孤独になりがちな患者にとっては貴重な場となっている．

　不妊治療に伴う強い身体的・精神的ストレスが悪循環を引き起こさないことが重要である．したがって，ストレスを溜めないよう，また溜まってしまったストレスを早期に解消できる場を提供することが重要であると考える．治療に対する十分な予備知識の提供は，治療に対する不安を軽減させるのに大いに役立つ．また，通院回数を減らす工夫や，自律神経の活動に着目した適度なフィットネス，そして「笑い」の効果を取り入れたプログラムなどを提供することは，患者ケアの一環として重要な位置付けと考えている．

（塩谷　雅英）

/ 文　献 /

8-1) エンブリオロジスト
1) 寺田幸弘・他：我が国における生殖補助医療胚培養士の現状 2015 ─生殖補助医療胚培養士および管理胚培養士の資格審査結果の解析─．日本卵子学会誌，1(1)：15-21，2016．
2) 高山　修・他：生殖補助医療現場で使用されている手技等に関する全国調査．日本卵子学会誌，2(2)：59-64，2017．
3) ESHRE Special Interest Group of Embryology and Alfa Scientists in Reproductive Medicine：The Vienna consensus：report of an expert meeting on the development of ART laboratory performance indicators. Reprod Biomed Online, 35(5)：494-510, 2017.
4) Capalbo A, Treff N, et al：Abnormally fertilized oocytes can result in healthy live births：improved genetic technologies for preimplantation genetic testing can be used to rescue viable embryos in *in vitro* fertilization cycles. Fertil Steril, 108(6)：1007-1015, 2017.
5) 泉　陽子・他：1PN 胚由来胚盤胞における array CGH 法による染色体異数性の解析と移植後の妊娠成績の検討．産婦人科の実際，66(13)：1885-1891，2017．

8-2) 不妊症看護認定看護師

1) 厚生労働省：人口動態統計 2013.
2) 日本産科婦人科学会：不妊症定義の変更 2015 年 9 月，日本産科婦人科学会ホームページ.
3) 厚生労働省：人口動態統計 2015.
4) 日本産科婦人科学会：ART データ集：ART 治療周期 2015.
5) 日本産科婦人科学会：ART データ集：ART 妊娠率・出産率・流産率 2015.
6) 厚生労働省：不妊専門相談センター事業の概要. 厚生労働省ホームページ.

8-3) IVF コーディネーター

1) 久保春海：不妊カウンセリング. 産婦治療, 95：149-153, 2008
2) 大橋一友：不妊カウンセリングと不妊コーディネーターの役割. 産婦人科の実際, 66(13)：1855-1860, 2017
3) ESHRE：Guidelines for Counselling in Infertility. https://www.eshre.eu/Specialty-groups/Special-Interest-Groups/Psychology-Counselling/Archive/Guidelines.aspx
4) NPO 法人 Fine　http://j-fine.jp/

8-4) 心理カウンセリング

1) Gameiro S, Boivin J, Peronace L, Verhaak CM. Why do patients discontinue fertility treatment? A systematic review of reasons and predictors of discontinuation in fertility treatment. Hum Reprod Update, 18：652–669, 2012.
2) Boivin J, Scanlan LC, Walker SM. Why are infertile patients not using psychosocial counselling? Hum Reprod, 14(5)：1384-1391, 1999.

8-5) 遺伝カウンセリング

1) 日本産科婦人科学会：ART 登録データ 2015 年度版.
2) 平原史樹：体外受精治療の問題点「新生児異常の実態」. 臨床婦人科産科, 69(8)：726-731, 2015.
3) Bonduelle M, Liebaers I, et al：Neonatal data on a cohort of 2889 infants born after ICSI (1991-1999) and of 2995 infants born after IVF (1983-1999). Hum Reprod, 17(3)：671-694, 2002.
4) Westergaard HB, Tranberg Johansen AM, et al：Denish National In-Vitro Fertilization Registry 1994 and 1995：a controlled study of births, malformations and cytogenetic findings. Hum Reprord, 14(7)：1896-1902, 1999.
5) Samli H, Solak M, et al：Fetal chromosomal analysis of pregnancies following intracytoplasmic sperm injection with amniotic tissue culture. Prenat Diagn, 23(10)：847-850, 2003.
6) Levi Setti PE, Moioli M, et al：Obstetric outcome and incidence of congenital anomalies in 2351 IVF/ICSI babies. J Assist Reprod Genet, 33(6)：711-717, 2016.
7) Hansen M, Kurinczuk JJ, et al：The risk of major birth defects after intracytoplasmic sperm injection and in vitro fertilization. N Engl J Med, 346(10)：725-730, 2002.
8) Hansen M, Kurinczuk JJ, et al：Assisted reproductive technology and birth defects：a systematic review and meta-analysis. Hum Reprod Update, 19(4)：330-353, 2013.
9) 平原史樹：ICSI の可能性と問題点：ICSI と先天異常. J Mamm Ova Res, 30：149-154, 2013.
10) Gosden R, Trasler J, et al：Rare congenital disorders, inprinted genes, and assisted reproductive technology. Lancet, 361(9373)：1975-1977, 2003.

8-7) 不妊患者に対する「不妊治療勉強会」のあり方

1) Lynch CD, Sundaram R, et al：Preconception stress increases the risk of infertility：results from a couple-based prospective cohort study — the LIFE stud. Hum Reprod, 29(5)：1067-1075, 2014.
2) 厚生労働省：仕事と不妊治療の両立について.
https://www.mhlw.go.jp/bunya/koyoukintou/pamphlet/30.html

Chapter 9

がんと生殖医療

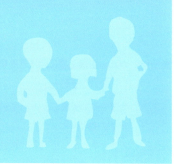

1 わが国におけるがん・生殖医療の実情

　がん治療成績の向上と生殖補助医療の技術的発展によって，治療後の生殖機能に関する問題が重要視されるようになってきた．米国では 2006 年に米国臨床腫瘍学会（ASCO）が米国生殖医学会（ASRM）と共同で発表した，がん患者のための妊孕性温存ガイドライン（2013 年に改訂）[1,2] によって，小児・生殖年齢がん患者への治療に伴う妊孕性低下や妊孕性温存の選択肢に関する情報提供およびがん治療にかかわる Health Care Providers（医療従事者）と生殖医療専門家との連携の重要性が述べられた．しかしながら，がん治療と生殖医療では，その専門性や主となる対象患者が異なるため，がん患者が必要な情報提供および適切な妊孕性温存を受けることには困難を伴っていた．2006 年以降，欧米では Oncofertility（がん・生殖医療）という概念が提唱され，Oncofertility Consortium，FertiPROTEKT などの医療連携や研究を行う団体が活動を開始している．

　わが国では，2012 年に日本がん・生殖医療研究会（JSFP，現学会）が設立され[3-5]，がん患者の妊孕性にかかわる医療連携，啓発活動，妊孕性温存に関する臨床および基礎研究を行っている．厚労科研清水班（清水千佳子先生）と JSFP のメンバーを中心として，2014 年には「乳がん患者の妊娠出産および生殖医療に関する診療の手引き」が発行され，2017 年には同書の改訂に加えて，日本癌治療学会より「小児，思春期・若年がん患者の妊孕性温存に関する診療ガイドライン 2017 年版」（以後，癌治 GL）が発刊された．こういった現状において，がん・生殖医療に対するニーズはさらに重みを増すことが予想される．

　本項では，これらの活動を中心に，わが国でのがん・生殖医療の実情について言及したい．また，国内外の関係事項を表 9-1 にまとめた．

1）小児，思春期・若年成人（C-AYA）世代がん患者への妊孕性に関する情報提供の実態

　「がん・生殖医療の目指すところは，担がん患者の専ら妊孕性温存にあるのではなく，子どものいない人生の選択を含め，子どもをもつことの趣意を見つめ直すことにある．がんと向き合い，妊娠・出産し，子育てをしたいと思うクライエントをいかに支援できるか」[6] と指摘されている．そのためには，診断早期に必要な内容が適切に情報提供されなければならない．

　しかしながら，厚生労働科学研究「総合的 AYA 世代のがん対策のあり方に関する研究」で 2016 年に実施された実態調査[7] では，がん治療を終えたサバイバー（AYA 発症 136 名）の 60 名が現在の悩みとして「不妊治療や生殖機能に関すること」をあ

表 9-1　がん・生殖医療に関連する事項（文献[14]より改変）

	ART の発展	海外でのがん・生殖医療	わが国における関連事項
1978	英国で体外受精による出産例		
1983	胚凍結実用化		
1986	凍結卵子を用いた IVF での妊娠		
1992	ICSI による妊娠例の報告		
2004	ベルギーにてリンパ腫治療後の凍結卵巣組織の自家移植による生児獲得		日本癌治療学会が「悪性腫瘍治療前患者の配偶子凍結保存に関する見解」
2005			日本造血細胞移植学会「最新の生殖医療に関する可能性と限界の情報提供をすべき」と会員へ要請
			岡山大学ががん患者の卵巣凍結開始
2006		ASCO/ASRM 妊孕性温存ガイドライン	
		FertiPROTEKT 始動	
2007		Oncofertility Consortium 始動	日本産科婦人科学会：A-PART 日本の臨床研究承認
2012	ASRM が卵子凍結を実用段階に位置付け		日本がん・生殖医療学会（JSFP）始動
			パンフレット「乳がん治療にあたり将来の出産をご希望の患者さんへ」作成
2013		ASCO/ASRM 妊孕性温存ガイドライン改訂	聖マリアンナ医大：POI 患者の卵巣凍結・移植による生児獲得
			岐阜県がん・生殖医療ネットワーク（岐阜モデル）発足
2014	卵巣組織凍結による生児獲得 33 例[11]		日本産科婦人科学会が「医学的適応による未受精卵子および卵巣組織の採取・凍結・保存に関する見解」
			「乳がん患者の妊娠出産および生殖医療に関する診療の手引き」
2015			日本癌治療学会：ガイドライン作成に着手
			浦安市が妊孕性温存に対する助成金開始
2016	卵巣組織凍結による生児獲得 86 例[12]		滋賀県が医学的適応による妊孕性温存に対する助成金開始
2017	卵巣組織凍結による生児獲得 100 例以上[13]		「乳がん患者の妊娠・出産と生殖医療に関する診療の手引き 2017 年版」
			「がん・生殖医療ハンドブック：妊孕性・生殖機能温存療法の実践ガイド」
			「小児，思春期・若年がん患者の妊孕性温存に関する診療ガイドライン 2017 年版」
			京都府でがん患者の妊孕性温存に対する助成事業開始
			「がん・対策推進基本計画（10 月閣議決定）」に生殖機能に関する支援が盛り込まれた
2018			「AYA 世代がんサポートガイド」発刊

SCO：米国臨床腫瘍学会，ASRM：米国生殖医学会.

げており，2番目に多い悩みとなっていた．治療中患者でも生殖に関する相談ニーズは約60％であり，その過半数のニーズが充足しておらず，相談支援体制が整っていない現状が明らかとなった[7,8]．こういった調査結果を受けて，2018年3月に閣議決定されたがん対策推進基本計画（第3次）では，国の取り組む施策として「医療従事者が患者に対して治療前に正確な情報提供を行い，必要に応じて，適切な生殖医療を専門とする施設に紹介できるための体制を構築する」の文言が盛り込まれた．

2) 国内の地域におけるがん・生殖医療連携の現状

前述の厚労科研の実態調査では，がん診療連携拠点病院で日本産科婦人科学会ART登録施設は20.2％，日本生殖医学会生殖医療専門医が在籍している施設は19.8％，それらの大半が大学病院に偏在していることが示され[7,8]，AYA世代がん患者に適切なタイミングと内容の情報提供と意思決定の支援を行うためには，診療科，施設を超えた医療連携が重要となる．

2013年の岐阜[3,9]を皮切りに，2017年12月には18府県でがん・生殖医療連携が構築され，5県で構築に向けた準備が進行中である（JSFP調べ）．とりわけ，滋賀県，兵庫県，京都府では行政が積極的にその運営にかかわっており，滋賀県では2015年，京都府では2017年より妊孕性温存に対する助成金制度も開始されている．2016年度厚生労働省子ども・子育て支援推進調査研究事業では，配偶子凍結の必要性のあるがん患者は年間に約2,600人で，それに要する経費は約9億円との試算がなされ，滋賀県や京都府での助成金の取り組みが全国に広がることを期待しうる結果であった．

またJSFPの調べによると各地域ネットワークの大半は，特定の医療機関や大学などが中心となって自主的な活動に委ねられており，その活動内容は千差万別であり，運営の人的，経済的基盤はどこも非常に厳しい状況である．現在，JSFPでは前述の厚労科研とも協力し，米国のOncofertility Consortiumと提携し，2016年12月にOncofertility Consortium Japanを設立し，地域連携構築支援に加え，ネットワーク間での情報，資材やノウハウの共有を行うことができる体制を構築中である[10]．

3) がん・生殖医療の実践のための参考資料

前述のJSFPやOncoferitility Consortium Japanの活動によって，最近では本領域にかかる患者や医療従事者向けの著作物，動画，説明資材などが数多く利用できるようになっている．詳細は「AYA世代がんサポートガイド」（金原出版，2018）に譲るが，とりわけ前述の癌治GLでは，総論に加え，各論では女性生殖器，乳腺，泌尿器，小児，造血器，骨軟部，脳，消化器の領域についてclinical question形式で記載されており，がん診療の現場での妊孕性や生殖機能に関する問題解決の糸口がわかりやすい内容となっている．

わが国におけるがん・生殖医療は，JSFPの発足以来，急速な発展をしている．癌治療学会のガイドラインの発刊，がん対策推進基本計画（第3次）の閣議決定などの社会背景に伴いさらなるニーズも高まりも予測される．しかしながら，この分野は未だ発展途上の領域であり，関連学会，行政が協力してより充実し，かつ持続性のある患者支援体制の構築を目指すことが必要と考えられる．

（古井　辰郎，寺澤　恵子，菊野　享子，志賀　友美，山本　晃央，森重　健一郎）

2 男性がん患者におけるがん・生殖医療

　若年性の男性がん患者（主に精巣腫瘍・白血病・肉腫）に対し放射線治療や化学療法が選択される．それらは生殖細胞への毒性が高く，精子形成能が低下し男性不妊の原因となることが知られており，妊孕性の温存治療はそれを予防できる唯一の手段である．近年，がん治療の進歩に伴い，若年患者のがん治療成績は飛躍的に向上し，患者（がんサバイバー）も治療後の人生設計を考えるべきであるという考えは徐々に浸透しつつある．

　若年性のがん患者において治療後の男性不妊は少子化を迎えるわが国においても非常に大きな問題であり，2006年に報告，2013年にupdateされたAmerican Society of Clinical Oncology（ASCO）の勧告[1,2]においても妊孕性温存は推奨され，治療前の配偶子凍結は検討されるべきであるとされている．そして2017年7月日本でもガイドラインが刊行された[3]．今後若年がん患者では妊孕性温存を意識しつつ治療を行っていく症例が増えることが予想される．本項では男性の妊孕性温存法として精子・精巣の凍結保存の方法・現状や問題点について述べる．

1）精子凍結・精巣凍結の技術と適応

　男性において妊孕能を温存する精子の凍結保存は古くから確立されている方法である．若年がん患者の妊孕性温存のための凍結が最近はクローズアップされているが，実際は不妊治療での使用例が最も多く，わが国のほとんどの不妊診療施設で行われている．ほとんどは液体窒素蒸気による凍結法を施行している．方法はシンプルであり，

　①精液と精子凍結保存液（Sperm Freeze®など）を1：1の比率で混和する．浸透圧の関係上時間をかけて混和する．

　②保存液と混和した精液をストロー管に分注しアルミケーンに入れる．アルミケーンには患者氏名や患者番号などを記入する．

　③アルミケーンに入った精液を液体窒素の気相中に5〜15分静置し，その後液体窒素タンクに保管する．

　④患者取り違えが起きないよう保管したタンク，ならびに区画番号を記録する．

　⑤融解時はアルミケーンを取り出し必要な分だけストロー管を取り出し37度の湯の中で融解する．

　精巣組織についても凍結法は同様で，細切した精巣組織内に精子を確認できた場合には精巣組織液を回収し，精子凍結保存液と混和後ストロー管に入れて凍結する（図9-1）[4]．

　がん患者への精子凍結の適応は抗がん剤治療や放射線治療により造精機能障害が生じ無精子症が遷延する可能性がある場合，手術などによって術後射精不能になる可能性がある場合などがあげられる．この場合一般的には射出した精液を凍結する．抗がん剤治療・放射線治療による造精機能障害の程度については2013年，ASCOがリスク分類を公表している[2]．ここでいうhigh riskとは「治療後一般的に無精子症が遷延する」治療を指し，intermediate riskは「治療後無精子症が遷延・永続することがある」治療を指す．つまりintermediate riskの治療といえども無精子症をきたす可能性はあり精子保存は行っておいたほうがよいとされる．また，low riskは「一過

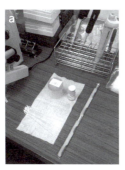
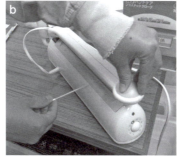
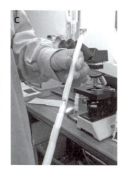
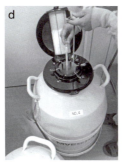

図 9-1 精子凍結の実際 （液体窒素蒸気凍結法）
a：精子と freezing medium を 1：1 で混和しストロー管へ．
b：ストロー管の先端を熱で閉鎖する．
c：全ストロー管をまとめて 1 本のカラムへ．
d：液体窒素の蒸気に 5 分，その後完全にタンクに入れて凍結

表 9-2 ガイドラインにおける精子凍結（妊孕性温存）のあり方（各論）

- 泌尿器がん（精巣腫瘍）
  - 男性患者には精子凍結保存が推奨される（B）
  - 精液中に精子が存在しない場合には精巣内精子を採取して凍結保存することも考慮される（C1）
- 造血器腫瘍
  - 男女問わず不可逆的な妊孕性の障害が高率で生じることを説明する（C1）
  - 男性患者には可能な限り治療前に精子凍結保存が推奨される（B）
- 骨軟部腫瘍
  - 化学療法が必要な患者や，骨盤や後腹膜に発生した腫瘍など不妊のリスクが高いと予想される悪性骨軟部腫瘍患者が，治療内容や生命予後を考慮したうえで対象となる(B)
  - 思春期以降の男性患者の場合は，精子凍結保存が推奨される（B）
- 脳腫瘍
  - 思春期以降の男性患者の場合は，精子凍結保存が推奨される（B）
- 消化器がん
  - 不妊のリスクが高いことが予想される治療を受ける場合，治療内容や生命予後を考慮したうえで，妊孕性温存療法が考慮される（C1）
  - 根治可能な場合，手術合併症，周術期補助放射線療法，化学療法のそれぞれによる妊孕性障害の可能性について説明する（C1）
  - 男性がん患者では精子凍結保存が推奨される（B）
  - 勃起射精障害が起こる可能性の高い手術の場合は神経温存手術が推奨される（B）

性の造精機能障害をきたす」治療であり，治療後精液所見が改善していく可能性はあるが，たび重なる抗がん剤投与により，または治療前から精液所見が悪化していた場合には無精子症の遷延が生じることがある．そのためリスク分類のみで精子凍結の判断を行うことは難しい（表 9-2）．

精巣組織の凍結は，①射出精液中に精子が見られない場合，②がん治療前に射精障害をきたしている場合，③小児などで射精したことがない，できない場合，④両側精

表 9-3　各治療の造精機能への risk（ASCO Clinical Practice Guideline 2013 より）

high risk	intermedium risk	low risk	very low risk
アルキル化剤 ＋全身照射	Cisplatin 400 mg/m² 以上	非アルキル化剤 ABVD,CHOP	Vincristine を含む 多剤併用療法
アルキル化剤 ＋骨盤・精巣照射	Carboplatin 2 g/m² 以上	精巣への照射 0.2〜0.7 Gy	ヨード剤
Cyclophosphamide 7.5 g/ m² 以上	BEP 2〜4 コース以上	Antracycline ＋ cytarabine	精巣への照射 0.2 Gy 未満
精巣への照射 成人 2.5 Gy, 小児 6 Gy 以上	精巣への照射 1〜6 Gy		
MOPP 3 コース以上 BEACOPP 6 コース以上			
Temozolomide or BCNU ＋全脳照射			
全脳照射 40 Gy 以上			

高リスク：治療後一般的に無精子症が遷延・永続する
中間リスク：治療後無精子症が遷延・永続することがある
低リスク：一過性の造精機能障害
超低リスク：影響はほとんどなし

巣腫瘍など両側とも精巣を同時に切除する場合，などに行われる．この場合に行われる精巣内精子回収術（testicular sperm extraction：TESE）は一般の不妊治療で行われる TESE と区別され，Onco-TESE と呼ばれることが多い．

2017 年 7 月に日本癌治療学会によって刊行された「小児，思春期・若年性がん患者の妊孕性温存に関する診療ガイドライン」ではまず推奨グレードは設定せず，がん治療をまず優先させることを前提としそのうえで生殖可能年齢にある患者には不妊となる可能性，それに関する情報を患者に伝え，生殖医療の専門家との連携のもと妊孕性温存治療の有無，その時期を評価するが必要であると述べている[3]．各疾患の精子保存に対する推奨グレードは C1 から B と比較的高いものになっている（表 9-3）．

2）当院における精子凍結保存の実際

それでは実際にどのような形でどのような患者に治療前の精子保存が行われているのかを，当院の例をあげて述べる．当科における精子保存外来は 2011 年 12 月より開始された．2017 年 11 月までに 248 例の患者の精子を保存している．原則保険外診療である．

患者の紹介元はほとんど県内のがん治療施設である．患者はまず精液をマスターベーションで採取してもらい，得られた精液を検査，精子凍結に耐えられる状況であれば凍結を行う．凍結を行う際に患者には，

①1 年間ごとに更新を必要とする．更新時に来院せず，一定期間が経過した場合は精子を破棄する．

②更新時に更新料金を支払う．

③本人の死亡時，破棄希望，天災などにより当院での凍結が困難になった場合には精子を破棄する．

④原則は当院内での使用をお願いしている．

⑤解凍した精子は採取時に比べ運動能・受精能は低下しているため使用法はおそらく体外受精か顕微授精となる．

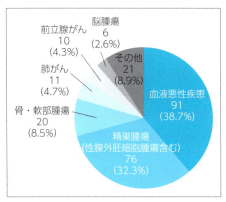

図 9-2 当科における精子凍結患者疾患別内訳

表 9-4 当院患者における精子凍結前の抗がん剤治療の有無と精子凍結の可否

	凍結可	凍結不可
化療導入前に凍結依頼 (n=182)	169 (92.9%)*	13 (7.1%)*
化療導入後に凍結依頼 (n=50)	27 (61.0%)*	23 (39.0%)*

χ 二乗検定で有意差を認めた. *P<0.001

表 9-5 当院精子凍結患者の更新状況

凍結より 1 年以上経過した症例	147 例中
更新手続継続	73 例 (49.6%)
未来院	50 例 (34.1%)
破棄	24 例 (16.3%)
内訳)　精液所見改善	18 例
妊娠成立	3 例
患者死亡	3 例

　以上の項目を説明し凍結を行う．特に特殊な方法は用いていないので他の施設でも同様の方法で精子凍結を行っているものと思われる．そのため，解凍時の精子の運動率・受精率はそれぞれ凍結前より 30〜60%，70〜75% に低下するといわれる．よって原精液の精子数が少ない場合，解凍時に使用可能な精子が減少して体外受精・顕微受精を行う可能性，高度乏精子症患者では解凍時使用不能である可能性も説明し，同意を得てから凍結を行っている．もし射精できなかった場合や精液中に十分な精子が得られなかった場合には精巣内の精子回収（Onco-TESE）を勧めており，現在まで 6 例の患者に OncoTESE を行っている．

　これまでに精子凍結外来を受診した 248 例のうち，他院から保存継続のため凍結精子を移送してきた 13 例をのぞいた 235 例の内訳は血液悪性疾患 91 例（38.7%），精巣腫瘍・胚細胞腫瘍 76 例（32.3%），骨・軟部腫瘍 20 例（8.5%）であり，ついで肺がん，前立腺がん，脳腫瘍が続く（図 9-2）．凍結前の詳細が不明であった 3 例を除外した 232 例のうち 50 例（21.6%）が精子凍結前に抗がん剤治療を導入され，このうち 23 例は精液所見が悪化しており精子凍結を行うことができず，抗がん剤治療を導入せずに来院した患者群と比べ有意に凍結成功率は低かった（表 9-4）．凍結開始から 1 年以上経過した 147 例のうち更新手続きを行った患者は 73 例，更新に来ない患者は 50 例（34.1%），24 例が精子破棄を希望した．理由は 18 例が精液所見の改善，3 例が妊娠成立，そして残り 3 例は患者が死亡したので破棄してほしいという家族からの連絡であった（表 9-5）．当院でも約 1/3 の患者は更新に来院せず将来のタンクと保管スペースの不足，メインテナンスのコスト上昇などが懸念されている．そのため 2017 年度より，新規患者では連絡がなかった場合の精子破棄も含めた対応の改訂（同意書の内容変更）と，現在凍結保存したままで来院しない患者の主治医への連絡

を開始した.

3）わが国のがん治療前精子凍結保存の現状と問題点

　わが国の精子保存は卵子・受精卵など配偶子の保存と異なり学会や自治体での登録・管理は行われていない．2016 年にわが国ではじめて精子凍結の現状を把握するための全国調査が厚生労働省の主導で行われ，現状が明らかになった．

　全国 695 の施設に無記名アンケートを送付した結果，がん治療前の精子凍結を施行している施設は 153 施設であった．開設が最も古い施設は 1990 年で，以後毎年 2〜10 件程度増加している（図 9-3）．施設別で見ると婦人科の開業医が多く行っており，1 年間に精子凍結に対応する件数は 10 名未満の施設が最も多かった（図 9-4，5）．1年間の平均精子凍結対応の総和は 675 件であったのに対し，使用件数は 120 件であった（使用率 17.8％）．凍結精子を用いて 43 名の妊娠が確認されている（表 9-6）．

　精子凍結を行う場合，一般的に施設は保存期間を設定し患者は期間終了時に必要であれば保存期間更新の手続きをとる．手続きを行わない患者の精子は破棄する旨を凍結前に説明，同意を得る施設が多い．しかし約 1/3 の施設で半数以上の患者が更新手続きに来院せず（図 9-6），更新に来なかった患者の精子の処遇についてであるが，41.6％（62 件）の施設は患者に連絡し破棄するものの，それ以外の施設は患者に連絡をしていない．連絡しない 87 の施設のうち保存期間を決めているのは 55 施設であり，その期間も「数カ月以内」から「数年」と幅がある．期間を決めていない施設も 32施設存在した（図 9-7）．がん治療施設の多くは凍結担当施設に患者の予後まで伝えている施設は非常に少ない．またこちらから患者へ予後確認の連絡を入れるのも抵抗がある．また連絡しないで数年経過した患者が突然来院することもあり，なかなか破棄に踏み切れないという実態がある．原因としてがん治療医と精子凍結部門の連携不足が大きいと考えられる．

　最後に 2015 年度 1 年間の抗がん剤治療前精子凍結を試みた患者数を調査した．精子凍結を試みた患者は疾患別に分類すると精巣腫瘍 237 名，白血病・リンパ腫などの血液がん 383 名，骨・軟部組織腫瘍 46 名，脳腫瘍 20 名，その他の悪性腫瘍 134 名のあわせて 820 名であった．この患者数と各学会，機関が集計しているがん登録の患者数を比較してみると，精巣腫瘍では日本泌尿器科学会主導の 2008 年がん登録において報告された患者は 725 件であった[6]．このがん登録は年齢登録がないが Stage 分類から推察するとおそらく精子凍結を必要とする患者は 250〜300 名と推測された．

　白血病・リンパ腫は，国立がん研究センターがん情報サービス「がん登録・統計」[7]により得られた 2012 年の全国推計による年齢別のがん罹患データでは，全国で登録されている 10〜40 歳代の男性患者はリンパ腫・白血病あわせて 2,593 名であった．脳腫瘍に関しても 2012 年の国立がん研究センターがん情報サービス「がん登録・統計」により脳・中枢神経系悪性疾患の 1 年間の 10〜40 歳代の男性患者は 681 名であった．骨・軟部組織腫瘍は日本整形外科学会が 2015 年度の患者を登録しており，10〜40 代の男性患者数は 354 名であった[8,9]．以上より考えると，精巣腫瘍患者の凍結依頼率は非常に高いものの，血液悪性疾患・脳腫瘍・骨・軟部腫瘍患者の依頼率は低いと推測された．泌尿器科医は抗がん剤の精巣毒性や生殖医療について多少なりとも知識がある．われわれの関連病院の泌尿器科医も精巣腫瘍で抗がん剤を使用する場合，精子凍

214　Chapter **9**　がんと生殖医療

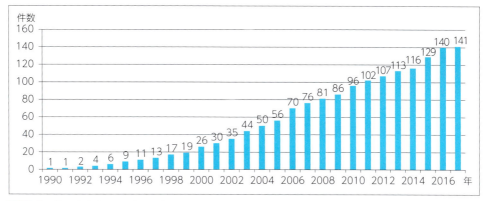

図 9-3 精子凍結施設数の推移（有効回答 141：厚生労働省全国調査より）

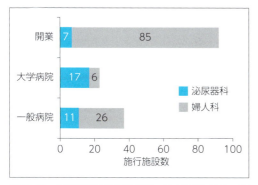

図 9-4 分類別凍結施行施設数（有効回答 152：厚生労働省全国調査より）

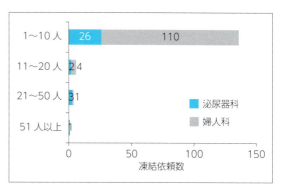

図 9-5 1 年間の平均凍結依頼数（有効回答 147：厚生労働省全国調査より）

表 9-6 凍結精子使用数 （有効回答 144：厚生労働省全国調査より）

	開業医	大学病院	総合病院	計
凍結患者数（年平均の総和）	335	176	164	675
凍結精子の使用数	56	30	34	120
妊娠確認	21	7	15	43

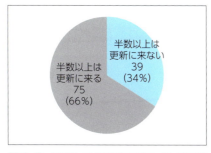

図 9-6 更新に来る患者の割合（有効回答 114：厚生労働省全国調査より）

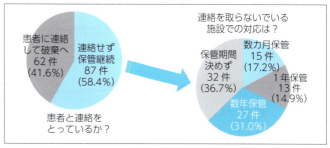

図 9-7 更新に来なかった患者精子の処遇について（有効回答 149：厚生労働省全国調査より）

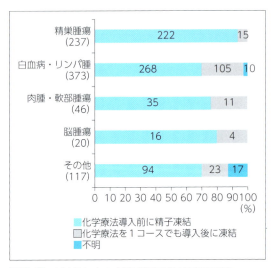

図 9-8　2015 年度の疾患別精子凍結依頼患者数
凍結前抗がん剤導入の有無で分類（厚生労働省全国調査より）

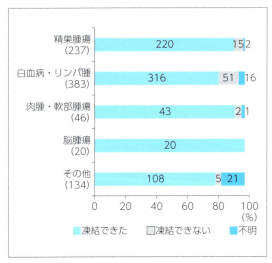

図 9-9　2015 年度の疾患別精子凍結依頼患者数
凍結成功の有無で分類（厚生労働省全国調査より）

結の説明はルーティン化していることが多くこれが導入率の高さにつながっているのだろう．

　凍結開始前に化学療法を導入されていた患者の割合であるが，精巣腫瘍（15 名，6.3％）以外は血液悪性疾患（105 名，27.4％）を筆頭にいずれも 10％を上回っていた（図 9-8）．また凍結できなかった患者の割合は血液悪性疾患の患者群が最も高かった（13.6％，図 9-9）．原因として血液悪性疾患の患者では骨髄移植前に凍結依頼をしてくるケースが多く，精子凍結の依頼前に多数回の治療を行ってから依頼される患者が多いことが考えられた．2 コース以上の抗がん剤治療は造精機能を悪化させ精液所見は悪化する．この情報をまだ多くのがん治療医は認識していないと思われる．今後われわれ生殖医療専門医からの妊孕性温存・配偶子凍結に関する知識や温存の方法，近隣で行っている施設など，積極的な情報発信が必要である．

　抗がん剤治療前精子凍結はその方法自体は簡便ではあるものの，上述したような問題を抱えている．そしてまだまだ国民・がん治療医に対してその認識は浸透していない．われわれ生殖医療医からの情報発信が不十分である部分も大きいと思われる．より一層の国民，がん治療医への情報発信・連携強化が必要であると思われる．今後，地域単位でのがん治療施設と妊孕性温存担当施設との連携やスムーズな紹介を行える方法などを模索し，多くの若年がん患者が治療後の不妊症への不安を取り除いていければと考えている．

（湯村　寧）

3　女性がん患者に対するがん・生殖医療

1）定義

　女性がん患者，特に若年女性患者と AYA（Adolescent and Young Adult）世代の

患者の線引きは難しくなっている．わが国において，AYA 世代とは一般的に 15 歳以上 39 歳未満と定義されている[1]．また，小児科の診療範囲は主に 15 歳未満とされ，それ以上は小児科および成人担当科が相談のうえ，担当を決定するものである．本項では AYA 世代と限定せず，若年女性がん患者を対象としたがん・生殖医療について述べたい．

2) 対象

わが国における 40 歳未満の女性がん罹患率をみると乳がん，子宮頸がん，甲状腺がんが多く，胃がん，大腸がん，卵巣がん，血液疾患，脳腫瘍，悪性リンパ腫などは比較的頻度の低い疾患である[2]．これらの悪性腫瘍に対して治療目的に化学療法・骨盤内の放射線照射が行われることで卵巣機能の低下する可能性がある．このような治療背景のもと，世界的には妊孕性温存のガイドラインがあるが[3]，わが国においても若年がん患者の妊孕性温存に関する診療ガイドラインが 2017 年に刊行された[4]．卵巣機能の廃絶もしくは著しく低下する可能性がある疾患においては妊孕性温存療法の適応となる．

また対象患者が常に正常な卵巣機能であるとは限らない．よって時間的に許されるのであれば，抗ミュラー管ホルモン（anti-Müllerian hormone：AMH）などの卵巣予備能の検討は行っておき，治療の参考とするべきである．

3) 方法

(1) Gn-RH アゴニスト（Gn-RHa）による卵巣保護

一般的に治療法として，Gn-RHa による卵巣血流減少により，化学療法時の卵巣へのダメージを最小限に抑える方法があるが，乳がん患者においては，早発閉経の予防につながると考えられている．妊娠率も非施行群に比べて約 2 倍に増加することが示されており，卵子凍結及び卵巣組織凍結ができない場合は，ひとつの選択肢となりうる[5]．それ以外のがん種においては controversial である[6,7]．いずれにしても，確実性のある治療法ではないため，卵子凍結，卵巣組織凍結が行えない場合の代替手段と考えるべきである．

(2) 放射線照射野外への卵巣位置移動術

骨盤内放射線照射が必要な症例について，放射線照射野外への卵巣位置移動術がある．卵巣の位置移動により 50％の症例で卵巣機能が温存されるとの報告もあるが，卵巣への照射が回避されたとしても子宮への放射線照射は妊娠後の流早産，胎児発育不全の high risk である[8,9]．

本法においても，Gn-RHa 療法と同様，代替手段と考えるべきである．

(3) 卵子凍結

最も確実性の高い妊孕性温存療法は，卵子凍結と卵巣組織凍結である[10]．既婚者であれば受精卵凍結もしくは未受精卵子凍結，未婚者であれば未受精卵子凍結により凍結保存が可能である．がん治療までに時間的猶予があれば，一般的な体外受精，つまり月経期から排卵刺激を開始し 10〜14 日後に採卵を行う．一方，がん治療までに時間的猶予がなければランダムスタート，つまり月経周期の卵胞期のみならず，黄体期であっても調節卵巣刺激を開始し，卵子を採取することが可能である（図 9-10）．採

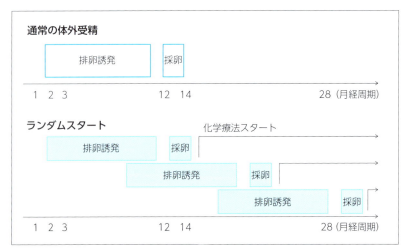

図 9-10　ランダムスタート法による卵子凍結

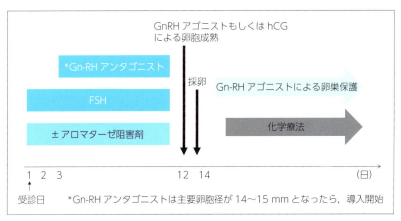

図 9-11　アロマターゼ阻害剤を用いたアンタゴニスト法の一例

卵した卵子の質は通常の採卵した卵子と同等であり，未受精卵子凍結から出生した児は一般不妊治療にて出生した児に比べて分娩後の新生児において奇形などの異常は増加しないとされており，比較的安全性の高い治療法と考えられる[11,12]．

また，がん種によっては，ホルモン依存性の腫瘍（乳がんや脳腫瘍の一部など）がある[13,14]．これらの腫瘍においては採卵時に，レトロゾールを併用し，血中エストロゲンを低下させ，可能な限り採卵に伴う影響を最小限にする必要がある（図 9-11）．また，若年者における調節卵巣刺激の場合には，十分なる注意を払い，卵巣過剰刺激症候群（OHSS）発症が予想される際には，慎重な調節卵巣刺激を行うとともに，採卵後の cabergoline 投与などにより発症を予防し，がん治療の遅延がなきよう努めるべきである[15]．

(4) 卵巣組織凍結

月経発来前の女児もしくは治療開始までに時間的猶予のない若年女性患者が対象となる．卵巣組織凍結については，われわれ産婦人科医，当該がん治療医のみならず，

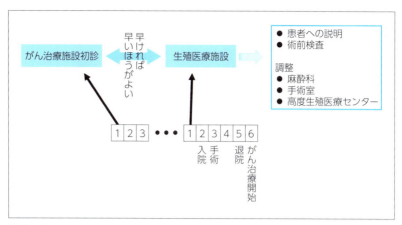

図 9-12 卵巣組織凍結保存における初診後から手術・がん治療開始までのイメージ

麻酔科医，手術室との調整が重要となるため，あらかじめ緊急性のある手術ができうる体制の構築が非常に重要である．当院では最短で，受診後，同意が得られた場合，同日術前検査，麻酔科診察などを行い，翌日入院，入院後 2 日目に手術（一般的に腹腔鏡手術で行う）を行い，術後 2 日目には退院，その後可及的速やかにがん治療に臨めるよう計画している（図 9-12）．

卵巣摘出手術にも，細心の注意を要すると考えている．摘出に伴う組織の焼灼などの影響が可能な限り摘出卵巣に及ばないように，血管なども切断後に凝固するように心がけている．摘出した卵巣組織はすぐに培養室においてヒーター付きのクリーンベンチ内で，卵巣の髄質の除去を行う．髄質除去後の皮質部分はガラス化保存するため，Ova Cryo Kit Type M® (Kitazato) により凍結前処理を行ったうえで，ガラス化法にて凍結保存する（図 9-13）．本法においてはガラス化法を行う施設が多いが，世界的には緩慢凍結法が一般的である．新しい治療法であるため，今後データの蓄積が必要である[16]．

成人女性の場合，基本的に月経発来後であり，除去した卵巣組織はすぐに検鏡を行い，卵子を認めた場合，未熟卵子培養を行い MII 期において卵子凍結を行うことも可能である．

対象患者ががん患者であることから，凍結卵巣組織へのがん細胞の混入の有無を確かめる必要がある．その確認は皮質の一部および髄質の病理組織学的検査，RT-PCR などを組み合わせて行う．ただし血液疾患患者においては，卵巣内におけるがん細胞の混入率が高く，卵巣組織凍結は一般的には認められていない[17]．

施行施設においては，卵子凍結および卵巣組織凍結いずれの治療も 2014 年日本産科婦人科学会から会告が示されており，「日本産科婦人科学会が認めた ART 施設かつ本法について倫理委員会において審査を受けていることを要す」とあり，施設認定を受けていることが望ましい．

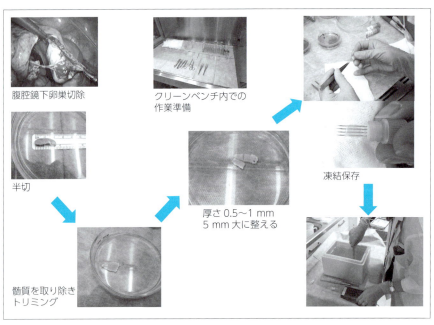

図 9-13　卵巣組織凍結の実際の手順

4）成績

(1) 卵子凍結

凍結未受精卵子による妊娠率は4.5～12％と報告されており[18]，生児を得るためには約10個の未受精卵子が必要となる．Coboらによると10個凍結卵子があった場合の累積妊娠率は35歳以下で60.5％，36歳以上では29.7％であったと述べている[19]．現時点では，一般的な体外受精の妊娠率を考慮すると，可能な限り受精卵による凍結保存が望ましいことは言うまでもない．

(2) 卵巣組織凍結

患者ががん治療寛解後，がん治療担当医の許可のもと，融解した卵巣組織を腹腔鏡手術にて対側卵巣に移植もしくは卵管間膜内に注入する[20]．

世界的には2004年に初めて卵巣組織凍結を行った患者の妊娠出産が報告[21]されてから2017年までに約130例の出産例が報告されている．これまでのデータからは95％以上の症例で卵巣機能の回復が見込まれ，さらに卵巣組織の移植後4～5年間は卵巣機能が維持される．しかし，臨床的妊娠率は29％，出産率は23％とまだまだ確立された治療法ではなく，試験的な治療法であることは否めない[22]．

また，これまでヒトにおいては未熟卵胞（原始卵胞，二次卵胞）の体外培養による成熟卵胞への発育（IVM）は困難とされていたが，2015年二次卵胞から成熟卵胞までの一連のIVMに成功したとの報告がある[23]．今後，固形がんのみならず血液疾患患者においても卵巣組織凍結が行えるようになり，技術の発展によりこれらの実験的な研究が臨床応用され，卵巣組織から未熟卵胞を体外培養し生児を獲得する時代になることを期待するものである．

ARTの発展は非常に早く，今後もますます進歩するものと思われる．がん患者に

対するがん・生殖医療は対象がん患者であるため，妊孕性温存によりがん治療の遅延を招く可能性がある．さらに未受精卵子凍結，卵巣組織凍結技術については将来的な安全性が担保されたわけではなく，今後も検討されるべきであるが，すべてのがん患者に妊孕性温存療法の恩恵がある時代が訪れることを期待してやまない．

(堀江　昭史)

4 小児に対するがん・生殖医療

近年，わが国においても"がん・生殖医療"が急速に普及しつつあるが，小児に対する"がん・生殖医療"は，罹患している疾患の特異性や技術的な困難さ，全診療科的なバックアップ体制構築の必要性，インフォームド・コンセント（アセント）や長期的心理支援の問題から，成人に比べてより慎重な姿勢が要求される．本項では，成人との相違点を中心に，小児に対する"がん・生殖医療"の現状と問題点について概説する．

1）わが国における小児がん

がん最新統計によると，年齢調整罹患率では，人口 10 万人に対する 0～14 歳の全がんは 113.7 人であるが，0～19 歳までの未成年で算出した場合には 116.5 人と推計されている[1]．その結果，年間 2,000～2,500 人が小児がん（0～14 歳）と診断され，その発症率は 0～14 歳の小児 10,000 人に 1 人程度とされている[2]．また，小児のがん罹患部位は成人のそれと大きく異なっており，各年代において白血病や骨髄増殖性疾患が最多を占め，次いで頭蓋内・脊髄腫瘍が多く，リンパ腫や神経芽腫（0～4 歳では 2 位）などがそれに続く（図 9-14）[1]．また，がん治療成績の向上とともに，小児

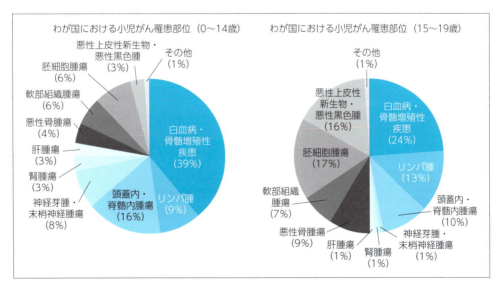

図 9-14　わが国における小児がん罹患部位
国立がん研究センター：がん情報サービスがん最新統計．
日本の 27 府県における小児 AYA 世代の年齢階級別および年齢調整罹患率（2009～2011 年）より作成（https://ganjoho.jp/reg_stat/statistics/dl/index.html#incidence）

がんの治療成績も著明に改善しており，近年では小児がんの10年相対生存率は男児で73.2%，女児で79.3%と，成人に比べて良好な治療成績となっている[3]．なお2016年の米国の報告では，小児10,000人に1.7人の割合でがんが発症し（合計約15,700人と推計），5年生存率は83%と報告されていることから，わが国と同様の傾向にあると考えられる[4]．

2）小児に対する"がん・生殖医療"

小児に対する"がん・生殖医療"は，主に原疾患治療前から治療後長期にわたっての"妊孕性温存治療"と"妊孕性（もしくは妊孕能）のモニタリング"に大別される．"がん・生殖医療"を実践する際，まずは原疾患治療による精巣および卵巣への毒性を評価する必要性がある．原疾患治療が精巣および卵巣へ与える影響の詳細については他稿に譲るが，男児および女児ともに造血細胞移植の前処置としてのアルキル化剤投与と全身放射線照射は，性腺への影響がきわめて強い．また，男児および女児に対する$7.5\,g/m^2$以上のシクロホスファミド投与も永続的な無精子症および卵巣不全の原因となる[5,6]．さらに，男児の精巣に対する6Gy以上の放射線照射や，女児の卵巣に対する放射線照射（思春期以降で10Gy以上，思春期前で15Gy以上）もきわめて高い確率で性腺機能不全をきたす[6]．

⑴ 小児に対する妊孕性温存治療

小児に対する妊孕性温存治療は，固形がんよりも全身性のがんが多く全身状態が良好でない場合もまれではないこと，インフォームド・コンセント（アセント）やアドヒアランスの問題から連日の注射や採血を必要とする妊孕性温存治療が実施困難であること，パートナーが不在であることなどから，実施しうる治療法が限定されている．さらに，男児および女児ともに思春期発来の有無が治療法選択の大きなカギとなる．男児の場合，思春期以降では精子凍結（用手的／電気的もしくは顕微鏡下精巣内精子再手術 testicular sperm extraction：TESE）が一般的であるが，思春期以前の男児では精巣組織凍結などのきわめて試験的な治療法しかなく，現時点において生産例は報告されていない．思春期以降の女児では，原疾患治療までに2週間以上の期間がある場合には未受精卵子凍結を実施しうるが[4,5,7,8]，経腟操作が困難であることなどから，思春期以前の患児と同様に卵巣組織凍結などの試験的な治療が唯一実施しうる治療法であることが多い．図9-15に，小児に対する妊孕性温存治療法選択におけるアルゴリズムの一例を示す[4]．なお，妊孕性温存治療選択のアルゴリズムには，さらに詳細なものとして精巣容積や妊孕性温存前の化学療法の有無などを考慮した欧州造血細胞移植学会のものなどもあり，画一的ではないものの，基盤となる考え方は同じである．なお，精子凍結では11～14歳の男児の64.5%で採取可能であり，その臨床的妊娠率は23～57%と報告されている[4]．また，未受精卵子凍結の臨床的妊娠率は未受精卵子1個あたり4～12%，胚移植あたりの妊娠率は36～61%とされている．さらに，卵巣組織凍結の臨床的妊娠率は29～57%であり，出生率は23～37%とされ，児の奇形率や周産期予後は通常の妊娠群と同様である[4,9]．しかし，これまで初経前の女児に卵巣凍結を行った症例での出産例は2例と少なく[4,10]，長期的な保存の安全性などは今後の検証が待たれる状況である．なお，小児において罹患率が高い白血病では，卵巣組織にがん細胞が混入しやすいため，特に成人では一般的に卵巣組織凍結は推奨されて

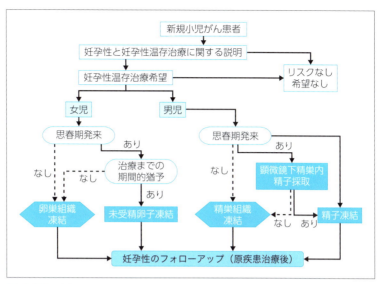

図 9-15 小児に対する妊孕性温存治療の選択アルゴリズム．
(Burns KC et al：Cancer, 124(9)：1867-1876, 2018[4] より)

いない[11]．しかしながら，小児においては将来的な科学の発展に期待して卵巣組織凍結を行うことも考慮され得る[12]．

(2) 小児患者における妊孕性のモニタリング

　小児がん経験者において，性腺機能の低下は代表的な晩期合併症のひとつであり，Children's Oncology Group においても長期的なフォローが推奨されている[13]．表 9-7 に妊孕性のモニタリングに用いられる検査を示す．

　思春期以前の男児においては，9歳以降であれば血中インヒビン B の低値や血中卵胞刺激ホルモン（follicle stimulating hormone：FSH）高値が性腺機能低下を示唆する所見であり，血中テストステロン値も男児の性腺機能をモニタリングするうえで有用である．また，男性の場合はテストステロンの増加によって抗ミュラー管ホルモン（anti-Müllerian hormone：AMH）値が低下していくことから，抗ミュラー管ホルモンもモニタリングに有用である可能性が示唆されている[5,14]．さらに，男児では精液検査を適宜実施することによって性腺機能の評価の一助となるが，近年では遺伝子の異常など，形態や運動性以外の質を評価する方法が模索されている[5,14]．

　女児においても同様に血中 FSH 高値や血中インヒビン B 低値が性腺機能低下を示し，血中 AMH 値は卵胞を構成する顆粒膜細胞から分泌されるため，女児の性腺機能低下の場合には血中 AMH 値が低下を示す．なお，血中 FSH 値が上昇を始めるのは思春期以降であること，血中 AMH 値がピークを迎えるのは成人期を過ぎてからであることなど[15]，ホルモン値の測定と値の解釈には注意を要する．さらに，抗がん剤などの影響によって血中 AMH 値は急激に低下し，その後約 9 カ月以上の期間をおいて AMH 値が回復してくることから[16]，三善らは小児女性患者における妊孕性のモニタリングとして，がん治療から 2 年以上経過した後の血中 AMH 値測定を推奨している[13]．

表 9-7　妊孕性のモニタリングに用いられる検査

血中ホルモン値測定による評価	性腺刺激ホルモン (卵胞刺激ホルモン, 黄体形成ホルモン) 性ホルモン (男児 テストステロン, 女児 エストロゲン) 抗ミュラー管ホルモン インヒビン B
補足検査（思春期男子）	精液検査

(Gertosio C et al：J Adolesc Young Adult Oncol, 7 (3)：263-269, 2018[5] より, 筆者訳)

3）小児に対するがん・生殖医療の問題点

　女性がん治療経験者は, がん治療が自己の妊孕性に及ぼした影響について知りたいという願望が強いといわれている[17]. また, 米国では各代表的な学会が「すべての生殖可能年齢のがん患者に対して原疾患の治療を行う前に妊孕性についての問題を話し, 生殖医療の専門家に紹介すること」を推奨している[18-20]. そのため, Vakeesanらの報告においても, ほとんどの小児がん治療施設の医師が, 小児がん患者が将来的に抱える妊孕性の問題について認識していた. しかしながら, 実際に妊孕性について患者と話し合いをもっている施設は全体の約半数しかなかったことが報告されている[21,22]. 事実, 小児がん患者では約50％の症例でしか妊孕性についての説明がなされなかった（または記憶していない）という報告もあり[23,24], さらに患者自身が妊孕性の低下について気付いていない状況もあることが指摘されている[25]. このような情報提供の問題が起こる原因として, 妊孕能温存治療に関する医療者の知識不足, ガイドラインの有無, 情報提供を行うための資材の不足, 悪性腫瘍の治療を担当する医師の認識不足や優先順位, 診療時間の問題, 家族や両親が患者に対して治療の情報を制限してしまう場合があること, 原疾患の担当医が小児や思春期の患者に対して両親や家族が同伴のもとで妊孕性について話すことに困難を感じることなどがあげられており, 妊孕能温存に関する情報提供方法に関する資材やチェックリストなどを含めたオンラインソースの普及, 情報提供のトレーニングの必要性が指摘されている[21,26,27]. 今後, 情報提供の問題の解決によって, 小児がん患者が妊孕性温存の問題に関してより円滑に意思決定できるような体制の構築が望まれる.

　小児では, 成人に比べて全身性のがんが多いことが特徴であり, 妊孕性温存治療の実施という点において成人よりも高リスクであると考えられる. また, 妊孕性のモニタリングに関しても長期的なフォローアップが必要である. 加えて, 患者は心身ともに成長発達段階にあることを忘れてはならない. 以上のことから, 小児に対する"がん・生殖医療"では, 原疾患担当医および生殖医療専門の医師のみならず, 婦人科医, 小児科医, 小児外科医, 麻酔科医, 精神科医などの全診療科の医師が診療にあたる体制が必要となる. さらに, 全医療者による包括的な患者支援が重要であり, より質の高い成熟した"がん・生殖医療"の実践が必要である.

（高江　正道, 鈴木　直）

5 がん・生殖医療における心理ケア

　小児・若年がん患者にとってがん・生殖医療とのかかわりは長期にわたることがある（図9-16）．多くの若年成人女性がん患者・サバイバーは，がん治療前の妊孕性温存[1]，がん治療中・治療後の化学療法誘発性無月経と卵巣機能不全[2-4]，がん治療後の不妊治療や妊娠[5,6]などさまざまな生殖の困りごとや苦悩を抱えている．

　近年，妊孕性温存の相談や希望で受診する患者が増加している．妊孕性温存を検討・診療する時期は，たいていがん診断から間もない時期であることが多い．がん診断時期は約7割が強い不安を経験している[7]．乳がん診断時期に大うつ病を発症した割合は約31%[8]，心的外傷後ストレス症候群（post-traumatic stress disorder：PTSD）を発症した割合は約23%[9]と報告されている．初期の乳がんと診断された女性における臨床レベルの大うつ病の12カ月有病率は診断1年目48%，2年目25%，3年目23%，4年目22%と長期にわたって精神的に不調であった[10]．

　精神症状が意思決定に影響することもよく知られている．医師が勧めた術後化学療法を乳がん女性が受け入れる割合は，抑うつが強い群は51%，抑うつでない群では92%と，2倍近い大差があった[11]．がんサバイバーを対象とした調査で，年齢，がんの再発，二次がん，収入，教育，がん治療のタイプ，更年期症状を調整したとき，がん診断時に挙児希望があったもののがん治療後に子どもがいないか不妊になった女性は，PTSD症状の侵入的思考と回避症状が強かった[12]．わが国のがん・生殖医療外来を受診した女性患者と家族の行動観察で否定的感情表出が多い場合，治療を受け入れない傾向があった[13]．

　がん・生殖医療で受診した患者に対する心理援助としては，まず，多職種全体が上述した心身症状であることを理解したうえで配慮のあるコミュニケーションと心理援助情報提供をすることが求められる．加えて，簡便な自記式心理検査を実施するなど心理面のアセスメントをし，患者が受診，意思決定で十分落ち着いて理解や判断がで

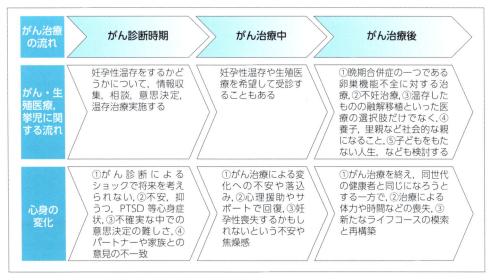

図9-16　小児・若年がん患者におけるがん治療，がん・生殖医療の流れと心身の変化

きるかどうか，心理援助が必要かどうかを見極めることが必要になる．例えば「つらさと支障の寒暖計」（http://plaza.umin.ac.jp/~pcpkg/dit/dit.pdf）や，うつを評定する二質問法を利用しても良いだろう．

　不調を見つけた場合は，患者にストレスが高いほうかもしれないことや今後の治療に向けて体調を整えるために心理士と会って話してみることを提案し，患者の不調の自覚とニーズがあれば実際に心理士を紹介するという流れが米国臨床腫瘍学会（ASCO）改訂ガイドライン2013で推奨されている．また，心理士側はがん・生殖医療を十分理解し，がん患者の妊孕性温存における心理カウンセリングを提供できるようトレーニングを受けることが米国生殖医学会で推奨されている．こうした流れから，日本生殖心理学会，日本がん・生殖医療学会共催でがん・生殖医療専門心理士の養成と認定資格を発行している．

（小泉　智恵）

6　がん・生殖医療における看護ケア

1）がん看護の場で求められる看護ケア

　がん看護の場で重要なことは，妊孕性温存に関心を示す患者・家族が，できるだけ早くがん治療前に生殖医療機関を受診し，妊孕性温存に関し納得した意思決定ができ，前向きにがん治療に取り組んでいけるよう支援することである．看護師は，がん告知の受け取め，婚姻状況，挙児希望の有無・程度を把握し，年齢や予定されるがん治療による妊孕性低下のリスクをアセスメントし，主治医と連携しながら，適切な時期に不妊の可能性や妊孕性温存について患者に情報提供がなされるようにする．そして，医師からの説明時の患者の反応，理解度を確認し，患者・家族の子どもをもつことに関する価値観などさまざまな思いを傾聴することが求められる．がん診断後，不妊の可能性を告げられショックを受けたあとに妊孕性温存の可能性を知ることで，患者は妊孕性温存に過度な期待や焦燥感を抱きやすい．がん看護に携わる看護師は，患者の期待や思いに寄り添いながらも，生殖医療の場で妊孕性温存の詳細な情報を知ることで，患者が再度，大きな落胆・混乱をきたすことのないように妊孕性温存に関する基本的な情報（妊孕性温存方法の概要，妊娠・出産率，費用など）は確認し，伝えておく必要がある．

　そして気になることがある場合，看護師が相談にのることを伝えるとともに，日本がん・生殖医療学会のホームページ（http://www.j-sfp.org/）など信用できるサイトやリーフレットを提供するなど適切な情報が得られるようサポートする．

2）生殖看護の場で求められる看護ケア

　がん診断後間もなく，生殖医療機関を受診することは患者にとって心理的負担が大きい．看護師は，若くしてがんと診断されながらもがん治療後に子どもをもちたいと願い，生殖医療機関受診に至った状況や本人の感情の大きな揺れを慮り，まず寄り添う姿勢が求められる．問診時に来院できたことをねぎらい，患者の生殖医療に対する期待や希望，疑問や知りたいことを確認しておく．その人に関心をはらうことで醸し出される看護師のねぎらいの態度や励ましは，この時期の患者の緊張や不安を癒すこ

とにつながる．そして医師からの説明時には同席し，終了後にも看護師が面談し，患者の心理状態，理解度を確認し，情報や気持ちが整理できるようかかわる．また通常の不妊治療患者と異なり，がん・生殖医療の対象は，未婚者や性交渉の経験のない患者も含まれるため，羞恥心や不安に対し，よりきめ細やかな配慮・対応が求められる．

3）今後の課題

　今後の課題として，妊孕性温存に関する意思決定やその結果いかんにかかわらず，患者ががん治療後の自分の生き方の可能性に向き合い，苦悩しながら意思決定したその過程そのものに価値を見いだしていけるような支援や，がん治療後の妊娠・出産に向けた支援，子どもをもたない人生を受け入れその人らしく生きていくための支援などがあげられる．がん・生殖医療において長期的な支援体制が構築できるようがん看護・生殖看護がより連携・協働することが求められる．また小児に対する妊孕性温存方法は現段階では標準的治療ではないことや親の代理意思決定の問題があり，今後，求められる看護についてさらに検討していく必要がある．

（高橋　奈津子）

7 がん・生殖医療における薬剤師の役割

　薬剤師は，がん医療が適切かつ安全に実施されるために，治療計画に応じたレジメンチェック，抗がん薬無菌調製の実施とともに，患者と面会し治療に用いる抗がん薬の作用，副作用，その対処方法について薬剤管理指導を実施してきた．この取り組みは行政にも認められ，現在では，がん患者指導管理料3として診療報酬が算定できるようになり，全国的に展開される契機となっている．がん薬物療法が患者に提供される際には，薬剤師による薬剤管理指導を実施する医療体制が構築され，患者のがん治療の支援に貢献している．

1）小児およびAYA世代のがん患者に対する薬剤管理指導

　小児におけるがん治療は，ここ数十年の医療の進歩で現在では70〜80％が治癒を獲得できるようになってきた[1]．そのため，がん治療後のライフプランを考慮することも重要なことである．また，AYA世代においては，妊娠中にがんが発見されることがあるだろう．しかし，がん治療の遅れは母体への治療成績低下につながる．妊娠とがん治療の狭間に置かれた際に感じる不安は相当のものであろうと容易に推測でき，さまざまなヘルスケアプロバイダーによる支援体制が求められる．特に薬剤師は，予定しているがん治療に関する情報，抗がん薬の作用機序，副作用プロファイルに関する情報を提供するとともに，胎児リスク等の情報を効率良く収集評価し，他のヘルスケアプロバイダーと情報共有したうえで，迅速かつ適切な情報提供を担うことができると考える．参考までに，薬剤師の介入機会の例示を図9-17に示す．

2）薬剤に関する情報提供の専門家として

　がん患者への情報提供は，患者の理解に合わせ，現時点の患者の気持ちや説明環境にも配慮し行うことが勧められる．さらに，妊娠中に薬物治療が必要な場合には，さ

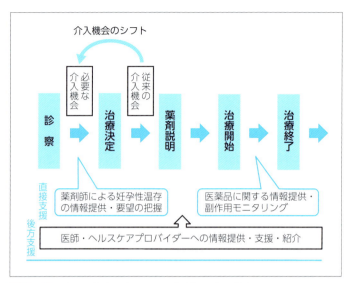

図 9-17　がん・生殖医療における薬剤師の介入機会

らなる配慮が必要となる．がん治療を実施する際には，薬剤説明の経験が多い薬剤師を上手に活用することで，妊孕性および生殖機能温存の必要性を患者が適切に判断するための情報提供を，全国的に普及することが可能となるだろう．

（米村　雅人）

文　献

9-1）わが国におけるがん・生殖医療の実情

1) Lee SJ, Schover LR, et al：American Society of Clinical Oncology recommendations on fertility preservation in cancer patients. J Clin Oncol, 24(18)：2917-2931, 2006.
2) Loren AW, Mangu PB, et al：Fertility preservation for patients with cancer：American Society of Clinical Oncology clinical practice guideline update. J Clin Oncol, 31(19)：2500-2510, 2013.
3) Ataman LM, Rodrigues JK, et al：Creating a Global Community of Practice for Oncofertility. J Glob Oncol, 2(2)：83-96, 2016.
4) Rashedi AS, de Roo SF, et al：Survey of fertility preservation options available to patients with cancer around the globe. J Glob Oncol, 2018；in press.
5) Rashedi AS, de Roo SF, et al：Survey of third-party parenting options associated with fertility preservation available to patients with cancer around the globe. J Glob Oncol, 2018；in press.
6) 吉村やすのり：がん生殖医療に憶う．Oncofertility Consortium JAPAN News Letter, 7：1, 2017.
7) 堀部敬三・古井辰郎・他：平成28年度　総括・分担研究報告書．Number of pages.
8) 古井辰郎・高井　泰・他：本邦におけるAYA世代がん患者に対する妊孕性に関する支援体制―がん専門医調査の結果より―．癌と化学療法，45(5)：841-846, 2018.
9) Furui T, Takenaka M, et al. An evaluation of the Gifu Model in a trial for a new regional oncofertility network in Japan, focusing on its necessity and　effects. Reprod Med Biol, 15(2)：107-113, 2016.
10) 鈴木　直，古井辰郎・他：地域で完結することができる，AYA世代がん患者さんの妊孕性に関する支援プロジェクト．In：日本がん・生殖医療学会, ed. 平成27-29年度　厚生労働科学研究がん対策推進総合研究事業「総合的な思春期・若年成人（AYA）世代のがん対策のあり方に

関する研究」2017（vol 2018）.

11） Donnez J, Dolmans MM, et al：Ovarian cortex transplantation：time to move on from experimental studies to open clinical application. Fertil Steril, 104(5)：1097-1098, 2015.

12） Jensen AK, Macklon KT, et al：86 successful births and 9 ongoing pregnancies worldwide in women transplanted with frozen-thawed ovarian tissue：focus on birth and perinatal outcome in 40 of these children. J Assist Reprod Genet, 34：325-336, 2017.

13） Anderson RA, Wallace WHB, et al：Ovarian tissue cryopreservation for fertility preservation：clinical and research perspectives. Hum Reprod Open, 2017(1)：hox001, 2017.

14） 古井辰郎・森重健一郎：地域におけるがんと生殖医療ネットワーク. Horm Front Gynecol, 23(4)：297-303, 2016.

9-2） 男性がん患者におけるがん・生殖医療

1） Lee SJ, Schover LR, et al：American Society of Clinical Oncology recommendations on fertility preservation in cancer patients. J Clin Oncol, 24(18)：2917-2931, 2006.

2） Loren AW, Mangu PB, et al：Fertility preservation for patients with cancer：American Society of Clinical Oncology clinical practice guideline update. J Clin Oncol, 31(19)：2500-2510, 2013.

3） 日本癌治療学会編：小児, 思春期・若年性がん患者の妊孕性温存に関する診療ガイドライン. 2017 年版, 金原出版, 2017.

4） 日本生殖医学会編：生殖医療の必修知識 2017. 日本生殖医学会, 2017.

5） 湯村　寧・太田邦明・他：精子凍結施行施設へのアンケート調査結果.「厚生労働省子ども・子育て支援推進調査研究事業　若年性がん患者に対するがん・生殖医療（妊孕性温存治療）の有効性に関する調査研究. 平成 28 年度　総括・分担報告書」. 44-63, 2017.

6） Miki T, Kamoi K, et al：Clinical characteristics and oncological outcome of testicular cancer patients registered in 2005 and 2008：the first large scale study from cancer registration committee of the Japanese Urological Association. Int J Urol, 21(8)：S1-6, 2014.

7） 国立がん研究センターがん情報サービス「がん登録・統計」https://ganjoho.jp/reg_stat/statistics/dl/index.html

8） 日本整形外科学会編：全国骨腫瘍登録一覧表　平成 27 年度. 2017.

9） 日本整形外科学会編：全国軟部腫瘍登録一覧表　平成 27 年度. 2017.

9-3） 女性がん患者に対するがん・生殖医療

1） 堀部敬三：AYA 世代, 小児がんに対する対策　日本小児・思春期・若年成人がん関連学会協議会の mission と vision. 腫瘍内科, 16 (5) 441-444, 2015.

2） 国立がん研究センターホームページ；https://ganjoho.jp/public/index.html

3） Levine J, Canada A, et al：Fertility preservation in adolescents and young adults with cancer. J Clin Oncol, 28(32)：4831-4841, 2010.

4） 日本癌治療学会編：小児, 思春期・若年がん患者の妊孕性温存に関する診療ガイドライン. 2017 年版, 金原出版, 2017.

5） Moore HC, Unger JM, et al：Goserelin for ovarian protection during breast-cancer adjuvant chemotherapy. N Engl J Med, 372(10)：923-932, 2015.

6） Demeestere I, Brice P, et al：No Evidence for the Benefit of Gonadotropin-Releasing Hormone Agonist in Preserving Ovarian Function and Fertility in Lymphoma Survivors Treated With Chemotherapy：Final Long-Term Report of a Prospective Randomized Trial. J Clin Oncol, 34(22)：2568-2574, 2016.

7） Blumenfeld Z, Zur H, et al：Gonadotropin-Releasing Hormone Agonist Cotreatment During Chemotherapy May Increase Pregnancy Rate in Survivors. Oncologist, 20(11)：1283-1289, 2015.

8） Gareer W, Gad Z, et al：Needle oophoropexy：a new simple technique for ovarian transposition prior to pelvic irradiation. Surg Endosc, 25(7)：2241-2246, 2011.

9） Wallberg KA, Keros V, et al：Clinical aspects of fertility preservation in female patients. Pediatr Blood Cancer, 53(2)：254-260, 2009.

10） von Wolff M, Montag M, et al：Fertility preservation in women--a practical guide to preservation techniques and therapeutic strategies in breast cancer, Hodgkin's lymphoma and borderline ovarian tumours by the fertility preservation network FertiPROTEKT. Arch Gynecol Obstet, 284(2)：427-435, 2011.

11) Noyes N, Porcu E, et al：Over 900 oocyte cryopreservation babies born with no apparent increase in congenital anomalies. Reprod Biomed Online, 18(6)：769-776, 2009.

12) Gook DA, Edgar DH：Human oocyte cryopreservation. Hum Reprod Update, 13(6)：591-605, 2007.

13) González-Arenas A, Hansberg-Pastor V, et al：Estradiol increases cell growth in human astrocytoma cell lines through ERα activation and its interaction with SRC-1 and SRC-3 coactivators. Biochim Biophys Acta, 1823(2)：379-386, 2012.

14) Tavares CB, Gomes-Braga Fd, et al：Expression of estrogen and progesterone receptors in astrocytomas：a literature review. Clinics (Sao Paulo), 71(8)：481-486, 2016.

15) Tehraninejad ES, Hafezi M, et al：Comparison of cabergoline and intravenous albumin in the prevention of ovarian hyperstimulation syndrome：a randomized clinical trial. J Assist Reprod Genet, 29(3)：259-264, 2012.

16) Donnez J, Dolmans MM：Ovarian cortex transplantation：60 reported live births brings the success and worldwide expansion of the technique towards routine clinical practice. J Assist Reprod Genet, 32(8)：1167-1170, 2015.

17) Dolmans MM, Marinescu C, et al：Reimplantation of cryopreserved ovarian tissue from patients with acute lymphoblastic leukemia is potentially unsafe. Blood, 116(16)：2908-2914, 2010.

18) Practice Committees of American Society for Reproductive Medicine；Society for Assisted Reproductive Technology：Mature oocyte cryopreservation：a guideline. Fertil Steril, 99(1)：37-43, 2013.

19) Cobo A, García-Velasco JA, et al：Oocyte vitrification as an efficient option for elective fertility preservation. Fertil Steril, 105(3)：755-764, 2016.

20) Donnez J, Dolmans MM, et al：Restoration of ovarian activity and pregnancy after transplantation of cryopreserved ovarian tissue：a review of 60 cases of reimplantation. Fertil Steril, 99(6)：1503-1513, 2013.

21) Donnez J, Dolmans MM, et al：Livebirth after orthotopic transplantation of cryopreserved ovarian tissue. Lancet, 364(9443)：1405-1410, 2004.

22) Donnez J, Dolmans MM：Fertility Preservation in Women. N Engl J Med, 377(17)：1657-1665, 2017.

23) Xiao S, Zhang J, et al：In vitro follicle growth supports human oocyte meiotic maturation. Sci Rep, 5：17323, 2015.

9-4) 小児に対するがん・生殖医療

1) 国立がん研究センター がん情報サービス「がん登録・統計」
   4. 罹患データ（小児・AYAがん）
   https://ganjoho.jp/reg_stat/statistics/dl/index.html#incidence

2) 国立がん研究センター 小児がん情報サービス 小児がんとは
   https://ganjoho.jp/child/dia_tre/about_childhood/about_childhood.html

3) 国立がん研究センター がん情報サービス最新がん統計：https://ganjoho.jp/reg_stat/statistics/stat/summary.html

4) Burns KC, Hoefgen H, et al：Fertility preservation options in pediatric and adolescent patients with cancer. Cancer, 124(9)：1867-1876, 2018.

5) Gertosio C, Magistrali M, et al：Fertility Preservation in Pediatric Oncology Patients：New Perspectives. J Adolesc Young Adult Oncol, 7(3)：263-269, 2018.

6) Loren AW, Mangu PB, et al：Fertility preservation for patients with cancer：American Society of Clinical Oncology clinical practice guideline update. J Clin Oncol, 31(19)：2500-2510, 2013.

7) Lavery SA, Islam R, et al：The medical and ethical challenges of fertility preservation in teenage girls：a case series of sickle cell anaemia patients prior to bone marrow transplant.

Hum Reprod, 31(7)：1501-1507, 2016.

8）Oktay K, Harvey BE, et al：Fertility Preservation in Patients With Cancer：ASCO Clinical Practice Guideline Update. J Clin Oncol, JCO. 2018. 78. 1914.

9）Donnez J, Dolmans MM：Fertility Preservation in Women. N Engl J Med, 377(17)：1657-1665, 2017.

10）Demeestere I, Simon P, et al：Live birth after autograft of ovarian tissue cryopreserved during childhood. Hum Reprod, 30(9)：2107-2109, 2015.

11）Schüring AN, Fehm T, et al：Practical recommendations for fertility preservation in women by the FertiPROTEKT network. Part I：Indications for fertility preservation. Arch Gynecol Obstet, 297(1)：241-255, 2018.

12）Balduzzi A, Dalle JH, et al：Fertility preservation issues in pediatric hematopoietic stem cell transplantation：practical approaches from the consensus of the Pediatric Diseases Working Party of the EBMT and the International BFM Study Group. Bone Marrow Transplant, 52(10)：1406-1415, 2017.

13）Miyoshi Y, Yasuda K, et al：Longitudinal observation of serum anti-Mullerian hormone in three girls after cancer treatment. Clin Pediatr Endocrinol, 25(4)：119-126, 2016.

14）Dere E, Anderson LM, et al：Biomarkers of chemotherapy-induced testicular damage. Fertil Steril, 100(5)：1192-1202, 2013.

15）Kelsey TW, Wright P, et al：A validated model of serum anti-mullerian hormone from conception to menopause. PloS One, 6(7)：e22024, 2011.

16）Rosendahl M, Andersen CY, et al：Dynamics and mechanisms of chemotherapy-induced ovarian follicular depletion in women of fertile age. Fertil Steril, 94(1)：156-166, 2010.

17）Letourneau JM, Ebbel EE, et al：Pretreatment fertility counseling and fertility preservation improve quality of life in reproductive age women with cancer. Cancer, 118(6)：1710-1717, 2012.

18）Lee SJ, Schover LR, et al：American Society of Clinical Oncology recommendations on fertility preservation in cancer patients. J Clin Oncol, 24(18)：2917-2931, 2006.

19）Ethics Committee of the American Society for Reproductive Medicine：Fertility preservation and reproduction in cancer patients. Fertil Steril, 83(6)：1622-1628, 2005.

20）Fallat ME, Hutter J：Preservation of fertility in pediatric and adolescent patients with cancer. Pediatrics, 121(5)：e1461-1469, 2008.

21）Ussher JM, Cummings J, et al：Talking about fertility in the context of cancer：health care professional perspectives. Eur J Cancer Care (Engl), 25(1)：99-111, 2016.

22）Vakeesan B, Weidman DR, et al：Fertility Preservation in Pediatric Subspecialties：A Pilot Needs Assessment Beyond Oncology. J Pediatr, 194：253-256, 2018.

23）Deshpande NA, Braun IM, et al：Impact of fertility preservation counseling and treatment on psychological outcomes among women with cancer：A systematic review. Cancer, 121(22)：3938-3947, 2015.

24）Schover LR, Brey K, et al：Oncologists' attitudes and practices regarding banking sperm before cancer treatment. J Clin Oncol, 20(7)：1890-1897, 2002.

25）Zebrack BJ, Casillas J, et al：Fertility issues for young adult survivors of childhood cancer. Psycho-oncology, 13(10)：689-699, 2004.

26）Rosendahl M, Schmidt KT, et al：Cryopreservation of ovarian tissue for a decade in Denmark：a view of the technique. Reprod Biomed Online, 22(2)：162-171, 2011.

27）Vindrola-Padros C, Dyer KE, et al：Healthcare professionals' views on discussing fertility preservation with young cancer patients：a mixed method systematic review of the literature. Psycho-oncology, 26(1)：4-14, 2017.

9-5）がん・生殖医療における心理ケア

1）Woodruff T, Snyder KA：Oncofertility：fertility preservation for cancer survivors. Springer US, New York, 2007.

2）Patel A, Roston A, et al：Supportive care in cancer：official journal of the Multinational Association of Supportive Care in Cancer. 23：411-418, 2015.

3) Jones AL：Fertility and pregnancy after breast cancer. Breast, 15 Suppl 2：S41-46, 2006.
4) Benedict C, Thom B, et al：Young adult female cancer survivors' unmet information needs and reproductive concerns contribute to decisional conflict regarding posttreatment fertility preservation. Cancer, 122(13)：2101-2109, 2016.
5) Goldrat O, Kroman N, et al：Pregnancy following breast cancer using assisted reproduction and its effect on long-term outcome. Eur J Cancer, 51(12)：1490-1496, 2015.
6) Luke B, Brown MB, et al：Assisted reproductive technology use and outcomes among women with a history of cancer. Hum Reprod, 31(1)：183-189, 2016.
7) 山口　建：がんと向き合った7,885人の声．「がんの社会学」に関する合同研究班，2014.
8) 川瀬和美・田部井　功・他：乳癌患者の心のケア―術前後のアンケート調査：うつ状態は30.8%―．乳癌の臨床，27(1)：110-111, 2012.
9) Vin-Raviv N, Hillyer GC, et al：Racial disparties in posttraumatic stress after diagnosis of localized breast cancer：the BQUAL study. J Nat Cancer Inst, 105(8)：563-572, 2013.
10) Burgess C, Cornelius V, et al：Depression and anxiety in women with early breast cancer：five year observational cohort study. BMJ, 330(7493)：702, 2005.
11) Colleoni M, Mandala M, et al：Depression and degree of acceptance of adjuvant cytotoxic drugs. Lancet, 356(9238)：1326-1327, 2000.
12) Canada AL, Schover LR：The psychosocial impact of interrupted childbearing in long-term female cancer survivors. Psychooncology, 21(2)：134-143, 2012.
13) Koizumi T, Nara K, et al：Influence of negative emotional expressions on the outcomes of shared decision making during oncofertility consultations in Japan. J Adolesc Young Adult Oncol, 7(4)：504-508, 2018.
14) Tsoi KK, Chan JY, et al：Comparison of diagnostic performance of Two-Question Screen and 15 depression screening instruments for older adults：systematic review and meta-analysis. Br J Psychiatry, 210(4)：255-260, 2017.

9-6) がん・生殖医療における看護ケア
1) 高橋奈津子：乳がんサバイバーの妊孕性温存に関する意思決定過程における女性の生き方-受精卵凍結保存の意思決定過程に焦点をあてて-．日本がん・生殖医療学会誌，1(1)：45-50, 2018.
2) 渡邊知映：妊孕性を支える看護．「女性性を支えるがん看護」．鈴木久美編，pp67-75，医学書院，2015.
3) 上澤悦子：精神的アプローチ2-看護の立場から．「がん・生殖医療　妊孕性温存の実際」．鈴木直，竹原祐志編，pp222-229，医歯薬出版，2013.

9-7) がん・生殖医療における薬剤師の役割
1) 国立がん研究センター　小児がん情報サービス　小児がんとは
https://ganjoho.jp/child/dia_tre/about_childhood/about_childhood.html

View in the future

おわりに

不妊ケアの将来展望

　1978年，不妊治療は産業革命のような大変革を遂げた．これは，いうまでもなく，体外受精を含む生殖補助技術のスタートである．これ以降現在まで，この技術によって生まれた児は推定で600万人ともいわれ，社会に大きな貢献をしている．そして，この功績によってEdwards博士がノーベル医学生理学賞を授けられたことは，この技術の開発がいかに近代社会にとって重要であったかを示している．そして，最初はシンプルであった本技術は，この40年で派生技術が多く開発され，妊娠率も向上している．

　さて，不妊治療は単に科学技術を駆使するだけでは解決できないことが多い．なぜなら，対象としているヒトは肉体のみでできているのではなく，精神が大きく関与しているからである．不妊症はたいへんストレスの多い疾患である．人間は，神経系，内分泌系，免疫系などの全身的システムの統合体であるので，ストレスはそれらの調和を乱し，妊孕性を大きく阻害することが多い．また一方，ストレスは活性酸素や終末糖化産物の産生を通して，体中の臓器のミトコンドリアの機能低下をもたらし，精子や卵子の産生，受精，着床などのさまざまな局面で不妊症の原因となる現象を引き起こす．そして，先端技術を受ける不妊患者は多くのストレスにさらされる．本書のタイトルにある「ケア」という言葉は，この部分を治療することを意味するのではないだろうか．したがって，医師や看護師，胚培養士などのスタッフのみならず心理カウンセラーや栄養療法，運動療法さらには鍼灸師やリフレクソロジストなどの東洋医学を担当するすべての職種の専門家が統合的に治療にあたる必要があると思われる．ぜひ本書を参考にしてほしい．

　体外受精の発明は第一次生殖医療革命を起こしたが，今後，近未来に第二次生殖医療革命と呼んでもいい大変革が起こる可能性がある．それは，生殖医療への再生医療の応用である．iPS細胞や胚性幹細胞による配偶子作成はすでに動物では実現しており，ヒトの生殖医療への応用に関してはもう秒読みが始まっているといっても過言ではない．さらに，人工知能（AI）の技術革新の波は遅かれ早かれ生殖医療にも影響を与えるだろう．最も応用されやすいのは胚培養だが，臨床現場にも入ってくるのは時間の問題である．また，今後発展しパーソナル化するスーパーコンピュータはあらゆるビッグデータを解析してAIへの応用に寄与するであろう．さらに，3Dバイオプリンターが臓器を作成して人体に移植される日が来るかもしれない．私たちは，この迫り来る科学の巨大な新しい波を予見して準備し対処しなければならない．

そのため，さまざまな科学技術を応用して不妊治療に従事する者にとっては，多くの深い知識を習得し理解せねばならない局面が増えてきた．そのような状況のなか，本書が最近の科学技術や学問の進歩に沿ってこのたび大きく改訂されたことは喜ばしいことである．改訂に際して，多くの時間を割いて貢献された編者，著者の皆様，そして編集にご助力いただいた医歯薬出版の担当の方々に厚く御礼を申し上げるとともに，本書が初学者のみならず生殖医療に携わるすべての皆様の，よりどころとなって，多くの患者様の治療に寄与することを祈りつつ本稿を閉じたい．

（森本義晴）

Appendix
不妊の統計

1）ヒトの女性の妊孕性と加齢

女性の妊孕性は年齢とともに変化することはよく知られている．長年，妊孕性を評価する方法は，人口学的に人口動態をもとに推計されてきた．しかし，近年種々の排卵・妊娠を評価する医学的手法が開発され，より正確に妊孕性を評価することができるようになった．本項では2つのデータを示す．

(1) 年齢別出生率（国立社会保障・人口問題研究所，人口統計資料集2013）

年齢別出生率は各年齢の女性の数を分母とし，分子にその年齢女性から生まれた児の数で求められる．図1が1930年の年齢別出生率である．この年は日本人全員が最も子どもを産もうとした年であり，また現在のような不妊治療が存在しなかったため，日本人の自然における妊孕性を示す1つの指標といえる．また，このグラフの形はそれまでの人口学での推計値と類似の形状を示す．図1より年齢別出生率は24〜26歳にピークがあることがわかり，この年齢が最も妊孕性が高いと考えられる．それより高齢になると，出生率は低下する．しかしこの数値には男性の影響やさらに，性交行動の頻度などの影響も受ける．

(2) 排卵と妊娠率の関係

Dunsonら[1]は排卵日と妊娠率の関係について基礎体温表を用いて計測した（図2）．

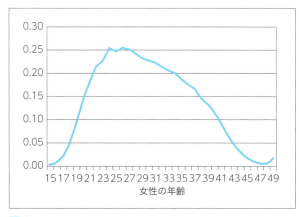

図1 年齢別出生率（1930年）
出生率＝ある年齢の女性から生まれた子ども数÷その年齢の女性人口
（国立社会保障・人口問題研究所，人口統計資料集2013）

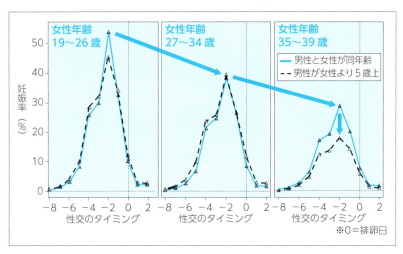

図2　年齢別にみる排卵と妊娠率の関係
(Dunson DB, et al：Hum Reprod, 17；1399-1403, 2002)

　これによると最も若い19～26歳の群において，最高約50％の妊娠率を得ている．27～34歳の群では，すでに低下傾向が表れており，最高でも約40％であった．さらに35～39歳の群では最高でも約30％とさらに低下しており，加齢に伴い妊孕性が低下している．Dunsonらの用いた排卵日は基礎体温表で高温になって3日目を排卵日としているため，超音波断層装置を用いた実際の排卵日よりも2日遅いので注意を要する．
　この結果からも20歳代後半より，妊孕性が低下することが明らかである．

2）生殖のロス

　「生殖のロス」という文言は「流産」（子宮内に妊娠した場合のロス）と「生化学妊娠」（hCGだけが陽性になった妊娠）が含まれる．一般の成書では，全妊娠の約10～15％が自然流産に帰するものが多い．しかし，流産率も年齢によって変化することが知られている．表1は女性の年齢別の流産率を示しているが，25～35歳が一番低値で10～11％となっており，35～39歳の群で20.7％，40歳以上で41.3％と高値となっている．また，24歳以下の若年でも16.7％とやや高値となっている[2]．
　流産の原因として，胎児の染色体異常，特に異数性が最も多いといわれている．最近，胚盤胞期における異数性胚の率が報告された（図3）[3]．胚盤胞期に発育した胚でも異数性胚が多く存在し，年齢別に見ると25～34歳が約30％と，最も低値であったが，年齢が高くなるにつれて上昇し40歳では約60％，44歳では約90％となった．また，25歳未満でもやや上昇に傾向にあった．これらの胚は着床しないか，着床しても胎囊を確認する前に発育を停止したり（生化学妊娠），または胎囊確認後流産に終わることが多いといわれている．

3）不妊治療の効率

　不妊治療の効率は，もともとの症例の状態によって大きく異なる．

表1 母の年齢と自然流産率

年齢区分	妊娠例数	流産例数	流産率（%）
24歳以下	90	15	16.7
25～29歳	673	74	11.0
30～34歳	651	65	10.0
35～39歳	261	54	20.7*
40歳以上	92	38	41.3*
合計	1,767	246	13.9

*25～29，30～34歳の群と比較して有意差あり（p＜0.01）
（佐藤孝道：母体年齢と流産．周産期医学 21：1775-1780, 1991）

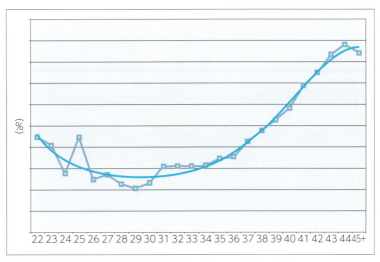

図3 異常な染色体数をもつ胚の割合
（Franasiak JM, et al：Fertil Steril 101, 656-663.e1, 2014）

(1) 配偶者間人工授精の効率[4]

図4は国立育成医療研究センターにおける年齢別配偶者間人工授精の成績を示している．20歳代後半から30歳代前半では治療あたり約10％の妊娠率となっているが，30歳代後半では約7％，40歳代では約3％と加齢とともに妊娠率が低下している．そこで，40歳未満の症例と40歳以上の症例での累積妊娠率を検討する（図5）と，40歳未満の症例では治療回数7までは順調に累積妊娠率は上昇し，27.1％に達する．しかしそれ以上治療しても累積妊娠率の上昇は少なく，11回目で28.5％となっている．また，40歳以上の症例では40歳未満の症例に比較すると累積妊娠率の上昇は緩徐であり7回目で17.6％，11回目で20.6％となっており，11回目の到達点も，40歳未満に比較すると7.9％低い値になっている．

(2) 生殖補助医療の効率

生殖補助医療の治療効率においても，加齢に伴う影響は大きい．図6は2015年の生殖補助医療の妊娠率・生産率・流産率である．治療開始あたりの生産率で見ると，

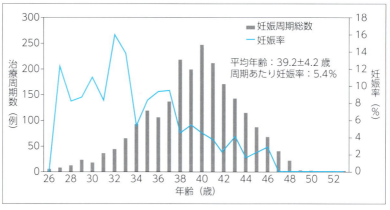

図4 年齢別 IUI 施行周期数と妊娠率
（岡田裕美子，他：日本受精着床学会雑誌，34：58-64，2017）

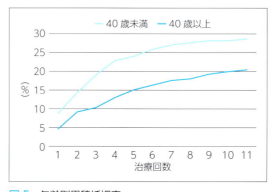

図5 年齢別累積妊娠率
（国立成育医療研究センターデータ）

　32歳ぐらいまでは約20％と一定であるが，これ以上の年齢では徐々に低下し，40歳では9.1％，45歳では0.9％となり，加齢による治療効果の低下が顕著である．また，生殖補助医療で妊娠した症例の流産率も32歳ぐらいまでは一定で約17％であるが，高齢になると徐々に上昇し，40歳で34.6％，45歳で63.2％となっており，流産率からみても加齢による治療効果の低下が顕著であるといえる[5]．

　図7は国立育成医療研究センターにおける生殖補助医療による年齢別の累積生児獲得率である．生殖補助医療を開始した年齢が若い症例ほど累積生児獲得率は高い．34歳までに生殖補助医療を開始すると，9回までの治療で約70％の方が生児を獲得した．40歳以上で生殖補助医療を開始すると約10％の症例しか生児を獲得できなかった[6]．これらの結果より，不妊治療は年齢を考慮しながら，治療を選択する必要がある．

（齊藤　英和）

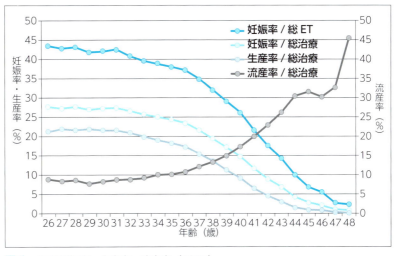

図6　ART 妊娠率・生産率・流産率（2015）
　　（日本産科婦人科学会ホームページ，データブックより）

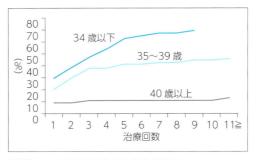

図7　ART 治療開始年齢別生児獲得率
　　（石田恵理，他：日本受精着床学会雑誌，30：268-272，2013）

文　献

1) Dunson DB, Colombo B, et al：Changes with age in the level and duration of fertility in the menstrual cycle. Hum Reprod, 17(5)：1399-1403, 2002.
2) 佐藤孝道・他：母体年齢と流産．周産期医学，21：1775-1780, 1991.
3) Franasiak JM, Forman EJ, et al：The nature of aneuploidy with increasing age of the female partner：a review of 15,169 consecutive trophectoderm biopsies evaluated with comprehensive chromosomal screening. Fertil Steril, 101(3)：656-663, 2014.
4) 岡田裕美子・辰巳嵩征・他：精液所見からみた配偶者間人工授精（IUI）の妊娠予測因子；日本受精着床学会雑誌，34(1)：58-64, 2017.
5) 日本産科婦人科学会ホームページ：http://plaza.umin.ac.jp/~jsog-art/
6) 石田恵理・巽　国子・他：当院における患者毎の生殖補助医療5年間の治療の解析—特定不妊治療費助成事業をふまえて—．日本受精着床学会雑誌，30(2)：268-272, 2013.

Appendix

不妊領域における薬剤の知識

　不妊領域で処方する機会の多い薬剤は，ホルモン製剤である．無排卵症を伴う不妊女性に対しては，シクロフェニルやクロミフェンなどの経口製剤，あるいはゴナドトロピン製剤の注射により排卵を誘発する．排卵障害や黄体機能不全の一因に高プロラクチン血症があり，ドパミン作動薬の投与が有効である．

　GnRH アゴニストは不妊女性が子宮筋腫や子宮内膜症を合併し，これらの器質的疾患の保存的治療を優先する場合に処方されることがある．なお，GnRH アゴニストは体外受精を目的とする卵巣刺激の標準プロトコールとしても投与されている．

　排卵誘発剤の適正な使用によっても，多胎妊娠や卵巣過剰刺激症候群（ovarian hyperstimulation syndrome：OHSS）の発生を皆無にすることはできない．発生した多胎妊娠に対する産科管理や新生児管理の充実，あるいは OHSS の予防，重症 OHSS に対する治療法も進歩してきたが，可能な限りこれらの副作用の発生予防に細心の注意が払われるべきであることはいうまでもない．

1）無排卵周期症を伴う不妊症

　無排卵周期症では，月経はあるが排卵を伴わず，月経周期も不順である．51 日以上の希発月経の 30％，19 日以内の頻発月経の 60％が無排卵とされる．原因として，中枢性（視床下部・下垂体），性腺障害（卵巣性），多嚢胞性卵巣症候群（polycystic ovary syndrome：PCOS），高プロラクチン血症がある．

⑴ 排卵障害の治療薬剤

　シクロフェニル，クロミフェンあるいはレトロゾールを投与する．

a．シクロフェニル療法

　視床下部−下垂体系に作用して，GnRH やゴナドトロピン（FSH，LH）の分泌を促進する作用がある．軽度の排卵障害例に対しては，まず第一選択剤と位置付けることができる．

・通常セキソビット錠（100 mg）として，1 日 600 mg を 5 日間，月経周期 5 日目から開始する．

・排卵誘発率は 50％前後であるが，頸管粘液，腟スメアとも生理的な排卵に近い変化を示す．

・副作用の発現率は 3.1％と低率で，悪心・嘔吐・顔面紅潮感・下腹痛・卵巣腫大などがある．

b．クロミフェン療法

　抗エストロゲン作用を有し，内因性エストロゲンの視床下部−下垂体系に対する抑

制作用に拮抗する結果，GnRHとゴナドトロピンの放出を正常化する．

・通常クロミッド錠（50 mg）の開始量は1日100 mgを5日間，月経周期5日目から開始する．処方の上限は一般に1日2錠までとされるが，1日3錠，あるいは4錠投与の有用性を唱える報告がある．

・排卵誘発率は70～80％であるが，視床下部性第2度無月経では排卵成功率は低い．

・副作用としては顔面紅潮感が5.4％，卵巣腫大が2.9％，下腹痛が2.2％，嘔気・嘔吐が2.0％，頻尿・尿量増加が1.5％，その他1％未満であるが，頭痛，蕁麻疹，視覚障害，疲労感，神経興奮などがある．使用上の注意を表1に示す．

なお数周期以上にわたり連用する場合，抗エストロゲン作用が前面にあらわれ，頸管粘液の分泌量低下や，月経量の減少を訴えることがある．対応としては，排卵前のプレマリン併用，シクロフェニル（＋ゴナドトロピン）への変更などが試みられている．

c．レトロゾール療法

閉経後乳がんの治療薬であるアロマターゼ阻害剤で，2001年にMitwallyらによりクロミフェン無効例への排卵誘発目的での投与が報告されて以来，不妊治療にも応用されている．

・投与方法は月経3～5日目からフェマーラ錠（2.5 mg）1日2.5 mgを5日間から開始し，無効な場合は7.5 mgまでに増量される．

・おもな副作用としては，悪心2.4％，発疹2.1％，搔痒症2.1％，浮動性めまい1.7％等である．臨床検査値異常の主なものは，血中コレステロール増加8.7％，ALT（GPT）増加7.9％，ALP増加7.3％，γ-GTP増加6.6％，AST（GOT）増加6.4％等である．

(2) 下垂体性排卵障害の治療薬剤

ゴナドトロピン療法を行う．投与に際しては，OHSSなどの副作用や多胎妊娠の発生に細心の注意が必要である．

a．ゴナドトロピン療法

クロミフェン無効例，血中FSHが正常ないし低値の第2度無月経が適応となる．月経周期5日目頃から，HMG製剤またはFSH製剤を，連日または隔日投与する．

これまでゴナドトロピン療法における投与法としては，fixed dose法，step down法，step up法，GnRHアナログ法，GnRHアンタゴニスト法，携帯用ミニポンプによる律動的皮下投与法，FSH-GnRHパルス療法などが報告されている．個々の投与法は省略するが，理想的には単一排卵を確立し，OHSS・多胎妊娠発生を極力防止することが，ゴナドトロピン療法の最大の目標である．使用上の警告および注意を表2に示す．

(3) 卵巣性排卵障害の治療薬剤

FSHの低下をはかり，引き続きゴナドトロピン療法を試みる方法もあるが，一般に排卵誘発は困難であり，エストロゲン製剤とプロゲステロン製剤の投与によるカウフマン療法を選択し，定期的に消退性出血だけを確保することが多い．

(4) PCOSの治療薬剤

クロミフェン＋hCG療法が第一選択となる．LH基礎値が高いため，LHサージの代用としてhCGを投与することが必要である．クロミフェン無効症例に対しては，

表 1　クロミフェン使用上の注意

Ⅰ．重要な基本的注意
　1. 霧視等の視覚症状があらわれることがあるので，服用中は自動車の運転等，危険を伴う機械の操作に従事させないように注意すること.
　2. 動物試験で胎児毒性ならびに催奇形作用が認められており，またヒト妊卵に対する安全性は確立されていないので，妊娠中には絶対に投与しないこと．したがって妊娠初期の不注意な投与を避けるため，次の点に注意すること.
　　（1）投与前少なくとも 1 カ月間及び治療期間中は基礎体温を必ず記録させ，排卵誘発の有無を観察すること.
　　（2）無月経患者においては投与前に Gestagen test を行い，消退性出血開始日を第 1 日として 5 日目に，また投与前に自然出血（無排卵周期症）があった場合はその 5 日目に投与を開始すること.
　　（3）投与後基礎体温が高温相に移行した場合は，投与を中止し，必ず妊娠成立の有無を確認すること.
　3. 本療法の対象は間脳または下垂体前葉の機能障害に由来する性腺刺激ホルモン低分泌無排卵患者であるので，次の患者には投与しないこと.
　　（1）原発性卵巣不全による尿中性腺刺激ホルモン分泌の高い患者
　　（2）副腎及び甲状腺機能の異常による無排卵患者
　　（3）頭蓋内に病変（下垂体腫瘍等）のある患者
　　（4）無排卵症以外の不妊症患者
　4. 本療法の卵巣過剰刺激による副作用を避けるため，投与前及び治療期間中は毎日内診を行い，特に次の点に留意し，異常が認められた場合にはただちに投与を中止すること.
　　（1）患者の自覚症状（特に下腹部痛）の有無
　　（2）卵巣腫大の有無
　　（3）基礎体温異常上昇の有無（毎日測定させること.）
　　（4）頸管粘液量とその性状
　　（5）卵巣過剰刺激は用量に依存する可能性があるので，用量・期間は，1 周期につき 1 日 100 mg，5 日間を限度とすること.
　5. 卵巣過剰刺激の結果としての多胎妊娠の可能性があるので，その旨をあらかじめ患者に説明すること.
　6. 無月経患者においては，投与前に Gestagen test により，第 1 度無月経を確認し，Estrogen test により子宮性無月経を除外すること.
　7. 一般に 3 クール反復投与しても排卵性月経の全くみられない場合には投与を中止すること.
　8. 産婦人科・内分泌専門医師の管理のもとに投与すること.
Ⅱ．次の患者には投与しないこと
　1. エストロゲン依存性悪性腫瘍（たとえば，乳がん，子宮内膜がん）およびその疑いのある患者
　2. 卵巣腫瘍及び多嚢胞性卵巣症候群を原因としない卵巣の腫大のある患者
　3. 肝障害または肝疾患のある患者
Ⅲ．次の患者には投与しないことを原則とするが，やむを得ず投与する場合には慎重に投与すること
　　　児を望まない無排卵患者
Ⅳ．次の患者には慎重に投与すること
　1. 肝障害・肝疾患の既往歴のある患者
　2. 多嚢胞性卵巣を有する患者
Ⅴ．副作用
　1. 卵巣過剰刺激：下腹部痛などの卵巣腫大症状が現れた場合には，投与を中止すること
　2. 眼：霧視などの視覚症状が現れた場合には投与を中止して眼科的検査を行うこと
　3. 肝臓：まれに 5％以上の BSP 排泄遅延を示すことがある
　4. 胃腸：ときに悪心・嘔吐，食欲不振などの症状が現れることがある
　5. 精神神経系：ときに頭痛，情動不安などの症状が現れることがある
　6. その他：ときに顔面紅潮，尿量増加，口渇，疲労感が現れることがある

表2 ゴナドトロピン製剤についての警告および使用上の注意

【警告】
本剤の投与に引き続き，ヒト絨毛性性腺刺激ホルモン製剤を投与した場合または併用した場合，血栓症，脳梗塞等を伴う重篤な卵巣過剰刺激症候群があらわれることがある．

【重要な基本的注意】
1. 患者の選択
  本療法の対象は不妊症患者のうちの，間脳または下垂体前葉の機能・器質的障害に由来する性腺刺激ホルモン低分泌無月経患者であるので次の点に注意すること．
  (1) 対象患者
    エストロゲン・プロゲステロンテストで初めて反応する第2度無月経または抗エストロゲン療法（クロミフェンクエン酸塩，シクロフェニル等）が奏効しない第1度無月経の患者に投与すること．
  (2) 対象外患者
    1) 本療法の対象とはならない子宮性無月経の患者を除外するために，患者の状態（たとえば性腺刺激ホルモン・エストロゲン・プロゲステロン分泌，頸管粘液，基礎体温，超音波所見等）を詳細に検査すること．
    2) 原発性卵巣不全による尿中性腺刺激ホルモン分泌の高い患者，副腎・甲状腺機能の異常による無月経患者，頭蓋内に病変（下垂体腫瘍等）のある患者，及び無排卵症以外の不妊症患者は本療法の対象から除外すること．
2. 卵巣過剰刺激
  (1) 本剤の投与に引き続き，ヒト絨毛性性腺刺激ホルモン製剤を用いた場合または併用した場合，卵巣過剰刺激症候群があらわれることがあるので，次の点に留意し，異常が認められた場合には，ただちに投与を中止すること．（「副作用」重大な副作用1.の項参照）
    1) 患者の自覚症状（下腹部痛，下腹部緊迫感，悪心，腰痛等）の有無
    2) 急激な体重増加の有無
    3) 卵巣腫大の有無（内診，超音波検査等の実施）
  (2) 患者に対しては，あらかじめ次の点を説明すること．
    1) 卵巣過剰刺激症候群を引き起こすことがある．
    2) 異常が認められた場合にはただちに医師等に相談すること．
3. 多胎妊娠
  本療法による卵巣過剰刺激の結果として多胎妊娠が起こることがあるので，使用に際しては，その旨をあらかじめ患者に説明すること．

  全国36病院における本療法による多胎妊娠についての調査で，双胎以上の多胎妊娠は，妊娠総数454例中93例（20.48%）で，そのうち，双胎59例（13.00%），3胎20例（4.41%），4胎8例（1.76%），5胎5例（1.10%），6胎一例（0.22%）であったとの報告がある．

4. 妊娠初期の不注意な投与を避けるため，投与前少なくとも1カ月間は基礎体温を記録させること．
5. 産婦人科・内分泌専門医師の管理のもとに投与すること．

【禁忌】（次の患者には投与しないこと）
1. エストロゲン依存性悪性腫瘍（たとえば，乳癌，子宮内膜癌）及びその疑いのある患者［腫瘍の悪化あるいは顕性化を促すことがある．］
2. 卵巣腫瘍の患者及び多嚢胞性卵巣症候群を原因としない卵巣腫大のある患者［卵胞刺激作用によりその症状を悪化させることがある．］
3. 妊婦または妊娠している可能性のある婦人（「妊婦への投与」の項参照）

【原則禁忌】（次の患者には投与しないことを原則とするが，特に必要とする場合には慎重に投与すること）
1. 児を望まない第2度無月経患者［妊娠する可能性がある．］
2. 多嚢胞性卵巣のある患者［卵巣過剰刺激症候群を起こしやすい．］

表2　ゴナドトロピン製剤についての警告および使用上の注意（つづき）

【相互作用】
併用注意（併用に注意すること）
ヒト絨毛性性腺刺激ホルモン
1. 臨床症状・措置方法
　　本剤の投与に引き続き，ヒト絨毛性性腺刺激ホルモン製剤を用いた場合または併用した場合，卵巣過剰刺激症候群があらわれることがある．（「副作用」重大な副作用1.の項参照）
2. 機序・危険因子
　　卵巣への過剰刺激に伴う過剰なエストロゲンにより，血管透過性が亢進される．
【副作用】
1. 重大な副作用
　　(1) 卵巣過剰刺激症候群（頻度不明）本剤の投与に引き続き，ヒト絨毛性性腺刺激ホルモン製剤を用いた場合または併用した場合，卵巣腫大，下腹部痛，下腹部緊迫感，腹水・胸水を伴う卵巣過剰刺激症候群があらわれることがある．これに伴い血液濃縮，血液凝固能の亢進，呼吸困難等を併発することがあるので，ただちに投与を中止し，循環血液量の改善につとめるなど適切な処置を行うこと．
　　(2) 血栓症，脳梗塞，卵巣破裂，卵巣茎捻転，呼吸困難，肺水腫（頻度不明）卵巣過剰刺激症候群に伴い，血栓症，脳梗塞，卵巣破裂，卵巣茎捻転，呼吸困難，肺水腫を引き起こすことがある．
2. その他の副作用
　　(1) 過敏症：頻度不明 発赤，発疹，ほてり
　　(2) 投与部位：頻度不明 疼痛
　　(3) その他：頻度不明 悪心，頻尿，しびれ感，頭痛，浮腫，尿量増加
【妊婦への投与】
　　妊婦または妊娠している可能性のある婦人には投与しないこと．［妊娠中の投与は不要であり，また，妊婦への投与に関する安全性は確立していない．］
【適用上の注意】
1. 投与経路 本剤は筋肉内注射にのみ使用すること．
2. 調製方法 本剤は溶解後速やかに使用すること．
3. 筋肉内注射時 筋肉内注射にあたっては，組織・神経等への影響を避けるため，下記の点に注意すること．
　　(1) 繰り返し注射する場合には，同一注射部位を避けること．
　　(2) 神経走行部位を避けるよう注意して注射すること．
　　(3) 注射針を刺入したとき，激痛を訴えたり，血液の逆流をみた場合は，ただちに針を抜き，部位をかえて注射すること．

　　クロミフェン＋プレドニン併用療法，クロミフェン＋ドパミン作動薬併用療法がある．これらが無効の場合に初めてゴナドトロピン療法を選択することになるが，LH含量の少ない製剤が適している．
　　PCOSの発生病態にインスリン抵抗性の関与する症例が存在し，メトフォルミンが広く用いられるようになった．メトフォルミンは元来，糖尿病用剤の中のビグアナイド系製剤で，インスリン非依存型糖尿病を適応とする薬剤である．メトフォルミン投与だけで自然排卵したり，クロミフェン無効例あるいはゴナドトロピン療法の補助的に処方され，奏効する症例のあることが報告されている．近年では，水溶性のビタミン様物質であるミオイノシトール経口摂取が，インスリン抵抗性を改善させPCOSに対しての治療として有効であるという報告もみられる．

⑸ 高プロラクチン血症の治療薬剤
　　高プロラクチン血症は排卵障害，黄体機能不全の原因となる．プロラクチン産生下

垂体腫瘍による Forbes-Albright 症候群に対しては，ドパミン作動薬か外科的治療のいずれかの選択肢がある．一般に径 1 cm 未満のマイクロアデノーマで乳汁漏出以外の自覚症状がない場合，ドパミン作動薬を第一選択とする．一方，径 1 cm 以上のマクロアデノーマでは，手術療法の適応について脳神経外科医と協議する．

うつ病，胃潰瘍などの既往疾患のため，継続的に薬剤を服用する患者の高プロラクチン血症に対しては，その薬剤を中止または変更できるか，まず担当医に問い合わせる．

原発性甲状腺機能低下症が存在する場合は，まず甲状腺機能を正常化する．

特発性の高プロラクチン血症の場合には，ドパミン作動薬を選択するが，それでも排卵周期が確立できない挙児希望者に対しては，クロミフェンを試みる．

a. ドパミン作動薬

プロラクチノーマに対して手術適応がない場合，ドパミン作動薬の投与により PRL 値が正常化し，腫瘍の縮小も期待できる．なおブロモクリプチン，テルグリドに続き，カベルゴリン（カバサール）も高プロラクチン血症等への適応が承認されている．通常いずれも最少量から開始し，プロラクチン値の低下，排卵周期の確立などを指標として，増量が必要か検討する．ブロモクリプチン，テルグリドにおいては，嘔気・嘔吐の副作用が臨床上問題となりやすい．

通常カバサール錠（0.25 mg）1 回 0.25 mg を 1 週 1 回投与で開始，最大量は 1 回 4 錠である．テルロン錠（0.5 mg）の場合は，1 日 0.5 mg（漸次増量），パーロデル錠（2.5 mg）の場合は，1 日 2.5 mg（漸次増量）である．流産予防の観点から，妊娠 10 週目頃までは処方の継続を勧める報告がある．

2) 黄体機能不全を伴う不妊症

排卵後の黄体からのエストロゲンとプロゲステロン分泌不全により，黄体期の短縮，機能性出血を呈し，子宮内膜の分泌期変化が正常に起こらないものをいう．Short luteal phase（短い黄体期）は BBT 上の高温相が 10 日未満に短縮するもの，luteal phase inadequacy（黄体期不全）は黄体からのプロゲステロン分泌が 10 ng/ml 以下（血中）と不十分なもの，luteal phase defect（黄体期異常）とは子宮内膜の分泌期像が不完全なものをおのおのいう．

黄体機能不全を卵胞発育異常がベースにある排卵障害の最も軽度なタイプと位置付ける考えもあり，シクロフェニルやクロミフェンなどの排卵誘発剤の使用，あるいは hCG による排卵促進が効果的である症例を経験する．高プロラクチン血症による黄体機能不全の場合はドパミン作動薬を投与する．

黄体賦活法としては，黄体を hCG で刺激し，内因性のプロゲステロン産生を改善する方法もある．

黄体ホルモン補充法は，プロゲステロン製剤（ルトラール，デュファストンなど），天然型黄体ホルモン腟剤（ウトロゲスタン，ルティナス，ルテウム，ワンクリノン），プロゲステロン注射液（プロゲステロン，プロゲホルモン），持続性プロゲステロン注射液（プロゲストンデポー，プロゲデポー）などの投与により，黄体ホルモンを補充し黄体機能を改善する．特に近年，多くの腟坐薬プロゲステロン製剤が発売され，頻用されるようになった．

3）GnRH 誘導体の投与

GnRH 誘導体には，下垂体に作用しゴナドトロピン分泌を一過性に促進する GnRH アゴニストと，視床下部からの GnRH 分泌を抑制する GnRH アンタゴニストがある．

GnRH アゴニストは長期投与による下垂体の脱感作を利用して，子宮内膜症，子宮筋腫の治療と，体外受精-胚移植（IVF-ET）の卵胞発育に使用されている．

製剤には酢酸ブセレリン（スプレキュア，スプレキュア MP），酢酸ナファレリン（ナサニール），酢酸リュープロレリン（リュープリン），酢酸ゴセレリン（ゾラデックス）がある．

GnRH アンタゴニスト（セトロタイド，ガニレスト）は，視床下部に働きかけ，ゴナドトロピン分泌を抑制する．IVF-ET の卵巣刺激では，LH サージを抑制し排卵を防ぎ，卵胞発育をコントロールする．GnRH アンタゴニストはすぐにその効果が期待でき，また下垂体の回復が早い．GnRH アゴニスト周期と比較し hMG の投与量を少量に抑えられることから，OHSS 発生の可能性が低い，卵巣刺激にかかるコストを減らせるといったメリットもあげられる．

4）OHSS の予防

OHSS 発生のリスクが高い場合は，ドパミン作動薬であるカバサールやカベルゴリン 1 日 0.5 mg を採卵当日より 1 週間投与する．血管内皮細胞増殖因子（VEGF）を抑える作用があり，排卵後の卵巣腫大や腹水産生の抑制による OHSS の発生率を低下させことができる．それに加え，卵胞ホルモンの合成を阻害するアロマターゼインヒビターであるレトロゾール（フェマーラ）を内服すると，血中卵胞ホルモン濃度を低下させることができる．両者を併用することが OHSS の回避にきわめて有効である．

5）体外受精とホルモン剤

体外受精では効率よく採卵し，移植胚の着床をサポートする目的で，ホルモン剤を使用する．

最も一般的なスケジュールは，GnRH アゴニストを採卵前周期の黄体期中期から用いる long 法である．月経開始後 3 日目からゴナドトロピンを連日投与する．r-FSH（遺伝子組み換え FSH：ゴナールエフ）は純度が非常に高く，製造番号ごとの純度のばらつきもない製剤で，国内外で広く用いられている注射薬である．十分な卵胞発育を確認し，GnRH アゴニストを中止，hCG（胎盤性性腺刺激ホルモン）を投与した 35 ～37 時間後に経腟的に採卵する．hCG に関しても遺伝子組み換え型のプレフィルド製剤（薬液を充塡した針付シリンジ）であるコリオゴナドトロピンアルファ（オビドレル）が発売となり，今までの尿由来の製剤から今後は切り替えられていくと考えられる．日本でも臨床試験が行われ，排卵率などの有効性に対して尿製剤のものと比較して同等とされており，夾雑タンパクの混入がないため安全性の高い薬剤である．

なお，GnRH アゴニスト投与法のバリエーションには，主として low responder に対する short 法，ultra-short 法，PCOS 患者や固定日採卵用として ultra-long 法がある．

胚移植後には luteal support として，一般に hCG やプロゲステロン製剤を投与する．OHSS 発生のリスクが高い場合，hCG 投与は避け，受精卵を凍結し，OHSS のリスクがなくなった周期に胚移植を行う．

（西原 卓志，森本 義晴）

Appendix

必要な倫理的知識

　1978 年の体外受精成功の後，不妊症治療のためのさまざまな技術が開発された．わが国では，年間の生殖補助医療による出生は 2016 年に 54,110 人となり，18 人に 1 人が体外受精による出産である．また，2004 年から一部ではあるが生殖補助医療に公費の補助金が支出され，最近では事実婚の夫婦や MD-TESE の必要な男性不妊にも拡大されている．

　一方この生殖補助医療を利用して，夫婦以外からの精子・卵子・胚の提供，代理懐胎などの，日常の生活とは異なった操作により，子どもを持つことが技術的には可能となった．また，着床前遺伝子診断により移植胚を選択する技術は，多くの疾患に利用が可能とされており，初期胚の廃棄という妊娠中絶とは異なる問題点を残している．

　法律上の規制がないという理由により，新しい技術を実施することが認められているわけではない．実施可能な技術を利用することは，時としてこれまでの夫婦，親子，兄弟の関係を変化させる可能性がある．法律的には養子縁組みという形式で，遺伝的に関係のない家族を作ることは歴史的に容認されている．また，日本では実施されない医療を海外で受けられる場合もある．残念なことに，新しい技術により生じた子どもの成長や家族関係に関する調査は困難なことが多く，今なお不十分である．

1）生殖補助医療の規制の方法

　生殖補助医療の規制には，罰則をともなう法律を作成する方法，産科婦人科学会のような専門団体からのガイドラインによる方法，法律もガイドラインも作らない立場の 3 つがある．法律は厳密に運用される可能性が高いが，一度決められてしまうと変更に時間を要し，生殖補助医療のような進歩の早い技術への対応が難しいとの指摘がある．また，専門団体からのガイドラインは，技術の進歩に対応しやすいが，医師の自由開業制をとる日本では団体に属さない医師には規制ができないという限界がある．

　興味深いことに国際的にみると，法律もガイドラインもない国の診療業務が，ほかの国と相違しないと報告されている．最近の傾向では法律を制定する国が増えているが，制定までに時間を要している国もある．このほか，アメリカのように連邦政府の研究費を制限するという形式の規制方法もある．

2）生殖補助医療の倫理を考える際の原則

　倫理を検討するに当たっていくつかの基本原則が考えられる．この原則をどのようにするかにより，ガイドラインあるいは法律の内容が変化する．重要なものとしては，

1. 他人に危害を加えないとの原則（harm-to-others principle）
2. 幸福を追求する権利（生殖の自由，家族を形成する権利）
3. 患者の自己決定権（autonomy）

があげられる．これらを患者，医師，一般人のうちのどのような立場で判断するか，また，個人あるいは全体の立場で検討するかにより規制の結論が異なる．また生まれてくる子どもは，これらの決定に参加できないという根本的な問題が残されている．

3）日本産科婦人科学会の倫理に関する見解一覧

日本産科婦人科学会の倫理委員会で検討され総会で承認されたもので，日本での診療上の基準となっている．詳しくはホームページに記載されている．

1. 体外受精・胚移植は夫婦に限る．（「法理上の」は削除された）
2. 体外受精・胚移植は登録医療機関で実施する．
3. 受精卵は2週間以内を限って研究に利用できる．
4. 胚の凍結期間は当該女性の生殖年齢を超えないものとする．
5. 顕微授精は難治性の受精障害の不妊夫婦のみを対象とする．
6. 多胎妊娠を防止するために移植胚数を原則として単一とする．ただし35歳以上または連続して2回以上妊娠不成立の女性には，2個胚移植を許可する．
7. 代理懐胎の実施，胚提供による生殖補助医療は認められない．
8. 受精卵の着床前診断は，条件を満たした場合に，臨床研究として認める．
9. 出生前診断は，医学的，倫理的および社会的問題を包含していることに留意し，適切な遺伝カウンセリングを行ったうえで，インフォームドコンセントを得て実施する．
10. 悪性腫瘍などの治療のため卵巣機能の低下が予測される場合には，妊孕性温存のため，未受精卵子または胚・受精卵を凍結・保存することができる．
11. 悪性腫瘍などの治療のため造精機能の低下が予測される場合には，治療開始前に精子を凍結し保存することができる．

4）提供精子，卵子，胚に関する厚生労働省の見解

精子・卵子・胚の提供等による生殖補助医療のあり方についての報告書が，2000年12月厚生科学審議会先端医療技術評価部会　生殖補助医療技術に関する専門委員会より出されている．ただし，臨床診療を実施する際には，日本産科婦人科学会の会告による規制があり注意が必要である．

基本的考え方として，以下の1から6をあげている．

1. 生まれてくる子の福祉を優先する．
2. 人を専ら生殖の手段として扱ってはならない．
3. 安全性に十分配慮する．
4. 優生思想を排除する．
5. 商業主義を排除する．
6. 人間の尊厳を守る．

この考え方に基づいて次の（1）〜（5）の指針を提示された．

（1）精子の提供を受けなければ妊娠できない夫婦のみが，AID（提供精子による人

工授精）を受けることができる.

（2）女性に体外受精を受ける医学上の理由があり，かつ精子の提供を受けなければ妊娠できない夫婦に限って，提供精子による体外受精を受けることができる.

（3）卵子の提供を受けなければ妊娠できない夫婦に限って，提供卵子による体外受精を受けることができる.

（4）胚の提供を受けなければ妊娠できない夫婦が，提供された余剰胚の移植を受けることができる（条件が合う場合には，兄弟姉妹等からの精子・卵子・胚の提供を認める）.

（5）代理懐胎（代理母・借り腹）は禁止する.

また，出自を知る権利について，提供された精子・卵子・胚による生殖補助医療により生まれた子は，成人後，その子に係る精子・卵子・胚を提供した人に関する個人情報のうち，当該精子・卵子・胚を提供した人を特定することができないものについて，当該精子・卵子・胚を提供した人がその子に開示することを承認した範囲内で知ることができる.

この専門委員会の提供精子，卵子，胚を用いた生殖補助医療の案は，2002年末までに民法上の親子関係を含む立法案がまとめられる予定であった．しかし，立法化は17年以上されておらず，現在では出自を知る権利が重視され，提供者は減少している．一方，性同一性障害の夫婦で，精子供与児を実子とする判例がある.

5）IFFS の国際的調査[2]

各国の生殖補助医療の実態調査の要点を以下に記載する．配偶子の供与については前述の厚生労働省専門委員会の意見に近く，結婚の条件でも日本産科婦人科学会の見解が変更された．代理懐胎，クローン作成についてはわが国のコンセンサスと大きく異なるものではない.

1. 保険：一部の国で保険の適応あり.
2. 生殖補助医療対象者の結婚：多くの国で結婚あるいは安定した関係.
3. 移植胚数：35歳未満では2個以内．制限する国が増加している.
4. 凍結保存：生殖補助医療では必要．廃棄の同意が要件となる.
5. 配偶子の供与：多くの国で適切に実施されている.
6. 顕微操作：異常児のリスクは幾分増加する.
7. 卵子成熟：実験的実施.
8. 子供の福祉：ガイドラインに含める国が多いが活動をともなわない.
9. 胎児減数手術：世界中で承認されているが，長期的な児の調査はない.
10. 着床前遺伝子診断：遺伝子疾患の診断には有用．誤診もありスクリーニングには不適.
11. 代理懐胎：法律上，実施上の問題があるが，一部の国では可となっている.
12. クローン作成：生殖クローンの作成は禁止．治療用クローンは一部で区別される.

生殖補助医療を目的とする場合を除き，体外で人工的にヒトの胚を作る行為はクローン規制法により事実上禁止されている．生殖補助医療にかかわる倫理は技術上の進歩が早く，社会的な合意を得ることが困難な場合が多い．治療を受けた患者に対す

る適切な調査を実施して，患者の権利，安全性を十分に考慮した対応が求められる．

(北井　啓勝)

/文　献/
1) 日本産科婦人科学会，厚生労働省委員会の報告についてはホームページを参照．
2) Jones HW Jr., Cohen J：IFFS Surveillance 2016, Global Reproductive Health, 1：1-143, 2016.

不妊ケアに関するQ&A

Question 01　不妊症は増えていますか

Answer　不妊で悩む夫婦は増加しています．国立社会保障・人口問題研究所の出生動向基本調査によると，不妊の心配をした夫婦の割合は 2002 年 26.1％，2015 年 35.0％，不妊の検査や治療経験のある夫婦の割合は 2002 年 12.7％，2015 年 18.2％と増加しています．すなわち，5.5 組に 1 組の夫婦が検査・治療を受けていることになります．

　不妊症増加の最も大きな理由は女性の晩婚化です．厚生労働省の人口動態統計によると，女性の初婚年齢は 1975 年 24.7 歳，2000 年 27.0 歳，2017 年 29.4 歳と上昇しています．女性は加齢とともに妊娠率が低下するため（Question27 参照），結果的に不妊症が増加します．また，ここ数十年の間に精子数が減少しているとの報告があり，明確な原因はわかっていないものの化学物質や生活習慣等との関連が示唆されています．男性因子評価の重要性がさらに高まっているといえます．　　　　（鈴木達也）

Question 02　どのような既往症があると不妊になりやすいのでしょうか？　―男性

Answer　男性の不妊症は原因により造精機能障害，精路通過障害，性機能障害に大別されます．造精機能障害は精子を造っている精巣自身が障害されます．原因により原発性と続発性にわけられます．原発性の原因として先天性では Klinefelter 症候群などの染色体異常や AZF 遺伝子微小欠失などの遺伝子疾患，停留睾丸などがあります．後天性では耳下腺炎性精巣炎，精索念転症，精索静脈瘤，喫煙，抗がん剤などがあります．続発性の原因として先天性では Kallmann 症候群などの低ゴナドトロピン性性線機能低下症，後天性では頭蓋咽頭腫，胚細胞腫瘍，外傷などがあります．

　精路通過障害とは，精巣で造られた精子が尿道を通って出て行くまでの通路の障害です．原因としてパイプカット後，小児期の鼠径ヘルニアの術後，精巣上体炎などの感染症の影響などがあげられます．

　性機能障害は男性の性欲や勃起，射精に問題が生じます．性機能障害は近年増加中で，なかでも ED の診察は重要です．動脈硬化や糖尿病も原因になります．　　　　　　　　　　　　（小野義久）

251

Question 03 どのような既往症があると不妊になりやすいのでしょうか──女性

Answer 過去にかかった病気や，その治療が原因で病気が治ったあとも，不妊になる代表的な例を紹介します．クラミジアや淋菌などの感染が原因で腹膜炎を起こすと，治ったあとも卵管周囲癒着や卵管水腫，卵管閉鎖が残り，卵管性の不妊になることがあります．骨盤内の外科手術を受けた既往がある人は，腹腔内癒着が起こり卵管性不妊になりやすくなります．婦人科系の手術では，子宮筋腫の摘出術で子宮内膜をひどく傷つけた場合，受精卵が着床しにくい状態となることや，子宮頸部円錐切除術後に，頸管狭窄や頸管粘液不全が原因で不妊になることがあります．妊娠・出産経験がある人の場合は，流産後の手術を頻回に受けた場合や，癒着胎盤，遺残胎盤などが原因で子宮内腔癒着や子宮内膜菲薄が起こり，受精卵が着床しにくくなることがあります．また，がんなど悪性疾患，血液疾患，膠原病などの治療を受けた人では，放射線や抗がん剤治療が原因で卵巣性の不妊になることがあります．

（川崎彰子）

Question 04 不妊症の患者が初診で来院する場合，まず何を注意しなくてはなりませんか

Answer 不妊治療が必要な患者は，35歳未満の方では避妊せずに性交渉をもっている期間1年間，35歳以上の場合には半年とされています．40歳以上の方や月経周期の異常，婦人科疾患の既往がある場合や男性不妊のリスクがある場合は，1日も早い受診が必要となります．また，治療を始める前に，基礎体温を計測しておくこと，妊娠した場合に問題になる病気の検査（子宮頸がん検診，糖尿病，高血圧，甲状腺，貧血，風疹抗体価などの健康診断）を受けておくことが勧められます．禁煙や，BMIの高い方はダイエット等も心がけておきましょう．

（臼井　彰）

Question 05 不妊症の患者が初診で来院した場合，まず何を注意しなくてはなりませんか──医師

Answer 不妊症カップルは心理的ストレス状態にあると考えて，十分な時間をかけたカウンセリングをする必要があります．既往歴のチェック，子宮・卵巣の超音波検査，血圧測定をしたあと，不妊原因のスクリーニング検査の詳細（精液検査，排卵の評価：BBTチェック，各種ホルモンチェック，抗ミュラー管ホルモン（AMH）測定，卵管疎通性検査，排卵チェック等を系統だてて説明します．不妊治療の選択肢（薬剤による排卵誘発の有用性，副作用，腹腔鏡治療，人工授精，生殖補助医療（ART））についても説明し，年齢に応じた早めのステップアップを考慮していきます．

（臼井　彰）

Question 06 不妊症のルーチン検査にはどのようなものがありますか

Answer

検査はカップル同時に行うのが望ましく，詳細な病歴の聴取に加えて不妊症の原因となる内分泌（排卵）因子，卵管腹膜因子，頸管因子，子宮因子や男性因子について調べます．内分泌（排卵）因子の検索では，基礎体温確認，超音波による多嚢胞様卵巣所見，卵胞発育や排卵の確認，甲状腺ホルモンやプロラクチン，月経周期に応じたホルモン検査（卵胞刺激ホルモン（FSH），黄体化ホルモン（LH），エストロゲン，プロゲステロン），卵巣予備能の評価（AMH測定）等が行われ，卵管腹膜因子としては子宮内膜症やクラミジア感染の検索，子宮卵管造影検査による卵管疎通性の評価を行います．頸管因子の検索は，フーナーテスト（性交後試験）や抗精子抗体の検索を行い，子宮因子としては，超音波や子宮卵管造影による子宮筋腫，腺筋症，内膜ポリープや発生異常（奇形）の有無を調べます．男性因子の検索は，精液検査と理学的所見（精巣容積，精巣静脈瘤などの有無）の確認を行います．

（藤峯絢子）

Question 07 不妊症の場合，基礎体温を測ることはなぜ重要なのですか

Answer

排卵後に黄体からプロゲステロンが分泌されると，体温が 0.3 ～ 0.5℃上昇し，黄体消退後に血中プロゲステロンが低下すると，体温低下と月経が起こります．このため，正常な排卵周期をもつ場合，基礎体温は低温相と高温相からなる二相性となり，高温相はおよそ 10 ～ 14 日持続します．

基礎体温測定は簡便で安価であり，不妊症の患者が医療機関を受診する前に，排卵の有無やその時期を推定し，妊娠しやすい時期に性交渉をもつ目安になります．基礎体温のパターンから，排卵障害や黄体機能不全を疑うなど，不妊原因の検査や治療を効率的に進めることもできます．また，早期の妊娠診断にも有用です．基礎体温を記録することで，患者が主体的に身体の変化をとらえ，妊娠の可能性のある時期には節制をするなど，健康意識の向上に役立ちます．

ただし基礎体温は，外気温や睡眠時間，黄体化未破裂卵胞の存在など，さまざまな条件で変化するため，補助的診断手段として捉えるべきです．

（井上朋子）

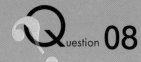

Question 08 いつタイミングをとれば妊娠しやすいのでしょうか

　　排卵日の5日前から排卵1日後までの間でタイミングをとることで，妊娠の可能性はあるとされています．したがって，妊娠しやすいタイミングとしては1週間のチャンスがあることになります．この間にできるだけタイミングをとることで妊娠の可能性は高くなります．この1週間のなかでも，可能性が高いのが「排卵の前日と前々日」とされています．しかしこれに囚われて，「この日にタイミングをとらなきゃ」と集中してしまうと，夫へプレッシャーを感じさせる場面が起こることも考えられます．もし，いろいろな理由でタイミングがとれなかったときには，ご夫妻の間でストレスが生まれることもあります．

　ポイントは「排卵日が推定できるなら，その1週間は，タイミングをできるだけとる」ということです．そうすれば，タイミングがとれない日があっても気にならなくなるのではないでしょうか．「今日だめでも，明日ね」とご夫妻で話ができるならいいなと思います．

（内田昭弘）

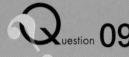

Question 09 AIHのタイミングはどのようにして決めているのでしょうか

　　まず，超音波検査で卵胞の大きさを計測して排卵のタイミングを予測することが一般的です．卵胞の断面の長径が18〜20 mmになると排卵が近くなっていることが多いです．

　次に，ホルモン検査を併用することで排卵予測の精度を上げることが可能です．ご自宅で排卵検査薬を用いて尿中のLHを調べる方法と，医療施設で採血によりLH，FSH，E_2（卵胞ホルモン）を計測する方法があります．前者は尿中のLHのサージ（排卵前の一過性増加，グラフにするとピークを形成）を調べて，陽性になれば翌日に排卵の可能性が高いと判断されます．＋か−で判断する定性検査なので排卵予測の精度としては幅が出てきますが，自宅で実施できるので簡便です．後者は，医療施設で採血するので手間，時間と費用がある程度かかりますが正確です．LHサージの開始から36時間，LHサージのピークから12時間で排卵するのが目安となっています．

　精子は腟内から腹腔内に到達するのに数時間かかるとされていますし，数日は運動性があり受精能力があります．卵子も排卵後24時間程度は受精能力があるので，人工授精時の排卵の有無はあまり重要ではないと考えられます．

（北村誠司）

Question 10　黄体機能不全の意味と治療法について教えてください

Answer

　排卵が起こった後の卵胞は変化を起こして黄体となります．この黄体から分泌されるものが黄体ホルモンといい，このホルモンは子宮内膜に作用し，着床に適した状態に整えます．黄体ホルモンの分泌が悪い状態を黄体機能不全といいます．黄体機能不全では，着床に適した子宮内膜がつくられません．

　黄体機能は血液中の黄体ホルモンを測定しますが，黄体ホルモンの値は日々変化するため，排卵後の適切な時期に測定しないと低めの値となることがあります．また，周期によってばらつきもあるので，1回の検査の値だけで判断するのは注意が必要です．

　黄体機能不全の治療としては，黄体ホルモンの補充などが行われます．ただ，黄体機能不全は単独で黄体機能が低下するというよりも，正常なよい排卵が起こらなかった結果として黄体機能不全と診断されることも多くあります．そうしたケースでは，排卵誘発剤を使用することによって黄体機能を改善します．

（江崎　敬）

Question 11　月経3日目のFSH測定とE₂測定は何を調べているのでしょうか

Answer

　人間の脳の中には親指ほどの大きさで，全身のホルモン系を制御している脳下垂体という臓器があります．そこからは，私たちの身体のコントロールをする多くの重要なホルモンが出ています．生殖関係では，FSH（卵胞刺激ホルモン），LH（黄体化刺激ホルモン），PRL（乳汁分泌ホルモン）があります．FSHは，卵巣が排卵する力をどれくらい持っているかを示します．エストラジオール（E₂）などの卵胞ホルモンは卵巣そのものの分泌能力を見ますので，FSHとエストラジオール（E₂）の両方を測定することによって脳下垂体卵巣系の力を予見するのに便利です．

　これらの値を知ることによってその周期の卵巣の働きを予想することができ，その値で卵巣刺激の方法や排卵誘発剤の量を決定します．

（森本義晴）

Question 12 　卵巣予備能とは何ですか

Answer

ずばり，卵巣の大きさ＝体積です．もちろん，卵巣嚢腫など機能していない卵巣は除く，排卵する卵子を保存している卵巣実質の大きさです．

ARTで採卵数を事前に予測するために血中AMH値を測定したり，エコーで左右の卵巣にある8 mm以下の小卵胞を数えます（antral follicle count：AFC）．採卵経験のある症例では過去の卵巣刺激法の詳細と採卵個数を病歴聴取することも卵巣予備能を推測することになります．採卵できる卵子数と比例するため，高い（多い）場合は投与するFSHの量を少なくします．逆に低い（少ない）場合は，方法を再検討する必要があります．採卵できる卵子の質は，卵巣予備能と関係しません．卵子の質は患者の年齢に関係し，個人差も大きいことが知られています．AMH値＝「卵巣年齢」と，勘違いしてあっさり説明している方がいます．丁寧に説明してあげてください．

（桑原　章）

Question 13 　TSH測定は何を調べているのでしょうか

Answer

甲状腺機能検査には，脳下垂体から分泌される甲状腺刺激ホルモン（TSH）と，甲状腺から分泌される甲状腺ホルモン（FT3，FT4）があります．TSHは甲状腺ホルモン分泌を制御するホルモンであり，甲状腺ホルモンより正確に甲状腺機能を反映します．甲状腺機能異常には亢進症と低下症があり，多くは機能低下症です．流早産，妊娠高血圧症などとの関連が指摘されています．さらに，甲状腺ホルモンが正常でTSHのみが高い潜在性甲状腺機能低下症でも，甲状腺ホルモン治療によりTSHを2.5 mIU/L以下とすることで流早産が減少すると報告されています．妊娠後は妊娠6週前後から甲状腺ホルモンの必要量が増えることから，相対的に機能低下になることに注意が必要です．

（中岡義晴）

Question 14 　プロラクチン測定はなぜ重要でしょうか？

Answer

プロラクチンが高い場合，直接およびドパミンを介して視床下部─下垂体─卵巣系（軸）に影響を与えるために卵胞発育・卵の成熟・黄体機能が損なわれることが知られています．乳汁漏出，月経異常だけでなく，黄体機能不全を引き起こし不妊症や不育症の原因となるため，挙児希望患者のスクリーニング検査として測定が重要です．

また，高プロラクチン血症の原因としては，下垂体腫瘍，ドパミン受容体やドパミンの合成に影響を与える薬剤，原発性甲状腺機能低下症などがあげられます．原因により治療法が異なるため，測定値ともに，内服薬の問診，甲状腺機能評価，頭部MRIなどを行い系統的に原因の鑑別診断を進め，適切な治療を行う必要があります．

（己斐秀樹）

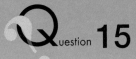

Question 15　原因不明不妊の患者にはどのように説明したらよいでしょうか

　避妊をせずに1年以上の夫婦生活がありながら妊娠しておらず，基本的不妊検査を受けて原因が見つからない場合を原因不明不妊といいます．以前は，卵管障害や男性因子など原因がはっきりしていて，原因不明不妊は少ないとされてきましたが，女性が高齢化した現在では基本的検査で判明しないことが普通です．精液検査では精子の数や運動率しか検査できず，女性の不妊原因にも卵子の老化などの項目はありません．受精障害は体外受精をしないとわかりません．すぐ体外受精を使って妊娠に至る方でも，良好な胚盤胞到達率には随分違いがあります．多くの不妊患者は，絶対的不妊の方を除いてあくまで妊娠する可能性が低下している状態なのです．私たち医療側は，それがなぜなのか研究する必要がありますが，患者にとっては原因追求より，早期に妊娠する方法を探ることがよいかもしれません．

（古賀文敏）

Question 16　不妊の場合，腹腔鏡検査はどのように役立つでしょうか

　腹腔鏡検査では，卵管性不妊症の確定診断が可能となります．子宮卵管造影検査（HSG）で卵管疎通性に異常なしと診断されていても（特異度約80％），卵管周囲癒着，卵管采癒着・卵管采周囲癒着等の診断は困難なことが多いです．卵管に癒着等があった場合は，同時に癒着剥離術の手術が可能で卵管性不妊症の治療ができます．また，不妊症例の腹腔鏡で高頻度に認めるものに，傍卵巣嚢腫があります．これは多くが卵管膨大部の漿膜面から紐状に伸び，その先に数mmから数cmの水腫を形成しています．卵管のpick up障害の原因の1つと考えられ，腹腔鏡下に簡単に切除可能です．さらに，一般不妊検査では捉えられない初期の子宮内膜症（R-AFS分類5点以下）の診断と，治療も可能です．

　以上から，腹腔鏡は腹腔内病変の確定診断が可能になると同時に治療もできるので，原因不明や長期不妊症例のよい適応と考えられます．

（栗林　靖）

Question 17　腹腔鏡下手術後に自然妊娠を期待できる期間はどの程度でしょうか

Answer　妊孕性改善に有用とされる腹腔鏡下手術には，子宮筋腫に対する子宮筋腫核出術，子宮内膜症に対する子宮内膜症病巣除去（焼灼）・癒着剥離術，卵管性不妊症に対する卵管形成術，多嚢胞性卵巣症候群に対する卵巣多孔術などがあります．各術式が妊孕性を改善させるという根拠となるランダム化比較試験では，術後2年までの累積妊娠率が示されていることから，それ以降の期間において自然妊娠を期待できるかどうかは明らかではありません．多嚢胞性卵巣症候群に対する卵巣多孔術では，術後の内分泌学的変化や排卵は10年程度持続するといわれ，長期的に自然妊娠を期待できます．

（出浦伊万里）

Question 18　子宮鏡検査で何がわかりますか

Answer　子宮鏡検査は子宮頸管と子宮腔内を観察することができます．この検査によって子宮腔内病変である子宮内膜ポリープ，子宮粘膜下筋腫，子宮奇形（中隔子宮，双角子宮，重複子宮など），子宮腔癒着症，子宮内膜増殖症，子宮体癌，胎盤遺残，子宮内異物，慢性子宮内膜炎などの診断ができます．子宮腔内病変は受精卵の着床を妨げる可能性のため不妊症と密接な関係があります．検査によって子宮内膜ポリープ，子宮粘膜下筋腫，中隔子宮，子宮腔癒着症などの器質的異常に子宮鏡下手術を実施するか否かの判断もします．子宮内膜増殖症，子宮体癌が疑われる場合には子宮内膜細胞診や子宮内膜組織診を行います．慢性子宮内膜炎には抗菌薬の投与を行います．

（齊藤寿一郎）

Question 19　FT はどのような手術でしょうか

Answer　卵管鏡下卵管形成術（FT）は，詰まっていたり狭くなっていたりする卵管を通すカテーテル手術です．カテーテルを経腟的に子宮へ挿入し卵管口に近づけ，カテーテルのバルーンを膨らませて卵管内へ進めます．詰まっている部分を拡張し，卵管鏡にて卵管内を確認します．局所麻酔または静脈麻酔で行い，日帰り手術が可能です．卵管采で閉塞している場合は腹腔鏡手術となりFTの適応ではありません．FT後の妊娠は平均で3～4カ月が多く，効果は6カ月継続するといわれますが，個人差があります．健康保険適用手術なので，一部を除いて高額療養費制度の適用になります．卵巣機能低下のない卵管不妊においては，体外受精へのステップ前に是非検討してもらいたい手術です．

（洞下由記）

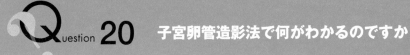

Question 20　子宮卵管造影法で何がわかるのですか

　　　　　子宮卵管造影法は月経終了後から排卵までに，子宮内に留置したカテーテルや器具から造影剤を注入し，卵管の通過性があるか，子宮内腔の形態に異常がないかを調べる検査で，通常は透視下で行います．
　具体的には，卵管の通過性の有無，卵管の閉鎖・狭窄の有無とその部位，左右差，卵管溜水腫の有無，卵管周囲癒着などを診断しますが，癒着の程度を判定することはできません．卵管溜水腫があると，自然妊娠を目指す場合でも体外受精を行う場合でも，妊娠の確率が半分に下がりますので，卵管開口術や卵管切除も考慮します．
　また，卵管の状態のみでなく，子宮内に粘膜下筋腫やポリープがないか，内腔の拡張や変形，癒着，生まれつきの形態異常がないかも調べます．
　子宮卵管造影法だけでは診断を確定することはできないため，卵管や子宮に所見があるときは，腹腔鏡や子宮鏡検査が必要になることがあります．　　　　　　　　　　　　　　　　（原　鐵晃）

Question 21　子宮卵管造影法の造影剤にはどのようなものがありますか

　　　　　油性と水溶性の2種類があり，それぞれ特徴があります．
　油性造影剤は，明瞭なX線画像となりますが，おなかの中への造影剤の広がりをみる撮影が翌日となり，検査に2日かかります．体内への吸収が遅く，おなかの中に数年間残っていることもまれではありません．異物肉芽腫ができたり，ごくまれですが油塞栓を起こす可能性があります．長所は，検査後に妊娠しやすくなることです．
　水溶性造影剤は，おなかの中への造影剤の広がりをみる検査を同じ日にでき，1日で検査が終わりますが，画像の鮮明さがやや劣ります．体内への吸収が早いのは長所ですが，高浸透圧の造影剤では，おなかに造影剤が入ったときの痛みが強いことがあります．
　両者に共通する点として，ヨード過敏症の人には使用できません．また，卵管造影後，一時的に甲状腺機能が低下することがあるので，検査を行う月経周期は避妊したほうが無難です．特に，重篤な甲状腺疾患のある人は注意が必要です．　　　　　　　　　　　　　　　　　　　　　　　　　　（原　鐵晃）

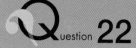 子宮卵管造影法の検査は非常に痛いという人がいますが，なぜでしょうか

 疼痛の原因は主として卵管疎通良好例では造影剤の子宮腔内と卵管腔内流入による刺激が，卵管疎通障害（狭窄・閉塞）例では造影剤注入による子宮・卵管腔の拡張伸展も加わるためと考えられます．水溶性造影剤は油性造影剤に比べ組織の刺激が強いため，痛みを起こす確率は高くなります．卵管子宮口は拡張と収縮を繰り返していますので，そのリズムを考慮しゆっくりと造影剤を注入すれば痛みはかなり低下すると思われます．なお，事前に卵管留水症が推測される例では造影剤の長期残留の問題があり油性造影剤を使っての子宮卵管造影は避けるべきでしょう．また，油性造影剤の体内残留による患者さんの甲状腺への影響や，造影後妊娠による胎児の中枢神経系への影響も懸念されるところですので，画像診断評価は多少劣るものの特に理由がなければ水溶性造影剤による子宮卵管造影が望ましいと考えられます．

（菅原延夫）

 STDと不妊の関係をわかりやすく説明してください

 性行為で感染する疾患をSTDと総称します．淋病，梅毒，クラミジア感染，軟性下疳，毛じらみ，AIDS感染等です．この中で淋病とクラミジア感染は卵管癒着による卵管性不妊症の原因となります．重症例では自然妊娠は困難となり，腹腔鏡手術や体外受精治療が必要になります．梅毒やAIDS感染は不妊症と関連しませんが，梅毒やAIDS感染の合併妊娠では児に先天性梅毒，先天性AIDSを発症し，児の精神発達や免疫機能に重篤な障害を起こすことがあるので，妊娠を希望する女性はSTDとならないように気をつけることです．毛じらみ以外のSTDはコンドーム着用で予防できます．

（詠田由美）

 クラミジア感染はなぜ不妊の原因となるのですか

 クラミジアは細菌よりも小さな病原菌で，性行為で感染すると子宮頸管の細胞内に生息します．細胞内に生息するため感冒などで抗生剤投与を受けたときも，クラミジアは消滅しません．クラミジア頸管炎はほとんど無症状で感染したことに気づかないまま経過しますが，なんらかの原因（人工中絶手術の頸管拡張など）で頸管のクラミジアが子宮経由あるいは血行性に腹腔内に入ると，クラミジア骨盤内感染（腹膜炎）を起こします．卵管の周囲や卵管の内腔に炎症を起こし，卵管水腫や卵管閉塞を発症します．卵管が完全に閉塞した状態では自然の妊娠は望めません．これがクラミジア骨盤内感染による卵管性不妊症です．卵管性不妊症の中で，卵管水腫は腹腔鏡手術による卵管開口術の適応になりますが，卵管閉塞や年齢が高い患者さんでは体外受精治療の適応です．

（詠田由美）

Question 25　PCOSを簡単に説明してください

Answer　多嚢胞性卵巣症候群（PCOS）は排卵障害による月経異常や不妊症の原因のひとつとして，比較的頻度の高い疾患です．また，多毛やざ瘡などの男性化を呈し，肥満や耐糖能異常，脂質代謝異常といったメタボリック症候群ならびに子宮体癌のリスク因子としても重要です．PCOSは，①月経異常，②多嚢胞卵巣，③内分泌異常（血中男性ホルモン高値またはLH基礎値高値かつFSH基礎値正常）のすべてを満たす場合，診断されます．PCOSの病態の主体は卵巣局所における高アンドロゲン環境であり，その結果，卵胞発育や排卵が障害されます．この高アンドロゲン環境の誘因として，耐糖能異常やGnRHパルス分泌異常が関与しているといわれています．

（辻　勲）

Question 26　PCOSの治療にはどのようなものがあるのでしょうか

Answer　肥満を伴う場合，まず減量を行います．食事制限や運動によって，4〜8週のダイエット期間と5〜10％の減量が目標です．無効な場合，次の治療として薬物療法を選択します．クロミフェンが第一選択であり，クロミフェンによる排卵率は75％です．また，耐糖能異常を伴う場合，インスリン抵抗性改善薬のメトホルミンの併用は有用です．クロミフェンやメトホルミンの併用が無効または妊娠しない場合，ゴナドトロピン療法か腹腔鏡下卵巣多孔術（LOD）を考慮します．ゴナドトロピン療法による排卵率は90％と強力ですが，多胎妊娠率が30％と高いことが問題であるため，その対策として低用量漸増法が推奨されています．LODは腹腔鏡下に両側卵巣に小孔を開け，内分泌環境を改善することによって，単一排卵を可能とします．LODの術後自然排卵率は75％です．ゴナドトロピン療法やLODが無効または妊娠しない場合，体外受精・胚移植（IVF-ET）を選択します．

（辻　勲）

Question 27　年齢が高くなるとなぜ妊娠しにくくなるのでしょうか

Answer　女性において年齢が高くなると，妊孕性が低下する（妊娠しにくくなる）のは，「卵子の質の低下」が主な原因と考えられています．これは自身の卵子を用いた治療では，年齢の上昇に伴って妊娠率は低下しますが，若年女性から卵子提供を受けると，年齢の上昇とは無関係に高い生産率が得られることから裏付けられます．現在のところ卵子の質が低下する機序は不明ですが，ミトコンドリアの機能低下との関連が報告されています．ミトコンドリアは細胞のエネルギー源であるアデノシン三リン酸（ATP）を産生する細胞内小器官です．ATPが低下すると卵子の第一減数分裂の異常である染色体不分離の頻度が増え，染色体異常が増加する可能性があります．すなわち染色体不分離の起こった卵子の染色体は異数性となり，染色体異常の受精卵ができます．よって，加齢に伴う卵子の染色体異常の増加が，妊孕性低下の原因のひとつと考えられます．

（脇本　裕）

Question 28　卵巣刺激法について簡単に説明してください

Answer　一般不妊治療における卵巣刺激法は，単一卵胞発育を促し，卵胞が成熟した時点で排卵を起こす方法です．卵巣刺激法にはクロミフェン療法・シクロフェニル療法，アロマターゼ阻害薬，ゴナドトロピン療法が挙げられます．十分な排卵を図るためにヒト絨毛性ゴナドトロピン（hCG）を投与することがあります．クロミフェン特有の副作用には多胎妊娠に加えて霧視，頭痛が挙げられます．また子宮内膜の菲薄化や頸管粘液の減少も問題となります．ゴナドトロピン療法では多胎妊娠や卵巣過剰刺激症候群（OHSS）などの副作用が起きやすく，卵胞刺激ホルモン低用量漸増療法を行うことが一般的ですが，「平均径16 mm以上の卵胞が4個以上存在する場合」hCGの投与のキャンセルが考慮されます．アロマターゼ阻害薬を処方する際は保険適応外使用であり，催奇形性に関する十分な説明を行う必要があります．ARTにもゴナドトロピン製剤が用いられますが，この場合は複数の卵胞発育と排卵の調節を目的とし，単一卵胞発育を目的とした排卵誘発とは異なる治療です．

（山田満稔，中川　亮）

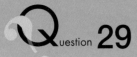

GnRHアゴニストとアンタゴニストをわかりやすく説明してください

性腺刺激ホルモン放出ホルモン（GnRH）は視床下部から分泌される下垂体を刺激するホルモンで，下垂体からのゴナドトロピン放出を促します．GnRHアゴニストおよびGnRHアンタゴニストはいずれもGnRHとよく似た構造の物質で，それぞれ治療薬として開発されARTの領域でも広く使われています．アゴニストは下垂体の受容体と結合してゴナドトロピン放出を促しますが，連続投与をすると逆に抑制します．また，アンタゴニストは下垂体の受容体をブロックしてゴナドトロピン放出を抑えます．

ARTの調節卵巣刺激法には，アゴニストを使うロング法やショート法，アンタゴニストを使うアンタゴニスト法などがあります．いずれも採卵前の排卵を防ぎつつ，良好な成熟卵発育に重要な役割を担いますが，それぞれ利点や特徴がありうまく使い分けることが大切です． (山下正紀)

Question 30　IVMって何ですか

未成熟卵体外成熟培養（in vitro maturation：IVM）は，卵核胞（GV）を第二減数分裂中期（MII）の成熟卵に*in vitro*で変換する技術です．IVMの技術を用いた体外成熟─体外受精法（IVM-IVF）は，卵巣刺激が難しいPCOS患者に有効な方法です．IVMでは卵巣刺激を行わないことが多いですが，卵胞発育が緩慢な場合には低用量の卵巣刺激をする場合もあります．採取されたGV卵は顆粒膜細胞とともに培養します．26時間培養後に卵丘細胞を除去し卵の成熟度をチェックし，MII卵に卵細胞質内精子注入法（ICSI）を行います．しかし，IVM-IVFは通常のIVFと比較して妊娠率が低い傾向にあります．今後IVMが改良され成績が向上することで，PCOS，IVF反復不成功例，卵子提供およびAYA世代がん患者に有用な技術となる可能性があります． (小野政徳)

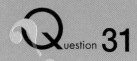

子宮内膜症があるとなぜ不妊になるのですか

卵巣にチョコレート嚢胞を発症すると卵巣機能が低下し，これに伴い卵巣予備能の低下だけでなく，排卵障害や黄体機能不全を起こすことがあります．また，腹腔内癒着により卵管采における卵子の取り込みが阻害されたり，卵管が閉塞することで卵管機能障害を起こすこともあります．さらには，腹腔内貯留液内の子宮内膜症組織や炎症性サイトカイン，活性型マクロファージが慢性的な炎症性骨盤内環境を形成し，子宮内膜症病変の進行を促進します．妊娠においては配偶子や胚へ影響し，精子運動障害，受精障害，胚発育障害を誘導します．つまりタイミング法や人工授精の一般不妊治療では，子宮内膜症の不妊原因を解決することは難しいです．

（黒田恵司）

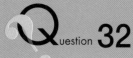

精液検査を患者に説明する場合の注意点は

2日から5日の禁欲期間をおいて採取します．禁欲期間が長くなりすぎると運動精子の低下や，形態異常を伴う精子の増加を生じることがあります．採取には，用手的なマスターベーションを行い，射出精液は専用容器に直接採取します．避妊用のコンドームなどは精子運動に影響を及ぼすことがあるため使用できません．特に射出精液の前半に高濃度の精子が含まれていますので，射出精液をすべて採取してください．もし，取りこぼしが生じた際には担当医へお伝えください．ご自宅で採取して持参する場合には，採取後1時間以内に提出してください．運搬中に精子運動の低下が生じないように，容器を体温程度の温度環境に保つようにする必要があります．

（常樂　晃）

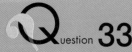

精液処理法を簡単に教えてください

良好な精子を選び出す処理として，一般的にパーコール法やスイムアップ法があります．パーコール法では，精子調整用試薬に精子を重ね，遠心分離器にかけると，死滅精子や白血球や細菌などが取り除かれ，運動精子が残されます．スイムアップ法は，運動率のよい精子を集める方法です．処理前の精液やパーコール法で回収した精子の上に培養液を重ね，一定時間置くと，元気のよい精子が上の層にある培養液のほうに泳ぎ上がってきますので，その精子を集めます．

（岩端威之）

Question 34　精子の機能検査にはどのようなものがありますか

Answer　精子の機能検査は，一般的な精液検査ではわからない精子自体の受精させる力を調べる検査です．さまざまありますが，ここでは精子クロマチン構造検査（SCSA），MOAT（mouse oocyte activation test）についてお話します．SCSAは，flow cytometryという特殊な機械で，精子のDNAに傷がある（精子DNAに断片化のある）ものと傷のないものの割合を測定する検査です．精子のDNA断片化指数（DNA fragmentation Index：DFI）が高いほど受精しにくく，たとえ妊娠しても流産の確率が高くなるといわれています．MOATは，胚（受精卵）が発生する初期段階に哺乳類共通のメカニズムが働いていることを利用して，人間の精子とマウスの卵子で顕微授精を行い，受精するかどうかを確認する検査です．一人の男性の精子について，複数のマウス卵への顕微授精を行い，その卵活性化率から，精子の受精能力を調べます．

（岩端威之）

Question 35　男性不妊の薬物療法にはどのようなものがありますか

Answer　大きく分けるとホルモン療法と非ホルモン療法に別れます．ホルモン療法には，低ゴナドトロピン性性線機能低下症に対するrFSHとhCG療法または低用量GnRH療法，クロミフェン療法などがあります．非ホルモン療法には，ビタミンC，ビタミンE，コエンザイムQ10，葉酸，亜鉛，オメガ3オイル，漢方薬などがあります．また，Lカルニチンは精子の運動率改善に有効とされていますが，最近ではアテローム性動脈硬化症が増加するため使用は望ましくないとされています．

（吉田　淳）

Question 36　TESEとは何でしょうか

Answer　精巣内精子回収法（testicular sperm extraction）のことです．精液中に精子を認めない無精子症が主に手術の適応となります．TESEには，単純に精巣組織を採取するConventional TESEと手術用の顕微鏡下に太い精細管を選択的に採取するMicroTESEがあります．Conventional TESEは閉塞性無精子症（OA）疑いや射精障害が対象となり，MicroTESEは非閉塞性無精子症（NOA）やcryptozoospermiaなどの高度乏精子症が対象となります．両方の手術とも，局所麻酔で十分に手術可能です．どちらも精管周囲に伝達麻酔をした後，陰嚢部正中切開をする部位に局所麻酔を実施して手術を行います．

（吉田　淳）

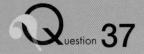
AIDについて説明してください

　非配偶者間人工授精（AID）とは妊娠を目的として人工的に第三者の精子を女性の生殖器内に注入することをいいます．実施には日本産科婦人科学会の「非配偶者間人工授精と精子提供」に関する見解を遵守します．実施の適応は，女性側に明らかな不妊原因がなく，不妊原因が夫の無精子症の場合に限られます．提供者（ドナー）は精液検査，遺伝性疾患の有無，感染症などの検査を実施後，同意のもとに精子を提供します．提供された精子はHIVの感染予防のため180日間凍結保存したのちに提供者の感染症検査陰性を再確認後，凍結保存精子を使用し実施します．AID治療による出生児数は年間70〜90人程度と報告されています．
　現在，AIDによって生まれた児に対し告知の有無，AID出生児の法的地位，出自を知る権利など法的・倫理的問題についてさらなる議論が必要とされています．
〔原　利夫〕

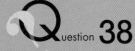
精子や卵子を凍結保存して害はないのでしょうか

　精子凍結は，畜産分野ならびにARTで生まれた児のデータから，その安全性はほぼ確立されたと考えられます．ただし，凍結融解後の精子は凍結前と比較してかならずしも同等であるとは限らず，凍結融解後に精子の生存性，運動性の低下がみられた場合は顕微授精を行います．卵子凍結においては，その凍結技術の発展により融解後に高い生存率が見込めるようになり，凍結融解卵子からの出産例も数多く報告されています．懸念点としては，凍結融解後の卵子の発生能は新鮮卵子と比較して低い傾向にあり，その原因の解明と対策が必要であること，開放型デバイスを用いて凍結保存した場合の液体窒素内での汚染の危険性が拭えないことです．胚の凍結保存に関してはARTの膨大なデータから，凍結融解胚から生まれた児の転帰に関しては，新鮮胚から生まれた児と遜色ないことが報告されています．卵子凍結保存に関しても，今後のさらなるデータ解析が必要です．
〔加藤恵一〕

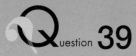

Question 39　初期胚移植と胚盤胞移植の違いを教えてください

Answer　初期胚移植と胚盤胞移植では胚の培養期間が異なり，初期胚移植では2〜3日間，胚盤胞移植では最大7日間の培養の後に，正常な発育が確認できた胚を移植に用いることになります．体外での培養期間が長くなることで，より詳細な胚の評価および選別が可能となる一方，胚盤胞にいたらなかった胚のなかには，より早い時期に胚移植をしていれば妊娠に至っていたかもしれないという意見もあります．また長期間の培養が，児の出生体重の増加と関連があることが報告されていますが，出生児の転帰には差がないことから，培養期間と児の異常との関連性は低いと考えられます．近年では単一胚移植が推奨されている関係からも，胚盤胞培養を行って良好胚を選別し，さらに凍結保存技術を組み合わせてなるべく移植個数を少なくすることが，治療成績の向上および多胎妊娠の予防の観点からも主流となっています．

（加藤恵一）

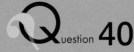

Question 40　胚移植はなぜ一つに制限するのでしょうか

Answer　日本では多胎妊娠を防止するために，平成20年より移植する胚は原則単一とすることが日本産科婦人科学会の見解で明らかにされました．それまで移植胚は3個まで認められていましたが，多胎妊娠が増え，周産期医療の体制の崩壊が危惧されたからです．ただ35歳以上，または2回以上妊娠成立しなかった場合には2胚移植を許容されています．PGT-Aが認められていないなかで，単一胚移植に制限することは世界的には特異であり，治療を受けられる女性の負担を考えると，多胎妊娠の防止のために全体的な枠組みを再考する必要がありそうです．

（古賀文敏）

Question 41　不妊治療において心のケアはなぜ必要なのでしょうか

Answer　不妊治療にはさまざまなストレスがかかることが知られており，そのことが治療のドロップアップにつながっているという研究があります．不妊治療における心のケアは，医療スタッフ全員で行う「サイコソーシャルケア」と，心理職者による専門的な「心理カウンセリング」の両方が必要であり，それによって治療の心理的負担を軽減し，患者が適切な医療を十分に受けられるように援助することが可能となるのです．

（平山史朗）

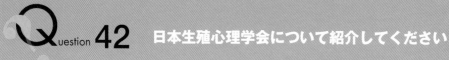

Question 42　日本生殖心理学会について紹介してください

　日本生殖心理学会（Japan Society for Reproductive Psychology：JSRP）は，日本の生殖医療において心理的ケアを行うカウンセリングの普及と学術的研究の向上を目指し，2003年に日本生殖医療心理カウンセリング研究会として発足し，2015年に現在の名称に変更しています．学会員は医師，心理士，看護師，胚培養士など生殖医療従事者からなり，年1回の学術集会開催と学会誌の発行（年2回），また心理士を対象とした「生殖心理カウンセラー」，看護師・胚培養士等を対象とした「生殖医療相談士」の養成と資格認定を行っています．2016年からは，がん・生殖医療に対応すべく「がん・生殖医療専門心理士」の養成・認定を行っています．

（髙見澤聡）

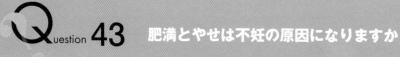

Question 43　肥満とやせは不妊の原因になりますか

　結論からいうと，肥満，やせともに不妊の原因となる可能性はあります．その理由はいくつか考えられますが，排卵障害もその理由の1つと考えられます．
　肥満になると，内臓脂肪により子宮や卵巣が圧迫されて，働くことができにくくなり，血液のめぐりが悪くなりやすく，栄養分が卵巣に届きにくくなります．そのため，排卵される卵子の質が下がるといわれておりますし，そもそも卵子が成熟しないことで排卵障害が起きてしまいます．
　一方，やせすぎも不妊の原因となります．やせすぎの人は日常生活に必要な栄養分を体内に蓄えていないことも多いため，卵巣や子宮などは十分な栄養分を得られず，排卵される卵子の質が下がることもあると考えられます．限りある栄養分は，まず自分の生命を守る臓器に運ばれます．その結果，子宮や卵巣の血流低下が起き，排卵障害などが起きやすく妊娠の確率も下がってきます．

（松山毅彦）

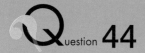
Question 44　喫煙は不妊の原因になりますか

不妊の原因になります．たばこは乾燥した葉たばこを燃焼するので，煙が発生します．その煙に4,000種以上の化学物質があり，そのなかの60種類が発がん物質です．その中で，カドミウム，ベンツピレンは卵子や精子に悪い影響をもたらします．卵子は胎生期に完成し，以後減少と老化が進んでいきますが，その現象が著明となり，実年齢よりも5年ほど老化と減少が進むと報告されています．また卵子の発生過程での染色体異常の可能性も示唆されています．妊娠後の影響としては，ニコチン作用による子宮周囲，子宮筋層内血流の不足で流産，早産，未熟児，胎児発育遅延が起こりやすくなります．精子に対する障害は，ニコチン作用による末梢循環障害による，精巣への血行障害による精子生産量の低下，また精索静脈瘤発生の助長などにより，精子の量的，質的にも低下傾向になります．たばこを習慣的に吸うことにより，年中，体内は酸化ストレスが慢性的に発生しますので，抗酸化力が低下しますと，さらに卵子，精子の質の低下，発生過程の染色体異常，炎症などからの修復過程における異常等などより，がん発生も助長します．最近，性感染症の扁平上皮がんの元となるHPVは子宮頸がんの原因として有名ですが，咽頭における感染により，喫煙者に高頻度で咽頭がん発生が報告されており注意が必要です．

（小塙　清）

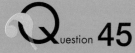
Question 45　育毛剤は男性不妊の原因になりますか

男性型脱毛症（AGA）に対するフィナステリド／デュタステリド内服は男性不妊の原因になります．5アルファ還元酵素阻害剤である本剤（プロペシア®，アボルブ®，ザガーロ®）は，テストステロンからDHTへの合成を抑制し，頭髪の成長を促進させます．本剤の添付文書には，男性生殖器への副作用として精巣痛，男性不妊症，精液の質低下（精子濃度減少，無精子症，精子運動性低下など），勃起不全，射精障害などが記載されています．本剤による造精機能障害は，本剤の男性生殖器への直接作用と視床下部-下垂体-精巣系への作用が考えられています．文献的にも本剤内服による精液所見の悪化症例が報告されていますが，本剤内服を中止することにより精液所見は改善しています．挙児希望の男性が本剤を内服されている場合は，速やかに内服を中止する必要があります．

（鍋田基生）

Question 46 サプリメントは効果はあるのでしょうか

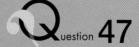

代表的な不妊治療絡みのサプリメントには，マカ，プラセンタ，デヒドロエピアンドロステロン（DHEA），亜鉛，コエンザイム Q10，ミトコンドリア，葉酸などがあります．DHEA は，その作用機序とともに，臨床的な卵巣機能改善効果が報告されています．プラセンタは胎盤のことで，アンチエイジング効果があるとされています．ヒト由来プラセンタは国内では 2 種類（ラエンネック・メルスモン）が厚生労働省から医薬品として認可されており，いずれも注射製剤です．葉酸は赤ちゃんの神経系の病気（無脳症・二分脊椎）の予防のために摂取するもので，妊娠する前からの服用が推奨されています．インターネットで少し検索するだけで，不妊関連のサプリメントがたくさん出てきます．これらすべてに効果判定をくだすのは難しいと思います．患者には，「全否定する必要もないが，高価なものもあるので，サプリメントに過度に執着したり期待したりするのは勧められない」という言い方をしています．

（田中雄大）

Question 47 不妊は予防できるでしょうか

不妊予防は大きく分けて人生設計（ライフプラン）と生活習慣（ライフスタイル）の 2 つが重要です．加齢による不妊（社会性不妊）が多くなりつつあります．その理由として，男女共同参画社会における女性パワーの活用，避妊法の向上，晩婚化，離婚率の上昇，晩産化などが社会的要因として考えられています．

卵巣予備能の低下は加齢による原始卵胞数の減少と残存する卵子の質の低下によって起こりますが，若い女性でも喫煙や生活習慣などの環境要因，早発閉経家系，卵巣手術の既往歴あるいは特発性要因によっても起きることが知られています．

米国生殖医学会（ASRM）では，予防可能な不妊要因として，4 項目の生活習慣因子をあげており，それらは①体重異常，②喫煙習慣，③性感染症（STD），④加齢（aging）の問題です．これらのリスク因子はわが国でも不妊の原因として増加傾向にあり，生殖年齢に達する 10 代後半から積極的に啓発運動を展開し，不妊予防対策を講じる必要があります．生殖機能と健全な父性，母性の面からその意義を教育し，不妊を予防するためにはどのようなライフプラン / ライフスタイルが望ましいのか，一貫した教育・啓発活動が必要となるでしょう．

（久保春海）

Question 48　不育症って何ですか

Answer　不育症の定義は学会でもいまだ決まっていません．3回以上流産を繰り返す場合は「習慣流産」といいますが，不育症の定義はもっと広く，厚生労働省不育症研究班の提言では，不育症は2回以上の流産，死産，早期新生児死亡の既往がある場合と定義されています．流産の原因の約80％は胎芽，胎児側の染色体異常と考えられていますが，流産を何度も繰り返す場合（不育症，習慣流産）には，両親に流産を引き起こすような病的異常がある可能性を考え，原因究明を行います．もし原因となりうるリスク因子がわかり，適切に治療を行えば，流産率を減らすことができます．

（杉　俊隆，佐藤善啓）

Question 49　がん患者の妊孕性温存はどのように行いますか

Answer　放射線治療や化学療法などのがん治療を行うことで，妊孕性の低下または廃絶が予測される場合，がん治療の前に妊孕性を温存するか，どのような治療が選択できるかを生殖医療医（産婦人科もしくは泌尿器科）と相談することができます．女性は結婚しているか，結婚予定で今後子どもをもちたいと考えている場合，受精卵凍結が勧められます．未婚男性は精子凍結，未婚女性は卵子凍結の選択肢があります．また，採卵などの処置が難しい小児や，治療開始までにあまり時間がない患者は，卵巣組織凍結を選択することもできます．どの方法を選択するかは，がんの主治医と生殖医療医，患者で相談し決定しますが，がんの進行度や種類によって施行できない場合もあります．また，どんなに妊孕性温存を希望されても，「がん治療優先」が大原則ですので，がんの治療を遅らせて妊孕性温存治療をすることはできません．あくまで，がんを克服した後に子どもをもてる可能性を残す治療ということです．

（白石絵莉子）

Question 50　不妊症治療で授かった子どもに異常はありますか

Answer　現時点で明確な答えはありません．先天異常（形態的異常）との関連が報告されていますが，統計学的に先天異常と関連する因子すべてで補正して解析することは困難であり，依然はっきりしていないのが現状です．

また，以下の可能性が報告されています．①単一胚盤胞移植と一絨毛膜二羊膜双胎発症との関連の可能性．②発症頻度の低いBeckwith Wiedemann症候群，Angelman症候群，Prader Willi症候群，Silver Russel症候群等の発症との関連の可能性が報告されています．①の一絨毛膜性双胎は，片方の児の胎児発育不全や双胎間輸血症候群発症と関連することが知られています．

（杉山　隆）

■■索　引

■和　文

〈あ〉

アクチビン	17
アシストハッチング（AHA）	108

〈い〉

異型妊娠	57
異所性妊娠	20, 146
一次卵胞	15
一次卵母細胞	14
遺伝カウンセリング	196
遺伝学的検査	73
インヒビン	17

〈え〉

液体窒素蒸気凍結法	211
液体窒素蒸気による凍結法	210
エストラジオール（E_2）	27
エストロゲン	17, 24
エストロゲン製剤	104
エピジェネティクス	154
エンブリオロジスト（胚培養士）	4, 183

〈お〉

欧州ヒト生殖医学会（ESHRE）	170
黄体	16
——の機能	52
——の退行	53
黄体化ホルモン（LH）	13, 17, 26
黄体化未破裂卵胞（LUF）	25
黄体機能不全	25, 245
黄体形成	51
黄体ホルモン投与	104
黄体ホルモン補充法	245

〈か〉

核内倍加（endoreduplication）	48
下腹部痛	19
ガラス化法	107
顆粒膜細胞	15
加齢	83
がん看護	226
「がん患者のための妊孕性温存ガイドライン」	207
看護カウンセリング	187
看護ケア	226
がん・生殖医療	209
感染症検査	92
緩慢凍結法	107

〈き〉

基礎体温（BBT）	25
基礎体温表	68
喫煙	79
気腹トロッカー	116
キメラ	152
急性腹症	19
凝固異常	176
莢膜細胞	15
筋腫核出術	120

〈く〉

グラーフ卵胞（成熟卵胞）	14, 16
クロミフェン	73
クロミフェン療法	240

〈け〉

頸管粘液検査	28
経口排卵誘発剤	89
経腟超音波検査	69
経尿道的射精管切開術	139
血液精巣関門（BTB）	9
血管内皮細胞増殖因子（VEGF）	157
月経異常	20

月経周期ほか

月経周期	13
月経痛	20
楔状切除術（wedge resection）	124, 125
血中 VEGF 濃度	161
ゲノム刷り込み現象（インプリンティング異常）	199
原因不明不妊症	67
原始卵胞	14
減数分裂	39
原発性性腺機能低下症	67
原発性無月経	20
顕微鏡下精巣精子採取術（micro-TESE）	77
顕微授精（ICSI）	90

〈こ〉

高額療養費	201
後期流産	143
甲状腺機能異常	177
甲状腺刺激ホルモン（TSH）	16
公認心理師	193
高プロラクチン血症	244
抗ミュラー管ホルモン（AMH）	28
抗リン脂質抗体症候群（APS）	175
骨形成タンパク（BMP）	16
骨粗鬆症の発症リスク	82
骨盤内炎症性疾患（PID）	20, 32
ゴナドトロピン（性腺刺激ホルモン）	13, 16
ゴナドトロピン製剤	74, 95
ゴナドトロピン放出ホルモン（GnRH）	13, 16
ゴナドトロピン療法	241

〈さ〉

細胞外基質（ECM）	43
細胞外小胞（EVs）	49

細胞傷害性 T 細胞（CTL）　57
採卵操作　96
参照指標（RI）　184

〈し〉

子宮　11, 12
子宮因子不妊　75
子宮奇形（uterine anomaly）　172
子宮鏡検査（ヒステロスコピー）　30
子宮鏡下筋腫摘出術（TCR）　75
子宮筋腫　24, 34
　──の手術　119
子宮形態異常　172, 177
子宮頸部細胞診　92
子宮性無月経（Asherman 症候群）　70
子宮腺筋症　25
子宮内精子注入法（IUI）　76
子宮内胎嚢（GS）　147
子宮内膜症　66
子宮内膜症手術　122
子宮内容除去術　147
子宮卵管造影検査（HSG）　31
シクロフェニル　74
シクロフェニル療法　240
始原生殖細胞（PGC）　42
自然周期　89
射精管解放術　77
射精障害　67
絨毛外栄養膜（EVT）　54
重要業績評価指標（KPI）　183
受精　45
受精障害　64
受精能獲得（capacitation）　46
受精卵の分割　48
受精卵培養　90
受容者（レシピエント）　112
主要組織適合抗原性複合体（MHC）　58
常染色体の染色体異常　152
小児がん　221
小児患者における妊孕性のモニタ

リング　223
上皮プラーク反応　49
静脈血栓塞栓症（VTE）　155
女性がん患者　216
女性生殖器　11
女性の妊孕性と加齢　235
女性不妊症　65
自律的選択（autonomy）　5
心的外傷後ストレス症候群（PTSD）　225
人的配置　3
心理ケア　225

〈す〉

スイムアップ法　98
鈴木の分類　133

〈せ〉

精液検査　29, 71
生化学妊娠　236
精管　10
精管精管吻合術（VV）　77, 136
精管精巣上体吻合術（VE）　77, 136
性感染症（STD）　82
性器クラミジア感染症　82
精細管　9
精索静脈瘤　132, 133
精子凍結・精巣凍結の技術　210
精子　39
　──の構造　41
精子無力症　71
成熟卵　45
生殖医療コーディネーター　6
生殖医療に関する精神衛生ケア　3
生殖器の解剖　9
生殖細胞の発生　42
生殖心理カウンセラー　190
生殖のロス　236
生殖補助医療（ART）　63
　──の規制　247
　──の倫理　247
精神的支援　4

性ステロイド　17
性腺機能低下症　67
精巣　9
精巣上体　10
精巣上体精子採取法（MESA）　109
精巣精子採取術（simple-TESE）　77
精巣内精子回収（採取）法（TESE）　73, 109
精祖細胞　9
精嚢　10
精母細胞　39
性ホルモン　16
セルトリ細胞　9
制御性 T 細胞　57
染色体異常（異数体）　2, 174
先体　41
先体反応　46
先天異常　151
先天性子宮形態異常　172
前胞状卵胞　15

〈そ〉

双角子宮　173
早期流産　143
双胎間輸血症候群（TTTS）　151
続発性無月経　20
その他の不妊原因　2

〈た〉

体外受精（IVF）　87
体外受精教室　203
待機療法　147
帯下　23
胎児鏡下胎盤吻合血管レーザー凝固術（FLP）　151
体重因子　80
タイムラプス（Time-Lapse）　150
代理懐胎　112
代理出産　112
多胎妊娠　149
脱落膜化　50

多嚢胞性卵巣症候群（PCOS）174
ダブルフラップ法 125
卵加齢のメカニズム 84
男性がん患者 210
男性不妊症 66, 71
端々吻合術 125

〈ち〉
腟洗浄 96
着床 48
着床前診断（PGD） 153
着床前スクリーニング（PGT-A） 153
中隔子宮 173, 177
超音波検査 33
超音波子宮卵管造影法（HyCoSy） 35
チョコレート嚢胞 123

〈て〉
提供者（ドナー）スクリーニング 111
低用量アスピリン 178
低卵巣刺激法 164
テストステロン（T） 27, 39

〈と〉
統計的生殖年齢 1
凍結胚移植 107, 148
透明帯 15
透明帯反応 47
透明帯部分菲薄化法 109
ドパミン作動薬 245
トロッカー 115
トロホブラスト 54

〈な〉
内分泌異常 174
内分泌学的検査 69, 72

〈に〉
二次卵胞 15
二倍体核 48

妊娠維持機構 54
妊娠高血圧症候群 151
妊娠の推定 26
妊娠の成立 53
妊娠率 235
妊孕性消失 64

〈ね〉
ネガティブフィードバック 18
ネックレスサイン 34
年齢別出生率 235

〈は〉
胚移植（ET） 91, 102
配偶子 89
媒精（IVF） 90, 98
胚凍結 107
胚の選別 102
胚盤胞移植 105, 148
排卵 16
排卵因子 65
排卵日の推定 26
排卵誘発 73
八味地黄丸 76
発生 48

〈ひ〉
ピアカウンセリング 192
非遺伝母由来抗原（NIMA） 58
ヒト絨毛性ゴナドトロピン（hCG） 16
非配偶者間 ART 5
非配偶者間人工授精（AID） 78
肥満 80
品質マネジメントシステム（QMS） 184

〈ふ〉
ファティリティ・アウエアネス（fertility awareness） 194
フィードバック機構 13
不育症 169
フィナンシャル・ソーシャル・コー

ディネーター 201
フーナーテスト 29
フォリスタチン 17
腹腔鏡下手術 115
腹腔鏡検査（ラパロスコピー） 31
腹腔鏡下筋腫核出術（LM） 75
腹腔鏡下子宮内膜症手術 123
腹腔鏡下卵管開口術 125
腹腔鏡下卵管切除術 125
不正性器出血 19
不妊 63
不妊カウンセリングの分類 191
不妊カップルの心理 186
不妊症 63
　──の原因 65
　──の分類 64
　──の割合 68
不妊症看護認定看護師 185
不妊症患者の診察 68
不妊治療におけるストレス 200
不妊治療にかかる費用 201
不妊治療の現状 186
不妊治療の効率 236
不妊治療の中断理由 195
プロゲステロン（P_4） 17, 27
プロゲステロンチャレンジテスト 70
プロラクチン（PRL） 27

〈へ〉
米国生殖医学会 170
閉鎖卵胞 16
閉塞性無精子症（OA） 136
ヘパリン起因性血小板減少症（HIT） 178
ヘパリン自己注射療法 179

〈ほ〉
胞状卵胞 15
胞状卵胞数（AFC） 27
乏精子症 71
ポジティブフィードバック 17
ホスホジエステラーゼ 5（PDE5）

阻害薬	76
母体免疫能	58
補中益気湯	76
勃起障害（ED）	67
ホルモン検査	26
ホルモン製剤	240

〈ま〉

膜性診断	150

〈み〉

未熟卵成熟培養（IVM）	90
未分画ヘパリン	178
ミュラークルツロックテスト	69

〈む〉

無排卵性出血	19

〈め〉

メソトレキセート（MTX）	148
免疫グロブリン大量療法	179
メンタルサポート	4

〈も〉

モザイク	152
モニタリング	95
問診	92

〈や〉

薬剤師の役割	227
「優しさに包まれるような精神的ケア」（tender loving care）	79
やせ・るいそう	81

〈ゆ〉

有病率	68

〈よ〉

予防可能な不妊要因	78

〈ら〉

ライディッヒ細胞	10
ライフスタイル	171
卵核胞崩壊（GVBD）	45
卵管	11, 12
卵管因子	65
卵管因子不妊	75
卵管鏡下卵管形成	128
卵管造影検査（HSG）	127
卵細胞質内精子注入法	100
卵子提供体外受精	111
卵子凍結	217
卵子の質	79
卵子卵丘細胞複合体（COC）	16
卵成熟促進因子（MPF）	44
卵巣	11, 12
卵巣位置移動術	217
卵巣過剰刺激症候群（OHSS）	20, 73, 157, 161
卵巣刺激	89, 94
卵巣腫瘍	24
卵巣組織凍結	217, 218
卵巣動脈	12
卵巣年齢	1
卵巣病変の評価	35
卵巣予備能（ovarian reserve）	2, 27

――の低下（DOR）	66
ランダムスタート	160
ランダムスタート法による卵子凍結	218
卵胞刺激ホルモン（FSH）	13, 17, 27, 28
卵胞穿刺法	97
卵胞発育	14
卵母細胞	44

〈り〉

罹患率	68
リスク因子不明不育症	176
リプロダクティブ・ヘルス／ライツ	7
流産	143
――の原因	144
流産率	2
淋菌感染症	83

〈る〉

累積罹患率	68

〈れ〉

レーザー法	109
レトロゾール療法	241
レボチロキシン	177

〈数字〉

1カ月あたりの妊娠率（MFR）	63
3重フラップ法（長田式）	124

■欧　文

〈A～Z〉

ACHES	157
AFC	27
AID	78
AMH	28
APS	175
ART 実施前の検査	92
AYA 世代	217
AYA 世代がん患者	209
azoospermia factor（AZF）領域	73
BTB	9
BMP	16
COC	16
CTL	57
DAZ 遺伝子	100
E カドヘリン	50
ET	91, 102
FSH	13, 17
FSH 産生腫瘍	165
GnRH	13, 16
GnRH アゴニスト	94
GnRH アンタゴニスト	94, 246
GnRH 誘導体	246
hCG 注射	95

HSG	127
HyCoSy	35
HLA 抗原	54
hMG 製剤	76
HSG	31
hyperactivation	46
ICSI	90
implantation window	50
implantation window（着床の窓）	58
indoleamine 2,3-dioxygenase（IDO）	57
IUI	76
IVF	87
IVF コーディネーター	189
LAM（laparoscopically assisted myomectomy）	120
LH	13, 17
LH サージ	45
long 法	89
MD-TESE	110
MESA	109
micro-TESE	77
mock-ET	93
OHSS	73, 157
——の管理	162
——のリスク因子	164

OHSS 重症度分類	162
Onco-TESE	212
PCOS	174
PGD	153
PGS	153
PGT-A	153
PID	20, 32
short 法	89, 94
simple-TESE	77
Sonohysterography（SHG）	34
Step up 法	76
swim up 法	98
TCR	75
TESE	73, 109
Tender loving care	79, 180
Th1	55
Th2	55
TLC	79
TLM（total laparoscopic myo-mectomy）	120
TSH	16
VEGF	157
VEGF 産生	165
VTE	155
VTE 診断アルゴリズム	159
Wells スコア	158

| 新　不妊ケア ABC | ISBN978-4-263-23723-6 |

2019年3月10日　第1版第1刷発行

　　　　　編　集　鈴　木　秋　悦
　　　　　　　　　久　保　春　海
　　　　　発行者　白　石　泰　夫
　　　　　発行所　医歯薬出版株式会社
　　　〒113-8612　東京都文京区本駒込 1-7-10
　　　TEL.（03）5395-7618（編集）・7616（販売）
　　　FAX.（03）5395-7609（編集）・8563（販売）
　　　　　　　　https://www.ishiyaku.co.jp/
　　　　　郵便振替番号　00190-5-13816

乱丁，落丁の際はお取り替えいたします　　　　　印刷・教文堂／製本・榎本製本

Ⓒ Ishiyaku Publishers, Inc., 2019. Printed in Japan

本書の複製権・翻訳権・翻案権・上映権・譲渡権・貸与権・公衆送信権（送信可能化権を含む）・口述権は，医歯薬出版(株)が保有します．
本書を無断で複製する行為（コピー，スキャン，デジタルデータ化など）は，「私的使用のための複製」などの著作権法上の限られた例外を除き禁じられています．また私的使用に該当する場合であっても，請負業者等の第三者に依頼し上記の行為を行うことは違法となります．

[JCOPY]＜出版者著作権管理機構　委託出版物＞
本書をコピーやスキャン等により複製される場合は，そのつど事前に出版者著作権管理機構（電話 03-5244-5088, FAX 03-5244-5089, e-mail：info@jcopy.or.jp）の許諾を得てください．

● **本邦初！がん患者に対する妊孕性温存療法の実践と研究をまとめた画期的なテキスト!!**

がん・生殖医療 妊孕性温存の診療
Oncofertility
Recent Advances in Fertility Preservation

◆日本がん・生殖医療学会　監修
◆鈴木　直・竹原祐志　編著
◆B5判　312頁　定価(本体10,000円＋税)　ISBN978-4-263-73152-9

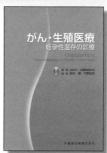

● 若年がん患者の治療にあたり，患者のQOLを損なわないよう，将来にわたる妊孕性温存をめざす新たな医療技術が実践されはじめている．
● 本書は「日本・がん生殖医療研究会」監修により，がん治療医と産婦人科医の連携のもと，最新の実践と研究成果を網羅的にまとめた本邦初のレファレンスブックである．

● **本邦初の「卵巣組織凍結・移植」テキスト！**

卵巣組織凍結・移植
新しい妊孕性温存療法の実践

◆鈴木　直　編
◆B5判　168頁　定価(本体8,000円＋税)　ISBN978-4-263-73156-7

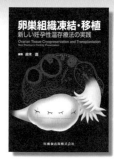

● 本書は若年がん患者などの妊孕性温存を目的とした卵巣組織凍結・移植に関する本邦初の技術書である．
● 研究の変遷から各種凍結保存キットのプロトコール紹介まで，妊孕性温存を実践するにあたり必須の最新知見と技術を解説している．

● **不妊治療の今をとらえ，最新の動向に対応した不妊診療のバイブル！**

新版　今日の不妊診療

◆鈴木秋悦　編
◆B5判　336頁　定価(本体11,000円＋税)　ISBN978-4-263-73157-4

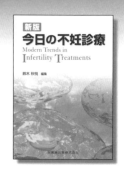

● 生殖医療における次代の方向性を提示する不妊診療の指針．
● 前版発行当時と比べ不妊治療の現状は大きく変化しており（一般的不妊診療にシフトしつつある），本書では「一般不妊診療の実際」や「体外受精とエイジングへの対応」「男性不妊症への対応」などをわかりやすく解説している．

医歯薬出版株式会社　〒113-8612 東京都文京区本駒込1-7-10　TEL03-5395-7610　FAX03-5395-7611　https://www.ishiyaku.co.jp/